李东垣经典名著导读小丛书

《脾胃论》入门导读

张再康　主编

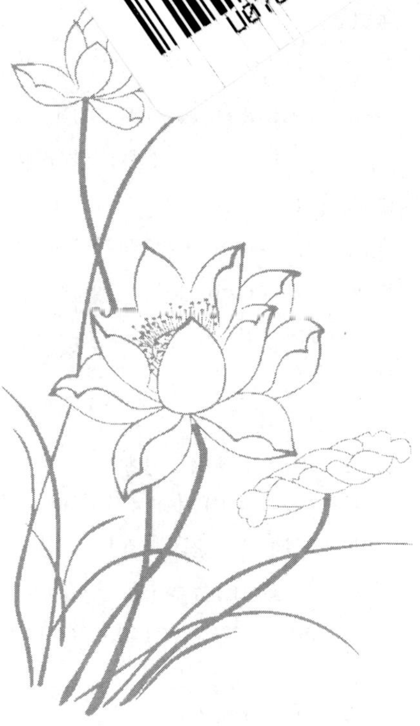

中国健康传媒集团
中国医药科技出版社

内容提要

《脾胃论》是金元四大医家之一李东垣的代表作，是学习研究中医学的必读书。但因书中文字或深奥，或省略，对初学者阅读有一定困难。本书在《脾胃论》原文的基础上，对其中的难解语句给予了白话通俗翻译，对生僻字词给予了注音注释，最关键的是以篇为纲，对《脾胃论》原文进行了条分缕析的归纳总结剖析，旨在为中医初学者提供一本一看就懂、深入思考、深入研究的《脾胃论》。本书可供中医初学者、西医学习中医以及相关教学工作者阅读和参考。

图书在版编目（CIP）数据

《脾胃论》入门导读 / 张再康主编 .—北京：中国医药科技出版社，2018.9

ISBN 978-7-5214-0316-9

Ⅰ.①脾…　Ⅱ.①张…　Ⅲ.①脾胃学说　②《脾胃论》-研究　Ⅳ.① R256.3

中国版本图书馆 CIP 数据核字（2018）第 110981 号

美术编辑　陈君杞

版式设计　张　璐

出版　**中国健康传媒集团**｜中国医药科技出版社

地址　北京市海淀区文慧园北路甲 22 号

邮编　100082

电话　发行：010-62227427　邮购：010-62236938

网址　www.cmstp.com

规格　710×1000mm 1/16

印张　20

字数　292 千字

版次　2018 年 9 月第 1 版

印次　2021 年 10 月第 4 次印刷

印刷　三河市万龙印装有限公司

经销　全国各地新华书店

书号　ISBN 978-7-5214-0316-9

定价　59.00元

河北著名医家学术思想研究团队课题

（课题号：2016019001）

前言

李东垣（1180-1251），名杲，字明之。世居真定（今河北省正定）的东垣地区，晚年自号东垣老人。他早年从易州（今河北省易县）张元素（字洁古）学医，继承了张元素的学术思想和临床经验。在张元素“运气不齐，古今异轨，古方新病不相能也”的学术思想指导下，理论联系实际，在继承中发展，提出了“内伤脾胃，百病由生”“人以脾胃中元气为本”的新学说，成为“补土派”创始人，被称为“金元四大家”之一。

《脾胃论》是李东垣的著名代表作。金代诗人元遗山在《脾胃论》序中说：“明之辨内外伤及饮食劳倦伤一论，而后知世医之误。学术不明，误人乃如此，可不大哀耶？明之既著论矣，且惧俗蔽不可以猝悟也，故又著《脾胃论》叮咛之。”从上述序来看，《脾胃论》书成于《内外伤辨惑论》之后。李东垣在著述《内外伤辨惑论》时，衰病交加，精力不济，并不想再出版该书了，但在其朋友昆仑范遵师的鼓励下，李东垣拖着衰老的病躯，全力以赴，终于在宋淳祐七年（1247）完成了《内外伤辨惑论》，那时他已经67岁了。《脾胃论》是在宋淳祐九年（1249），即在《内外伤辨惑论》书成后两年完成的，书成两年后，李东垣即与世长辞。由此可以想象，李东垣著述出版《脾胃论》的艰难程度了。《脾胃论》一书，来之不易，作为后人应当更加珍惜其呕心沥血的结晶。

李东垣出生在河北，是我们河北中医人的骄傲。继承和发扬李东垣的学术思想，使其更好地为临床服务，是我们河北中医工作者义不容辞的历史责任。在这种理念的指导下，我们不揣浅陋，对《脾胃论》中难以理解的语句给予了白话通俗翻译，对其中生僻字词给予了注音和释义，最后又进行了条分缕析的归纳总结剖析，旨在为中医初学者提供一本一看就懂、一学就会的《脾胃论》，旨在为研究李东垣学术思想的中医工作者和中西医结合工作者提供一本深入思考、深入研究的《脾胃论》。如果大家能从我们这本《脾胃论入门导读》中有所收获、有所启发、有所进步的话，我们的小小心愿也就达成了。

本书主要有两个特点：一是注释形式设计。我们这次将通俗注释放在难解句的后面，一一对应，以利于读者边读原著边看白话通俗注释，这样有利于中医初学者迅速看懂原著。同时这种设计，基本上以直译为主，意译为辅，避免了过度意译。二是竭尽全力撰写入门导读部分。为了中医初学者能够深入理解李东垣的学术思想，为了中医工作者和中西医结合工作者读后有所启迪，我们将自己对李东垣学术思想的认识加以梳理总结和升华，力求体现独立思考、条分缕析、内容丰富、深度剖析、疑难探讨等特点，使读者在宏观和微观上都能对李东垣学术思想有一个较为清晰的认识和理解。

本书以明万历二十九年辛丑（1601）新安吴勉学校刻《古今医统正脉全书》本为底本，以明嘉靖八年乙丑（1529）刻《东垣十书》和上海涵芬楼影印元延佑二年（1315）刻《济生拔萃》为参校本进行注释及导读。书中所引《内经》《难经》原文尽可能注明出处，目的是便于读者查考研究学习。生僻字词的注音和注释，一般只对首次出现者给予注音和注释，后文尽量不再重复注音和释义。凡是《脾胃论》原文者，皆用五号或小五号宋体。凡是本次作者作注或导读者，皆用五号楷体，以加以明确区分。

本书末附有主编张再康学习李东垣学术思想的一篇论文，从作者本人的视角探讨了李东垣阴火的本质和李东垣方药的特点，以便于读者更好地把握一代宗师李东垣先生的学术主张。

由于我们的水平有限，白话通俗文的翻译、生僻字词的注音和注释、入门导读难免存在疏漏和不妥之处，希望广大读者多提宝贵意见，以便我们进一步修正提高。

张再康

2018年1月1日

序

天之邪气，感则害人五脏，八风之邪，中人之高者也。水谷之寒热，感则害人六腑，谓水谷入胃，其精气上注于肺，浊溜于肠胃，饮食不节而病者也。地之湿气，感则害人皮肤筋脉，必从足始者也。《内经》说百病皆由上中下三者，及论形气两虚，即不及天地之邪，乃知脾胃不足为百病之始。有余不足，世医不能辨之者，盖已久矣。往者遭壬辰之变，五六十日之间，为饮食劳倦所伤而殁者，将百万人，皆谓由伤寒而殁。后见明之“辨内外伤”及“饮食劳倦伤”一论，而后知世医之误。学术不明，误人乃如此，可不大哀耶？明之既著论矣，且惧俗蔽不可以猝悟也，故又著《脾胃论》叮咛之。上发二书之微，下祛千载之惑，此书果行，壬辰药祸，当无从而作。仁人之言，其意博哉！

己酉七月望日遗山元好问序

目录

卷上

卷中

卷下

附篇

脾胃虚实传变论

《五脏别论》云：胃、大肠、小肠、三焦、膀胱，此五者（这五腑的生理特点和功能活动），天气[1]之所生也（是禀受自然界天之精气所化生的），其气[2]象天（胃、大肠、小肠、三焦、膀胱五腑的生理特点和功能活动很类似自然界天气下降的特点），故泻而不藏（因此是息息下降而不停顿的）。此受五脏浊气[3]（上述五腑器官，承受着脾、肺、心、肝、肾五脏的代谢产物），名曰传化之腑[4]，此不能久留（这些代谢产物不能久停于人体内），输泻者也（必须及时输布外泻出去）。所谓五脏[5]者，藏精气[6]而不泻也（五脏是贮藏精微营养物质以供机体生理功能需要的器官，这些精微物质是不能外泻的），故满而不能[7]实[8]（所以五脏的特点是精气充满无隙，但经不住浊气代谢产物的潴留）；六腑[9]者，传化物而不藏（六腑是传导变化五脏代谢产物的器官，这些代谢产物是不能过久储藏停留于体内的），故实[8]而不能满（所以六腑的特点是五脏浊气代谢产物有一定的潴留，但经不住堵得满满当当没有一点空隙）。所以然者，水谷[10]入口，则胃实而肠虚（饮食物进入胃内，胃充实的时候，肠内还是空虚的）；食下，则肠实而胃虚（一段时间后，食物经胃达到大小肠，则大小肠充实而胃却空虚了）。故曰实而不满（综上所述，六腑的特点是五脏浊气代谢产物有一定的潴留，但不能满满当当没有一点空隙），满而不实也（五脏的特点是精气充满无空隙，但不能有浊气代谢产物的潴留）。

《阴阳应象大论》[11]云：谷气[12]通于脾（水

[1] 天气：自然界天之精气。

[2] 气：指胃、大肠、小肠、三焦、膀胱五腑的生理特点和功能活动。

[3] 浊气：代谢产物。

[4] 传化之腑：传导变化五脏代谢产物的器官。

[5] 五脏：指心、肝、脾、肺、肾。

[6] 精气：精微物质。

[7] 能：nài，同“耐”，受得住。

[8] 实：充实，潴留。

[9] 六腑：指胆、胃、大肠、小肠、三焦、膀胱。

[10] 水谷：水和谷物，指饮食物。

[11]《阴阳应象大论》：指《素问·阴阳应象大论》第五篇。

[12] 谷气：水谷产生的精微物质。

谷产生的精微物质是由脾负责运化产生的），六经[1]为川（太阳、阳明、少阳、太阴、少阴、厥阴手足各六条经脉负责输布运送脾产生的精微物质，就像河川一样奔流不息），肠胃为海（胃肠负责容纳饮食物质，就是大海容纳百川一样），九窍[2]为水注之气[3]（九窍是津气灌注的地方）。九窍者，五脏主之（九窍是由五脏主宰的，例如脾开窍于口、肝开窍于目、肺开窍于鼻、肾开窍于耳和二阴、心开窍于舌），五脏皆得胃气（而五脏发挥其正常的生理功能又都必须依赖胃气的滋养），乃能通利（所以九窍也必须依赖胃气的滋养才能通利）。

《通评虚实论》[4]云：头痛耳鸣，九窍不利，肠胃之所生也（虽然属于五脏之病，但追其根源很可能是肠胃疾病所导致的）。胃气一虚（因为脾胃之气一亏虚，五脏也就缺乏精微物质的滋养），耳、目、口、鼻，俱为之病（耳、目、口、鼻等窍都因为缺乏精微物质的濡养而发病）。

《经脉别论》[5]云：食气入胃，散精于肝（食物进入胃中，经过脾的运化将水谷精微之气散布到肝脏），淫[6]气于筋（再由肝脏将精气输布于筋）。食气入胃，浊气[7]归[8]心（食物进入胃中，经过脾的运化将水谷精微之气输布归向于心），淫[6]精于脉（再由心脏将精气输布于大的血脉）。脉气流经（大的血脉中精气流入到全身细小的经脉中），经气归[8]于肺（全身细小经脉中的气血再归向于肺），肺朝[9]百脉（因此说，肺是汇合全身细小经脉的器官），输精于皮毛（肺将这些精微物质输布于皮毛以滋养皮毛和抵御外邪）。毛脉合精（肺和心功能相互协调配合），行气于腑（将精气输送到六腑）。腑精神明[10]（六腑就能够发挥其正常的生理活动，将浊气代谢产物排出体外），留于四脏（如果将精气输送于心、肝、脾、肾四脏，则精气就会贮藏于四脏不得外泄），气归于权衡[11]（六腑

[1] 六经：指太阳、阳明、少阳、太阴、少阴、厥阴手足各六条经脉。

[2] 九窍：指两眼、两耳、两鼻孔、口、前阴（尿道口）、后阴（肛门）。

[3] 水注之气：即注之水气。意即灌注的津气。

[4]《通评虚实论》：指《素问·通评虚实论》第二十八篇。

[5]《经脉别论》：指《素问·经脉别论》第十一篇。

[6] 淫：yín，原意为浸渍，此处为输布之意。

[7] 浊气：相对稠厚的水谷精微之气。与前文中浊气所指不同。

[8] 归：归向。

[9] 朝：小水流入大水，即汇合之意。

[10] 神明：指具有了正常的生理活动。

[11] 权衡：原意为秤，此指平衡。

排泄浊气，五脏储藏精气，这样的结果是使人体的精气和生理上的矛盾运动回归到了一个平衡状态），权衡以[1]平（权衡就是使机体处于平衡状态），气口[2]成寸[3]（诊气口之脉），以决死生（能判断疾病之轻重死生）。

饮入于胃，游溢[4]精气（水饮进入胃中，将水饮蒸腾成精气），上输于脾（精气向上输布给脾脏），脾气散精（脾脏进一步运化布散精气），上归于肺（将精气向上输布到肺），通调水道（肺气通过宣降疏通调畅水液运行的道路），下输膀胱（将精气向下送达到膀胱）。水精四布（水的精气四布于皮毛肌肤），五经并行（通灌于五脏之经脉），合[5]于四时五脏阴阳[6]（随着四时春夏秋冬的阴阳变化、五脏生理活动的阴阳变化而变化），揆度[7]以为常[8]也（我想这就是水饮吸收、输布、代谢的一般规律）。

又云：阴之所生（精血的产生），本在五味[9]（归根到底产生于各种饮食物），阴之五宫[10]（精血所在的五脏），伤在五味（也可以受到过辛、过苦、过酸、过甜、过咸等五味的损害）。至于五味（对于饮食五味来说），口嗜[11]而欲食之（即使是过分喜好而想吃的时候），必自裁制[12]（也必须自己有所节制），勿使过焉（不要饮食过量），过则伤其正也（过量就会伤害人体的正气）。谨[13]和五味（如能严格地调节饮食，使营养能被充分吸收和利用，输布脏腑，灌注经络），骨正筋柔（则骨骼周正坚硬、筋脉柔和有力），气血以流（气血得以流畅），腠理以密（肌肤的纹理和皮肉得以紧密结实），如是则骨气以精（如果这样的话，则有充足的精血去充盈骨气使骨骼强健有力），谨道[14]如法（只有严格按照上述饮食方法遵守规矩），长有天命[15]（寿命可以延长，达到人类的自然寿命）。

《平人气象论》[16]云：人以水谷为本（人的生命是依赖饮食物质作为根本来维持的），故人绝水谷则死（因此，人离开了水谷的营养病情就会严重甚

[1] 以：连词，表示并列，相当于“而”。

[2] 气口：即寸口，两手桡骨头内侧桡动脉跳动处，手太阴肺经经过此处。

[3] 成寸：成，为估定之义。寸，读 cǔn，通“忖”，揣度之意。成寸，同义复词，探究、揣度，引申为“诊脉”。

[4] 游溢：蒸腾之意。

[5] 合：一致。

[6] 四时五脏阴阳：即四时阴阳和五脏阴阳。四时春夏秋冬的阴阳变化、五脏生理活动的阴阳变化。

[7] 揆度：kuí duó，揣测。

[8] 以为常：“以之为常”的省略形式。常：规律、法度。

[9] 五味：酸、苦、甘、辛、咸，泛指各种饮食物。

[10] 五宫：即五脏，肝、心、脾、肺、肾。

[11] 嗜：过分喜好。

[12] 裁制：节制。

[13] 谨：jǐn，严格、严守。

[14] 道：规律。

[15] 天命：又称天年，人类自然的寿命。古人认为人的自然寿命在百岁以上。

[16]《平人气象论》：指《素问·平人气象论》第十八篇。

至死亡），脉无胃气亦死（脉没有从容和缓有力之象，就是没有胃气之脉，这种脉象提示病情严重甚至死亡）。所谓无胃气者，非肝不弦[1]（无胃气的脉象，就类似指下摸到了弦硬至极的肝脏脉一样），肾不石[2]也（就类似指下摸到了沉硬至极的肾脏脉一样）。

历观诸篇而参考之（多次阅读和参考《内经》有关篇章），则元气之充足（人身元气充足），皆由脾胃之气无所伤（都是由于脾胃之气没有受伤），而后能滋养元气（而后能运化精微物质滋养元气）。若胃气之本弱（若产生胃气的脾胃受到损伤而虚弱），饮食自倍[3]（饮食经常过量），则脾胃之气既伤（则脾胃的运化功能受到损伤），而元气亦不能充（元气也得不到充养），而诸病之所由生[4]也（脾胃虚弱、元气亏虚，则是各种疾病产生的缘由啊）。

《内经》之旨[5]，皎[6]如日星，犹恐后人有所未达，故《灵枢经》中复申其说（故《灵枢经》中再次阐明它的含义）。《经》[7]云：水谷入口，其味有五（水谷有甜、酸、苦、咸、辣不同的五味），各注其海[8]（不同味道的食物经过脾胃运化后产生的精微物质各自注入的不同的脏腑），津液各走其道（产生的津液也是一样各自运行于各自的通道，滋养着不同的器官组织）。胃者水谷之海（《灵枢·海论》第三十三说：胃是受纳水谷的地方，就像大海容纳百川一样），其输上在气街[9]（它的经络俞穴上有气街穴），下至三里[10]（下有足三里穴）。水谷之海有余则腹满（胃受纳过量太多，就会导致腹部胀满这样的疾病），水谷之海不足则饥不受谷食（胃受纳不足，就导致饥饿却不能收纳食物）。人之所受气者谷也（《灵枢·玉版》第六十说：人体接受的精微物质来自于饮食），谷之所注者胃也（饮食灌注停留的地方在胃）。胃者，水谷气血之海也（胃是水饮和食物之海，也是气血化生之海）。海之所行云气者（胃化生的气血，就像大海上空所运行

[1] 非肝不弦：根据《素问》原文无“非”字。不，程度副词，通“丕”。《说文》：“丕，大也”。古时“大”用作副词时，常与“太”通用。故“肝不弦”应为“肝太弦”。肝脏脉太弦硬。

[2] 肾不石：即肾太石，肾脏脉太沉硬。

[3] 饮食自倍：饮食过量。

[4] 所由生：“所”+介词“由”+动词“生”，构成所字结构，表示动作产生的缘由。

[5] 旨：深远意义。

[6] 皎：光明。

[7]《经》：指《灵枢·五癃津液别》第三十六。

[8] 海：汇聚之处。

[9] 气街：即气冲穴，位于足阳明胃经上，在腹股沟稍上方，当脐中下5寸，距前正中线2寸。主治腹痛、肠鸣、疝气、月经不调、不孕、阳萎、阴肿、功能性子宫出血诸证。

[10] 三里：即足三里，位于足阳明胃经上，小腿外侧，外膝眼下3寸。主治胃肠病证、下肢痿痹、神志病，虚劳诸证。

漂泊的云气一样），天下也（这些气血，就和天上的云气一样要布散下来才能起到滋润作用）。胃之所出气血者（胃所化生的气血），经隧[1]也（流行在五脏六腑的大络经隧中，发挥着滋养作用）。经隧者，五脏六腑之大络也（经隧就是五脏六腑大的经络，共有十五条大络）。

又云（《灵枢·邪客》第七十一又说）：五谷[2]入于胃也（饮食物进入胃中以后），其糟粕、津液、宗气[3]（经过脾胃运化产生了糟粕废物、津液和胸中大气宗气），分为三隧[4]（分别按照三条不同的通路运行疏泄着），故宗气积于胸中，出于喉咙（布散到喉咙），以贯心肺而行呼吸焉（灌注到心脏和肺脏，维持着人体的呼吸功能）。荣气[5]者，泌[6]其津液注之于脉，化而为血，以荣四末[7]（外以滋养四肢肌肉），内注五脏六腑（内以供给五脏六腑），以应刻数[8]焉（为了与自然界的时间变化相适应）。卫气[9]者，出其悍气[10]之慓疾[11]（表现出它悍气强劲急速特点），而行于四末分肉[12]皮肤之间（迅速流行在肌肉和皮肤之间），而不休[13]者也（没有停歇休止的时候，以护卫肌表防御外邪）。

又云（《灵枢·营卫生会》第十八又说）：中焦之所出（从中焦产生的精微物质），亦并胃中（有一部分也会留在胃中），出上焦之后（更多是经过脾的运化，升发到上焦，然后再散肝、归心、下输肾和膀胱）。此所受气者（这些脏腑接受了中焦产生的精微物质后），泌糟粕（有的分泌转化成糟粕），蒸津液（有的蒸化成津液），化为精微，上注于肺脉，乃化而为血，以奉生身（以奉养维持人体的生命），莫贵于此（没有比血液更重要的了）。

圣人谆[14]复其辞而不惮[15]其烦者（圣人耐心恳切地反复教导，不怕厌烦），仁天下后世之心亦惓惓[16]矣（仁爱天下后世之心真可谓是恳切诚挚呀）。故夫[17]饮食失节（所以饮食失于节制），寒温不适（食

[1] 经隧：亦称大络，手足太阳、阳明、少阳、太阴、少阴、厥阴等十二经加任、督二经各有一大络，加脾之大络，共十五大络。

[2] 五谷：指麻、黍、稷、麦、菽。此处五谷，泛指所有饮食物。

[3] 宗气：胸中之大气。

[4] 隧：suì，道路。

[5] 荣气：又称营气，来自中焦脾胃，行于血脉中。

[6] 泌：mì，分泌、输注。

[7] 四末：四肢的末端。

[8] 刻数：古代用漏壶记时，一昼夜共一百刻。一刻相当于现在14.4分钟。

[9] 卫气：来自中焦脾胃，行于脉外。

[10] 悍气：强劲和急暴之气。

[11] 慓疾：piāo jí，急速之意。

[12] 分肉：肌肉。因肌肉间有缝隙相分，故名。

[13] 休：停止。

[14] 谆：zhūn，耐心恳切。

[15] 不惮：bú dàn，不害怕。

[16] 惓惓：quán quán，恳切诚挚。

[17] 故夫：所以。

物过冷、过热、过饥、过饱，都能妨碍脾胃的消化吸收），脾胃乃伤。此[1]因喜、怒、忧、恐，损耗元气（过度的七情刺激损耗元气，损耗元气日久就会导致脾胃虚弱，脾胃虚弱不能运化水湿，湿邪下注下焦，导致下焦肝肾中的相火不能正常流通敷布，演变成阴火），资助[2]心火（阴火窜入心脏助长火热，导致心火亢盛）。火与元气不两立（阴火与元气势不两立，阴火亢盛反过来又会耗伤元气），火胜则乘[3]其土位[4]（阴火亢盛也会窜入脾胃，进一步侵侮脾胃），此所以病也（这就是脾胃疾病发生的原因）。

《调经篇》[5]云：病生阴[6]者（疾病发生于内伤的），得之[7]饮食居处、阴阳喜怒[8]（得内伤病的原因在于饮食不节、起居无常、七情刺激）。又云：阴虚[9]则内热，有所劳倦（原因是有劳倦过度），形气衰少（导致形体衰弱、元气亏少），谷气不盛（食欲不佳），上焦不行（上焦心不能正常运行血液，肺不能正常宣发肃降），下脘[10]不通（脾胃虚弱不能运化水谷，水湿下注导致下焦气机阻滞，下焦肝肾气机不得流通，导致阴火产生，阴火耗伤肝肾的精血和肺胃的津液，导致阴虚内热），胃气热（阴火窜入胃中则胃热），热气熏胸中（阴火窜入胸中则熏灼胸中心肺），故为内热。脾胃一伤，五乱[11]互作，其始病遍身壮热，头痛目眩，肢体沉重，四肢不收（四肢收缩和抬举无力），怠惰嗜卧，为热所伤（因为元气被阴火所伤），元气不能运用（元气亏虚不能发挥其正常的充养功能），故四肢困怠如此。

圣人著之于经（圣人将脾胃的重要性写在《内经》里），谓人以胃气为本，成文演义（写成经文阐释其要义），互相发明（经文之间相互说明），不一而止（不是仅仅写一篇论文而就终止了）。粗工不解（浅识的医生不懂得这个道理），妄意使用（一意孤行地用克伐之剂重伤胃气），本以活人（本来是用药物治

[1] 此：指脾胃损伤。

[2] 资助：助长。

[3] 乘：欺侮。

[4] 土位：即脾胃。

[5]《调经篇》：指《素问·调经》第六十二篇。

[6] 阴：指内伤。

[7] 得之：得内伤病。

[8] 阴阳喜怒：暴怒伤阴，暴喜伤阳。泛指七情。

[9] 阴虚：精血津液亏损。

[10] 下脘：此处指下焦肝肾。

[11] 五乱：指乱于心、肺、肠胃、臂胫、头，此处指各种疾病。

病救人的），反以害人（由于克伐太过，却反而用其害人）。今举经中言病从脾胃所生（现在举出《内经》中所说的有关从脾胃所生的疾病），及养生当实[1]元气者（和养生应当充实元气的理论根据），条陈之（逐一分条陈述于下）。

《生气通天论》[2]云：苍天[3]之气，清净[4]则志意[5]治[6]（如果按着正常情况变化而不受扰乱的话，那么人的精神意识思维活动也就正常），顺之则阳气固（顺应自然界气候的正常变化，则有助于人体阳气的固密），虽有贼邪，弗[7]能害也，此因时之序（这是因为人们能够按照春温、夏热、秋凉、冬寒的时序变化而变化）。故圣人传[8]精神（所以圣人重视保养精神），服[9]天气（重视适应自然界气候的变化），而通神明[10]（从而能够达到防病养生的高超境界）。失之内闭九窍（如果不能顺应自然和保养精神，元气亏虚，内则九窍闭塞而不通利），外壅肌肉（外则导致肌肉壅滞不通利），卫气散解（卫气外泄不能固密防御肌表而自汗怕风），此谓自伤（这就是由于不重视调养，自己伤害自己），气之削[11]（这是元气被消耗的缘故啊）。阳气者，烦劳则张[12]（过分烦恼伤神，就会导致阳气耗散外泄），精绝（精气耗绝），辟积[13]于夏（阳气越来越亏虚，累积到夏天。夏天天气炎热汗出过多，会更加耗散阳气，导致阳气更加衰弱），使人煎厥[14]（阳气衰弱，不能向上发挥正常的滋养和温煦作用，就会使人发生突然昏倒、不省人事、四肢逆冷的煎厥）。目盲耳闭，溃溃乎若坏都[15]（上述病情危急的程度，就如同坏堤坝崩决一样难以阻止）。故苍天之气贵清净（所以，自然界气候贵在能够按照正常的时序变化而不受扰乱），阳气恶[16]烦劳（人体的阳气厌恶过度的烦恼），病从脾胃生者一也（这是疾病从脾胃所生的原因之一）。

[1] 实：充实。

[2]《生气通天论》：指《素问·生气通天论》第三篇。

[3] 苍天：青天，天空。泛指自然界。

[4] 清净：不受扰乱。

[5] 志意：精神意识思维活动。

[6] 治：正常。

[7] 弗：不。

[8] 传：召，发出命令叫来。这里为积聚、保养之意。

[9] 服：适应。

[10] 神明：内外如一的神圣境界。

[11] 削：xuē，消耗。

[12] 张：外泄，耗散。

[13] 辟积：bì jī，衣裙之褶，引申为累积。

[14] 煎厥：以突然昏倒、不省人事、四肢逆冷为主要临床表现的病证。

[15] 溃溃乎若坏都：坏都，毁坏的堤坝。形容病势汹涌迅猛，如堤坝崩决。

[16] 恶：wù，讨厌，憎恨。

《五常[1]政大论》[2]云：阴精[3]所奉其人寿（脾胃从食物中摄取的营养物质如血液、津液、精等充足，能够濡润奉养人体，则人体自然身健而多寿），阳精[4]所降其人夭（脾胃从食物中汲取营养物质如元气不足，温煦推动功能下降，则人身体衰弱甚至短寿）。阴精所奉（如果滋润濡养作用的物质阴精充足能够奉养机体的话），谓脾胃既和（就称作脾胃既和，说明脾胃功能已经处在非常调和的状态），谷气上升（脾胃消化食物产生的精微物质能够升发滋润濡养），春夏令行（这就好比春夏时令正常万物能够生长一样），故其人寿（所以其人长寿）。阳精[4]所降（如果温煦推动作用的物质阳精不足），谓脾胃不和（就称作脾胃不和，说明脾胃功能低下），谷气下流（脾胃消化食物产生的精微物质不但不能升发反而下流到下焦肝肾），收藏令行（这就好比总是处在秋冬时令，万物萧条凋零），故其人夭（所以其人身体衰弱甚至短寿）。病从脾胃生者二也（这是病从脾胃所生的原因之二）。

《六节藏象论》[5]云：脾、胃、大肠、小肠、三焦、膀胱者，仓廪[6]之本（为受纳运化的根本），荣[7]之居也（为精微物质所在之处），名曰器[8]（称作消化吸收的器官），能化糟粕转味[9]而入出者也（能把饮食物传化为糟粕排出体外，能把饮食物转化为精微物质而出入于五脏六腑）。

其华[10]在唇四白[11]（脾运化气血的功能外露在口唇四旁的白肉上），其充在肌（脾运化的气血充养在身体的肌肉上），其味甘（脾运化功能正常，则饮食时口有甘美的味觉），其色黄（脾胃运化功能正常，则面色黄而润泽），此至阴[12]之类（这是太阴脾的外在系统表现），通于土气（与自然界土的特点相通和类似）。凡十一脏皆取决于胆也（但是，包括脾脏在内的其他十一脏腑的功能正常与否还取决于少阳胆功能的正常与否）。胆者，少阳春升之气（就好比少

[1] 五常：即五行，木、火、土、金、水。

[2]《五常政大论》：《素问·五常政大论》第七十篇。

[3] 阴精：脾胃从食物中汲取的以濡润滋养为主要特点的营养物质如血液、津液、精等。

[4] 阳精：脾胃从食物中汲取的以温煦推动为主要特点的营养物质营养如元气。

[5]《六节藏象论》：指《素问·六节藏象论》第九篇。

[6] 仓廪：cāng lǐn，指贮藏米谷的仓库，喻指受纳运化。

[7] 荣：营养物质，精微物质。

[8] 器：消化吸收之器官。

[9] 转味：转化为精微物质。

[10] 华：表现，外露。

[11] 唇四白：口唇四旁的白肉。

[12] 至阴：即太阴脾。

阳春天阳气开始萌发，万物具有生长升发之气象），春气升则万化[1]安（如果春天的阳气升发，则万物的生长变化也就正常）。故胆气春升（因此胆的功能像春天一样正常升发），则余脏从之（则其他脏腑自然随之变化），胆气不升（如果胆气不能正常升发），则飧泄[2]、肠澼[3]不一而起矣（飧泄、痢疾等诸多疾病就会发生了）。病从脾胃生者三也（这是病从脾胃所生的原因之三）。

《经》[4]云：天食[5]人以五气[6]（自然界的清气养育滋养人），地食人以五味[7]（地上的饮食物养育滋养人）。五气入鼻，藏于心肺，上使五色修明[8]（清气充养面部则使面色红黄隐隐，明润含蓄），音声能彰（声音洪亮）；五味入口，藏于肠胃，味有所藏（饮食物储藏以后化生为精微物质），以养五气（精微物质滋养着人体从鼻孔吸入的自然界清气），气和而生（元气因为自然界的清气和饮食物的精气相化和而产生），津液相成（津液由此相互形成），神乃自生（精神意识思维活动自然也就随之产生了）。此谓之气者（这里所指的气，也包括敷布到肌肤皮毛之卫气），上焦开发（卫气的产生，是脾胃运化产生的清气向上输布到上焦的肺脏，上焦的肺脏宣发），宣五谷味（将脾胃运化的精微物质宣发出去），熏肤（滋润皮肤）、充身（充养形体）、泽毛（润泽毛发），若雾露之溉（像天空中雾露滋润万物一样）。气或乖错[9]（如果上述精气如宗气、营气、卫气紊乱），人何以生（人如何能维持生命呢）？病从脾胃生者四也（这是病从脾胃所生的原因之四）。

岂特[10]四者（何只上述四种脾胃致病的原因），至于经论天地之邪气（就是《内经》所论述的天地之邪气），感[11]则害人五脏六腑，及形气俱虚（日久导致形体和元气都出现虚弱），乃受外邪（而形体和元气虚弱，则更容易受到外邪的侵袭）。不因虚邪[12]（如

[1] 万化：万物的生长变化。

[2] 飧泄：sūn xiè，大便清稀，并夹有不消化的食物。

[3] 肠澼：cháng pì，大便带脓血性的疾病，多见痢疾。

[4]《经》：指《素问·六节藏象论》第九篇。

[5] 食：同“饲”，喂养，养育。

[6] 五气：臊、焦、香、腥、腐为五气，此处泛指自然界之清气。

[7] 五味：酸、苦、甘、辛、咸，此处泛指饮食物。

[8] 修明：鲜明润泽。

[9] 乖错：guāi cuò，紊乱，错乱。

[10] 岂特：难道只有。

[11] 感：侵袭。

[12] 虚邪：虚弱。因虚致病，虚就是邪气了，故名。

果不是因形体和元气虚弱），贼邪[1]不能独伤人（外感邪气是不容易独自侵袭人体的，可见内因元气虚弱是很主要的）。诸病从脾胃而生明矣（可见各种疾病多从内伤脾胃发生就很明显啊）。

圣人旨意[2]（圣人重视调养脾胃的主要的目的和意图），重见叠出（接连不断地出现），详尽如此，且垂戒[3]云（而且训诫后人说）：法于阴阳[4]（按照自然界的变化规律而起居生活），和于术数（根据正确的养生保健方法进行调养锻炼），食饮有节，起居有常[5]，不妄作劳[6]，故能形与神俱，而尽终其天年[7]，度百岁乃去。由是言之，饮食起居之际（在饮食起居等生活过程中），可不慎哉（能够不更加小心慎重吗）！

[1] 贼邪：外邪。
[2] 旨意：主要的目的和意图。
[3] 垂戒：chuí jiè，垂示警戒，留给后人的训戒。
[4] 阴阳：即自然界的变化规律。
[5] 起居有常：日常生活起居要有一定规律并合乎人体的生理机制，如作息有时、活动中节、劳逸适度及顺应天时等。
[6] 不妄作劳：不妄，不遵循。不妄作劳，指除了正常的劳动外，不要作过度的操劳。
[7] 天年：自然寿命。

【入门导读】

《黄帝内经》时代的医家就已经很重视调养脾胃了。《素问》和《灵枢》中记载有大量有关调养脾胃方面的论述。李东垣详细地列举了《黄帝内经》中有关脾胃虚弱的论述，从生理特点、运化过程、生理功能、发病原因、发病机制、临床表现、疾病预后、预防养生等方面对《黄帝内经》中的脾胃虚弱理论进行系统总结梳理，充分说明了《黄帝内经》构建了中医脾胃学说尤其是中医脾胃虚弱学说的框架基础。

李东垣大量详细列举《黄帝内经》中有关脾胃虚弱的论述，目的是为其“内伤脾胃，百病由生”“人以胃气为本”的学术思想提供坚实的理论基础和思想基础。不仅如此，他还结合自己的临床经验和独特认识，继承中富有创新，提出了阴火学说，这是对《黄帝内经》的巨大丰富和发展。

李东垣独具匠心地将《黄帝内经》的脾胃虚弱理论和其自己创新发展的阴火学说有机地融合在一起，然后从其他脏腑辨证中脱离出来，形成专论脾胃虚弱的一门独立的学科，具有划时代的意义。他将调养脾胃上升到至关重要的崭新高度，对后世医家重视调养脾胃和深入研究脾胃起到了的不可估量推动作用，因此成为了“补土派”的宗师，奠定了其金元四大家之一的学术地位和历史地位。该篇不仅构建了《脾胃论》全书体系的纲领，也构建了李东垣整个学术思想体系的纲领。

一、《内经》脾胃虚弱学说

1. 脾胃的生理特点

脾主运化，藏精气，满而不能实；胃为水谷之海，主传化，实而不满。

2. 脾胃的生理功能

脾之华在唇四白，其充在肌，其味应甘，其色应黄，与自然界土气相类。脾胃主运化，脾胃运化的水谷精微物质（元气、血液、津液、精气等），不仅灌注于五脏六腑，也灌注于十二经脉、头和九窍，从而维持五脏六腑、十二经脉、头和九窍的功能正常。脾胃在运化水谷精微物质的同时，将代谢的糟粕排出体外。

元气包括宗气、营气、卫气、脏腑经络之气等。宗气积于胸中，出于喉咙，贯心肺而行呼吸；营气行于血脉中，荣养四末和五脏六腑；卫气，行于脉外，荣养四末和皮肤肌肉。

3. 脾胃的运化过程

《黄帝内经》认为食物和水饮吸收运化的途径是有所不同的。

食物入胃，经过脾的运化，产生精微物质。这些精微物质，一方面输布于肝脏，进而输布于筋；另一方面输布于心，进而输布于血脉。血脉流经其他脏腑和皮毛后汇合于肺，经过肺的处理后又输布于其他脏腑和皮毛。精微物质在心、血脉、其他脏腑、皮毛、肺之间循环运行，达到平衡。

饮入于胃，经过脾的运化，产生水饮精微物质。水饮精微物质输布于肺，肺将水饮精微同时向全身四处布散，最后汇聚于膀胱。

4. 脾胃虚弱的发病原因

发病原因包括饮食失节、饮食寒温不适、居处寒温不适、体劳过度伤耗元气、房劳过度伤耗肾精、情志损伤伤耗元气、情志损伤资助心火、胆气郁结不升等。

5. 脾胃虚弱的发病机制

《内经》中有关脾胃病的发病机制有虚有实。但李东垣却侧重例举引用了有关脾胃虚弱的经文。其目的是为其自己开展脾胃虚弱的研究提供依据。

脾胃虚弱，或导致阴精不荣，或导致阳精亏虚，或导致血液郁滞，最后导致诸病由生。另外，脾胃虚弱、正气亏虚，导致外邪容易侵袭，最后亦导致诸病由生。

6. 脾胃虚弱的临床表现

李东垣对《黄帝内经》中有关脾胃虚弱导致的疾病进行了系统的总结，归纳成了五类。

（1）心血瘀阻。表现为目盲耳闭、肌肉壅滞、自汗怕风，甚至出现突然昏倒、不省人事、四肢逆冷等。其机制是脾胃虚弱不能产生元气。元气亏虚，不能推动血液运行，导致心血瘀阻。心血瘀阻，或瘀阻于九窍，或瘀阻于肌肉，或瘀阻于肌表经络，或瘀阻于心脏本身。

（2）肝肾精亏。筋骨痿弱不健、不能延年益寿。其机制是由于脾胃虚弱，不能产生精血，导致肝肾亏虚。

（3）血液亏虚和胆气不升。表现为口唇色淡、肌肉瘦削、面色萎黄。其机制是脾胃虚弱，不能化生血液，导致血液亏虚。血液亏虚，不能充养口唇、肌肉、面部。如果伴有肝胆郁结、胆气不升，则脾胃不能腐熟和运化水谷，表现为飧泄、肠澼等。

（4）肺气亏虚。表现为面色萎黄、声音低微、少气懒言、口干、精神萎靡、容易感冒。其机制是由于脾胃虚弱不能化生肺气。肺气亏虚，不能宣发元气于面部、咽喉、舌面、心脏、肌表。

（5）外邪侵袭。表现为容易感受外邪。其机制是由于脾胃虚弱、元气亏虚，外感邪气容易乘虚侵入。表现为恶寒恶风、无汗或自汗、鼻流清涕、咳嗽、咽痒、头痛、肢节疼痛、舌淡苔白、脉浮紧或浮缓。

7. 脾胃虚弱的预后

人以水谷为本。脾胃主运化水谷，如果脾胃虚弱至极，则不能运化水谷形成精微物质，则预后不良。此即“有胃气则生、无胃气则死”。例如脉象见弦硬至极或沉硬至极，即是无胃气的表现。正如李东垣所说“《平人气象论》云：人以水谷为本，故人绝水谷则死，脉无胃气亦死。所谓无胃气者，非肝不弦，肾不石也”。

8. 脾胃虚弱的预防养生

李东垣系统地总结了《黄帝内经》有关脾胃的论述，目的在于让后世医家正确把握脾胃的生理功能、病因病机、临床表现、预后预防等特点，以便能够重视从调养脾胃入手，正确有效地防治疾病和保养生命、延年益寿。

如何预防养生呢？主要包括饮食有节、起居有常、不妄作劳、调畅情志、顺应自然等。正如李东垣所说："圣人旨意，重见叠出，详尽如此，且垂戒云：法于阴阳，和于术数，食饮有节，起居有常，不妄作劳，故能形与神俱，而尽终其天年，度百岁乃去。由是言之，饮食起居之际，可不慎哉！"

二、李东垣对《黄帝内经》脾胃虚弱学说的发展和创新

《黄帝内经》脾胃虚弱学说以虚弱、寒象为主要特征，表现为纳呆、腹胀、便溏、面色萎黄、口唇色淡、肌肉瘦削、声音低微、少气懒言、精神萎靡、容易感冒、筋骨痿弱不健等。

李东垣脾胃虚弱学说在《黄帝内经》脾胃虚弱学说的基础上，发生了质的变化，有了根本性的不同，其以虚弱、热象为主要特征。

1. 脾胃虚弱的形成

脾胃虚弱的发病原因如上所述，包括饮食失节、饮食寒温不适、居处寒温不适、体劳过度伤耗元气、房劳过度伤耗肾精、情志损伤伤耗元气、情志损伤资助心火、胆气郁结不升等。

其中，李东垣非常重视情志损伤资助心火损伤脾胃。喜、怒、忧、恐等七情郁结化火，导致心火亢盛，心火亢盛则乘脾土，进而损伤脾胃。同时，心火又耗伤元气，进而加重脾胃的损伤。心火亢盛乘脾，心火亢盛耗伤元气，是导致脾胃虚弱的常见原因。正如李东垣说："故夫饮食失节，寒温不适，脾胃乃伤。此因喜、怒、忧、恐，损耗元气，资助心火。火与元气不两立，火胜则乘其土位，此所以病也。"

2. 阴火的产生

李东垣对阴火的产生阐述的不甚明确，需要我们从其字里行间去联系分析。脾胃虚弱产生以后，脾胃不能运化水谷，上则导致清阳不升，不能滋养上焦心肺，导致心不能运行血液，肺不能宣发肃降；下则导致水湿下注下焦，阻碍肝肾气机的正常流通敷布，肝肾中的正常相火必然郁遏而转化为病理之相火，即李东垣所说的阴火。正如李东垣所说："阴虚则内热，有所劳倦，形气衰少，谷气不盛，上焦不行，下脘不通，胃气热，热气熏胸中，故为内热。"

3. 阴火的临床表现

阴火一旦产生，主要有四种危害和转归：

（1）脾胃湿热。表现为遍身壮热、头痛目眩、肢体沉重、四肢不收、四肢困怠、怠惰嗜卧、泄泻、痢疾等。其机制是由于阴火上窜与脾胃虚弱不能运化的水湿相合，形成脾胃湿热证。湿热壅盛，困阻气机，元气不得流通运用，故表现为上述症状。正如李东垣说所说："脾胃一伤，五乱互作，其始病遍身壮热，头痛目眩，肢体沉重，四肢不收，怠惰嗜卧，为热所伤，元气不能运用，故四肢困怠如此。"

（2）窜入五脏六腑导致五乱互作。阴火乱于心，表现为心中烦躁、口舌生疮、失眠多梦、甚至躁狂等；阴火乱于肺，表现为喘咳痰鸣、咳吐黏痰、胸中憋闷；阴火乱于胃肠，表现为挥霍撩乱、上吐下泻；阴火乱于臂胫，表现为四肢逆冷；阴火乱于头，表现为头重、目眩和昏厥等。

（3）耗伤肝肾、阴虚火旺。表现为腰痛腰酸、骨蒸潮热、低热缠绵、舌红少苔、脉细数等。

（4）耗伤元气。表现为形气衰少、疲倦乏力、动则气喘、肌肉瘦削、四肢痿软无力。

4. 阴火的治疗

在本篇中，李东垣没有明确提出其具体的治疗方药。为了有助于李东垣脾胃虚弱学说的完整性，并和《黄帝内经》脾胃虚弱学说有所鉴别，笔者在此略作补充。

《黄帝内经》脾胃虚弱学说，侧重于虚证和寒证，故应以四君子汤、补中益气汤、小建中汤、理中汤等方剂化裁。如果伴有心血瘀阻证，可酌情配伍桃红四物汤、血府逐瘀汤等方剂化裁；如果感受风寒之邪，可酌情配伍荆防败毒散、麻黄汤、桂枝汤、小柴胡汤等化裁。

李东垣脾胃虚弱学说，侧重于虚证和热证，故应以四君子汤、补中益气汤、黄连解毒汤、龙胆泻肝汤等方剂化裁。五乱互作者，给予相应的配伍，如乱于心，配合黄连、莲子心、苦参等；乱于肺，配合黄芩、桑白皮等；乱于胃，配合生石膏、知母等。如果耗伤肝肾、阴虚火旺，则可配伍知柏地黄丸、青蒿鳖甲汤等；如果耗伤元气，则可配伍生脉饮等。

综上所述，李东垣脾胃虚弱学说是对《黄帝内经》脾胃虚弱学说的重大发展和补充，也是对张仲景脾胃虚弱学说的重大发展和补充，将以虚证和虚寒证为特点的脾胃虚弱转化为以虚证和湿热阴火为特点的脾胃虚弱，将脾胃虚弱的一般规律转化为脾胃虚弱的特殊规律，是李东垣长期临床经验的宝贵总结和升华，值得我们认真学习研究和临床效法。

脏气法时升降浮沉补泻之图

五行[1]相生[2]（木火土金水相互资生），木火土金水，循环无端（往复回旋，没有终结），惟脾无正行[3]（只有脾脏没有直接对应的季节），于四季之末各旺[4]一十八日（在四季的末尾各主旺18天），以生四脏（从而能够生化心肺肝肾四脏的气血）。四季者，辰（夏天）、戌（冬天）、丑（春天）、未（秋天）是也。人身形以应九野[5]（人的身体形态用来对应九天方位），左足主立春，丑位是也；左手主立夏，辰位是也；右手主立秋，未位是也；右足主立冬，戌位是也。戊土[6]其本气平，其兼气温、凉、寒、热，在人以胃应之。己土[7]其本味咸，其兼味辛、甘、酸、苦，在人以脾应之。脾胃兼化（脾胃疾病可以相互兼见和转化），其病治之各从其宜[8]（治疗脾和胃的疾病要根据他们具体的适合情况采用不同的治疗方法），不可定体（不可采用固定的方法治疗）；肝肺之病，在水火之间（在水行肾和火行心之间传变），顺逆[9]传变不同（相乘和相侮传变不同），温凉不定（导致是寒证和热证难以确定），当求责[10]耳（应当寻求发生疾病的根本原因）。

[1] 五行：指木火土金水。

[2] 相生：是指两类属性不同的事物之间存在相互促进的关系，具体是：木生火，火生土，土生金，金生水，水生木。

[3] 正行：直接对应的季节。

[4] 旺：旺盛、昌盛。

[5] 九野：九天方位，包括东、西、南、北、东南、西南、东北、西北、中央。

[6] 戊土：代表阳土，通常指含有火性的硬土。

[7] 己土：代表阴土，通常指含有湿性的软土。

[8] 宜：适合。

[9] 顺逆：顺指相乘，逆指相侮。

[10] 求责：寻求原因。

脏气法时升降浮沉补泻之图

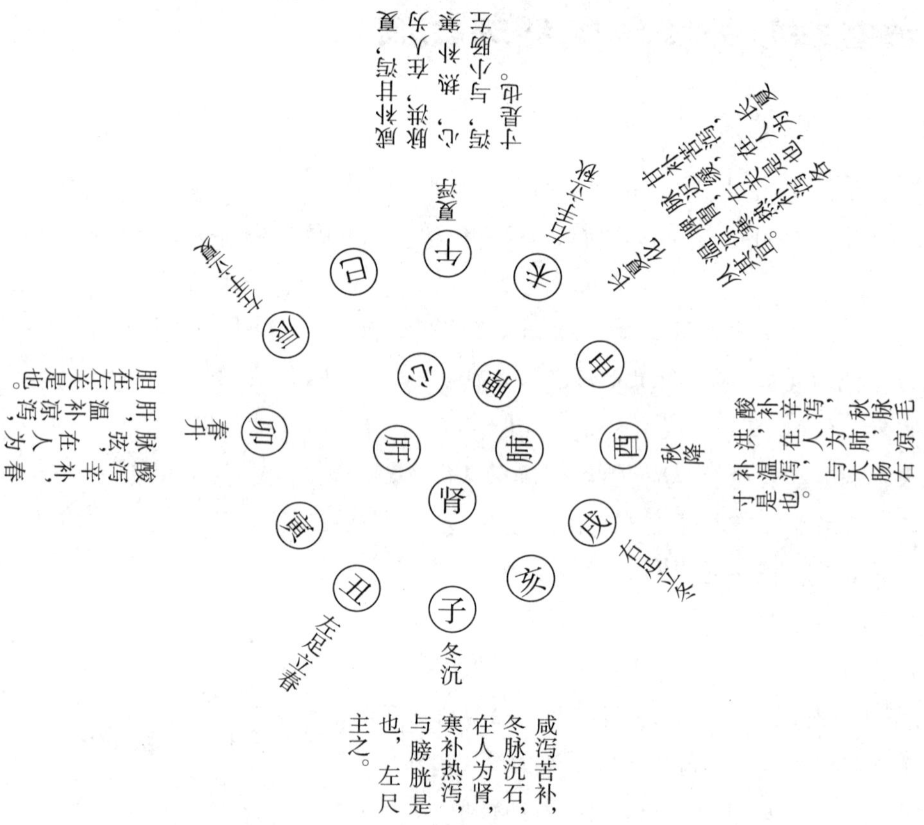

【入门导读】

脏气法时升降浮沉补泻的含义是什么呢？脏气，是指五脏之气。法，是取法、效法之意；时，是时令、时辰之意；脏气法时，是指五脏功能与自然界阴阳消长、升降浮沉同步进行；因此，治疗五脏疾病应该顺应自然界阴阳消长、升降浮沉的规律而采取相应的补泻方法。

五行相生，其次序是：木生火，火生土，土生金，金生水，水生木，依次相生循环无端。在五脏中，肝属木、主春，心属火、主夏，肺属金、主秋，肾属水、主冬。脾属土，主运化水谷精微，并将其转输至全身以供养脏腑经络，与自然界中土能滋养万物类似。脾土居于木、火、金、水的中央，是孕生万物之位，掌控着四时万物的化育而关乎四季春生、夏长、秋收与冬藏的气化活动，所以四时之气中都有土气。因而脾脏不单纯只主一季，而是旺盛于春、夏、秋、冬四季每季最后一个月的最后十八天，共计七十二天。阴历一月为寅月、二月为卯月、三月为辰月、四月为巳月、五月为午月、六月为未月、七月为申月、八月为酉月、九月为戌月、十月为亥月，十一月为子月，十二月为丑月。这里所说的每季最后一个月指的是三月（辰月）、六月（未月）、九月（戌月）、十二月（丑月）。

人的身形与九天方位相对应，左足与立春相应，在地支中与丑相对应；左手与立夏相应，在地支中与辰相对应；右手与立秋相应，在地支中与未相对应；右足与立冬相应，在地支中与戌相对应。天干中的戊，与长夏的湿气相应，它的各种气是平和的，因为兼有温、凉、寒、热之气，在人体是与胃相应的；天干中的己，与五行中的土相应，它的本味属于咸，又兼有辛、甘、酸、苦等味，在人体是与脾相应的。脾主运化，胃主受纳，二者的功能有所不同。脾胃可以相互兼见和转化，治疗脾胃疾病要根据他们具体的情况采用不同的治疗方法，不可采用固定统一的方法治疗。

肝在五行中属木，肺属金，心属火，肾属水。水生木，木生火，火生土，土生金，金生水，故肝木和肺金皆处在心火和肾水之间。虽然肝木和肺金都在心火和肾水之间，但为病后的乘侮传变是不一样的，导致是寒证和热证难以确定，应当寻求寒证和热证的根本原因给予治疗。例如肝病可用辛味药、温性药顺应其温升之性给予补，可用酸味药、凉性药逆其温升之性给予泻；心病可用咸味药、热性药顺其温通升浮之性给予补，可用甘味药、寒性药逆其温通升浮之性给予泻；脾病可用甘味药顺其本味之性给予补，可用苦味药逆其本味给予泻。更要根据具体的病情选药，药物的温凉寒热不确定；肺病可用酸味药、凉性药顺其肃降之性给予补，可用辛味药、温性药逆其肃降之性给予泻；肾病可用苦味药、寒性药、咸味药顺其沉降之性给予补，可用辛味药、热性药逆其沉降之性给予泻。上述治疗五脏疾病采取的补泻方法，不可刻舟求剑，过分拘执，以辨证论治用药为原则。

在本篇中，李东垣强调了辨证论治五脏疾病要因时制宜，但其重心仍然是为了说明辨证论治脾胃疾病要因时制宜。不仅如此，脾胃疾病要分治，还要考虑其他脏腑如肝脏和肺脏对脾胃相乘传变。只有统筹兼顾，全盘考虑，才能辨证论治好脾胃疾病。

脾胃胜衰论

胃中元气盛，则能食而不伤，过时而不饥（胃中元气盛的人，能多吃却不伤食，过了吃饭时间也不觉得饿）。脾胃俱旺，则能食而肥。脾胃俱虚，则不能食而瘦。或少食而肥，虽肥而四肢不举[1]，盖[2]脾实[3]而邪气盛也（是因为这种人痰湿邪气壅盛，阻塞在脾导致脾胃不能正常运化形成的）。又有善食而瘦者（又有人吃得很多身体反而消瘦），胃伏火邪于气分则能食（这是由于胃中气分郁结化火，火热耗伤气血津液、消谷善饥导致的）。脾虚则肌肉削（脾虚不能运化气血，气血不能充养肌肉，导致肌肉瘦削），即食㑊[4]也。叔和[5]云：多食亦肌虚（虽然吃的多但肌肉也会消瘦，这是胃中气分郁结火热耗伤气血津液所致），此之谓也[6]（大概说的就是这个善食而瘦者吧）。

夫饮食不节则胃病，胃病则气短，精神少而生大热（胃弱不能产生元气则精气神不足；胃弱则产生湿浊，湿浊下流于下焦肝肾导致肝肾相火转化为阴火，阴火流窜弥漫导致全身肌肤烧燥发热），有时而显火上行（有时候这种阴火非常亢盛，容易向上传变），独燎其面（熏燎人的面部）。《黄帝针经》[7]云：面热者足阳明病。胃既病，则脾无所禀受[8]（脾就无胃中水谷可以接受，导致脾气虚弱。所以，上面所说的胃弱，也包括脾气虚弱）。脾为死阴[9]，不主时也（不单独主春夏秋冬四时的节气。也就是说，脾脏不受四时节气的限制，如果饮食不节的话皆可发病），故亦从而病焉（随着四时饮食不节胃病的发生而也同时发病，故临床常见脾胃同时虚弱）。

[1] 不举：举动无力。

[2] 盖：因为，由于。

[3] 脾实：邪气壅塞于脾。

[4] 食㑊：shí yì，食后困倦无力、懒得说话、情绪不佳。

[5] 叔和：指王叔和。名熙，高平（今山东微山县）人。魏晋之际的著名医学家、医书编纂家。著有《脉经》。收集整理了《伤寒论》，使得《伤寒论》能够流传至今，其功甚伟。

[6] 此之谓也：此，代词作宾语；之，宾语提前的标志，无实在意义。

[7]《黄帝针经》：即《灵枢·邪气脏腑病形》第四。

[8] 禀受：bǐng shòu，承受，接受。

[9] 死阴：脾不主春夏秋冬四时叫死阴。

形体劳役[1]则脾病，病脾则怠惰嗜卧，四肢不收[2]，大便泄泻。脾既病，则其胃不能独行津液[3]，故亦从而病焉（所以，胃也随着脾气虚弱而虚弱，故临床常见脾胃同时虚弱）。

大抵[4]脾胃虚弱，阳气不能生长，是春夏之令不行（如同四时节令没有春温夏热万物不能茂盛生长一样），五脏之气不生（五脏的元气也不会滋生充养）。脾病则下流乘[5]肾（脾胃虚弱则寒湿下注于肾），土克水则骨之无力（脾胃土克伐肾水，则导致骨痿软无力），是为骨痿[6]，令人骨髓空虚，足不能履地，是阴气重叠[7]（这是足太阴脾土重叠于足少阴肾水导致的），此阴盛阳虚之证。大法云：汗之则愈（应当用温阳散寒药物如干姜、肉桂、炮附子等助汗则愈），下之则死（不能用苦寒药物如黄芩、黄连、大黄等攻下损伤阳气，否则导致病情危重甚至死亡）。若用辛甘之药滋胃（如果使用辛甘药物补养脾胃），当升当浮（所用药物应当具有升浮的特点和功能，如人参、生黄芪、炙甘草等），使生长之气旺（只有这样，才能使脾胃之气旺盛）。言其汗者（上面提到的汗之则愈中的汗），非正发汗也（不是用麻黄汤等发汗剂解表发汗），为助阳也（而是温阳助阳，阳气能够温煦蒸腾，自然会遍身微微汗出。此非强发其汗，而是阴阳和谐、气机调畅的结果）。

夫胃病其脉缓[8]，脾病其脉迟[9]，且其人当脐有动气（而且病人自我感觉肚脐处有气鼓动），按之牢若痛（医生按压脐部坚硬疼痛），若火[10]乘土位（若阴火侵犯脾胃），其脉洪缓[11]，更有身热、心中不便[12]之证。此阳气衰弱不能生发（这是脾胃阳气衰弱不能向上升发，导致湿气下流于下焦肝肾，肝肾相火转化为阴火，阴火流窜于脾胃、心脏、肌肤等部位所致），不当于五脏中用药法[13]治之（因为有阴火存在，治疗方法不应当单独采用张仲景五脏用药法），当从《藏

[1] 劳役：劳累过度。
[2] 四肢不收：手足无力收缩。
[3] 津液：当指精微物质，不是通常所说的津液。
[4] 大抵：大凡。
[5] 乘：脾胃虚弱，湿邪下注于肾。土克水，故曰乘。
[6] 痿：瘫痪，痿软无力。
[7] 阴气重叠：脾属太阴，肾属少阴，脾病及肾，故曰阴气重叠。
[8] 缓：脉来和缓，一息四至。
[9] 迟：脉来不足四至者谓之迟。
[10] 火：阴火。
[11] 脉洪缓：脉浮大而和缓。
[12] 心中不便：心中不适或心烦。
[13] 五脏中用药法：指张仲景《伤寒论》五脏用药法。太阴虚寒腹痛泻利，主方用理中丸。方由人参、炙甘草、白术、干姜组成，具有健脾益气、温胃散寒之功。

气法时论》[1]中升降浮沉补泻法用药耳（应该根据《素问·藏气法时论》升降浮沉补泻法给予用药。辛甘药物主升浮发散，酸苦咸药物主下泄沉降）。

如脉缓，病怠惰嗜卧，四肢不收，或大便泄泻，此湿胜，从平胃散[2]（应该在补脾胃泻阴火升阳汤证的基础上，配伍平胃散给予治疗。补脾胃泻阴火升阳汤见后）。若脉弦[3]，气弱自汗，四肢发热，或大便泄泻，或皮毛枯槁[4]、发脱落，从黄芪建中汤[5]（应该在补脾胃泻阴火升阳汤证的基础上，配伍黄芪建中汤建立中气、补益精血）。脉虚而血弱（如果表现为浮中沉三候应指细而无力的虚脉，这是血脉亏虚之征），于四物汤[6]中摘一味或二味（从四味汤中选取一味或两味药物），以本显证[7]中加之（在补脾胃泻阴火升阳汤基础上，根据明显的兼证选加之）。或真气虚弱（有的患者元气亏虚），及气短脉弱（表现为气短、精神不足、面色萎黄、语声低微、脉沉弱无力），从四君子汤[8]（在补脾胃泻阴火升阳汤基础上，配伍四君子汤给予治疗，补益脾胃之气）。或渴，或小便闭涩，赤黄多少（小便或赤，或黄，或多，或少），从五苓散[9]去桂（从五苓散中去桂枝之辛热），摘一二味加正药[10]中（选择茯苓、猪苓、白术、泽泻四味中的一至两味药物加到补脾胃泻阴火升阳汤的主方中）。以上五药[11]，当于本证中随所兼见证加减（应当在补脾胃泻阴火升阳汤基础上，根据明显的兼见证给予配伍加减）。

假令表虚自汗（假设肌表空虚，腠理不固，自汗出不止的），春夏加黄芪（春季和夏季加生黄芪以益气固表止汗），秋冬加桂（秋季和冬季是阳气收敛的节气，仍然汗出不止，加肉桂温阳固表止汗）。如腹中急缩[12]，或脉弦，加防风（选加防风疏达肝气、缓解筋脉拘挛）；急甚加甘草（腹中拘急收缩厉害者，选加炙甘草加强防风缓急之功）；腹中窄狭（感觉腹

[1]《藏气法时论》：指《素问·藏气法时论》第二十二。

[2] 平胃散：由苍术、厚朴、陈皮、甘草组成。见《太平惠民和剂局方》。

[3] 弦：弦脉端直而长、如按琴弦。

[4] 枯槁：kū gǎo，干枯憔悴。

[5] 黄芪建中汤：由黄芪、桂枝、白芍、生姜、大枣、炙甘草、胶饴组成。

[6] 四物汤：由熟地、白芍、当归、川芎组成。

[7] 本显证：本证，指基础证，在此指补脾胃泻阴火升阳汤证；显证，明显的兼证。

[8] 四君子汤：由人参、白术、茯苓、甘草组成。主治脾胃虚弱证。

[9] 五苓散：由猪苓、泽泻、茯苓、桂枝、白术组成。主治膀胱气化不利之蓄水证。

[10] 正药：主方。指脾胃泻阴火升阳汤。

[11] 五药：五个处方。指平胃散、黄芪建中汤、四物汤、四君子汤、五苓散五个方剂。

[12] 急缩：拘急收缩疼痛。

中肠腔狭窄，肠内气不流通），或气短者亦加之（或者气息短促者，也加炙甘草补益中气、缓解痉挛狭窄）；腹满（腹中胀满因湿邪阻遏所致者）、气不转[1]者勿加（大便也不排气，不要加炙甘草，防止炙甘草助湿壅遏气机，有增加腹部胀满的弊病）；虽气不转，而脾胃中气不和者勿去（但是由于脾胃虚弱、中气不足导致的气机阻滞、大便不排气的，不要去掉炙甘草补中益气），但加厚朴以破滞气[2]，然亦不可多用，于甘草五分中加一分可也。腹中夯闷[3]，此非腹胀，乃散而不收（乃是脾气散越而不收所致），可加芍药收之（可以加白芍之酸以收散漫的脾气）。如肺气短促（如果肺气亏虚表现为气短喘促的），或不足者（或少气不足以息者），加人参、白芍药（加人参以补益肺气，加白芍以收敛肺气）。中焦用白芍药（中焦脾胃用白芍药，是因为白芍酸敛元气有补养脾胃之功），则脾中升阳（则脾胃中阳气上升），使肝胆之邪不敢犯也（肝胆就不会乘虚克伐脾胃）。腹中窄狭及缩急者去之（如果感觉到腹中狭窄、气流不畅，以及腹中拘急收缩者，宜去掉白芍之酸收），及诸酸涩药亦不可用（其他酸涩之药如五味子、山茱萸等药物也不可应用）。腹中痛者，加甘草、白芍药（加炙甘草、白芍药缓急止痛），稼穑[4]作甘（因为脾之味为甘味），甘者己[5]也（炙甘草味甘能入脾补养脾气）。曲直[6]作酸（因为肝胆之味为酸味），酸者甲[7]也（白芍药味酸能入肝胆抑制肝胆横逆乘犯脾胃）。甲己化土[8]（甘味药物能补养脾胃，酸味药物能抑制肝胆的横逆，酸味药物配伍甘味药物，更有利于脾胃的运化，使脾胃安定而腹痛止），此仲景妙法也（这是张仲景治疗腹痛的巧妙方法啊）。腹痛兼发热加黄芩（腹痛兼有发热症状的，是肝火犯胃导致的，选加黄芩），恶寒或腹中觉寒加桂（腹痛兼有畏寒或腹内冷感现象，是脾有虚寒，选加肉桂）。怠惰嗜卧有湿（困倦

[1] 气不转：大便不排气。

[2] 滞气：肠胃气滞。

[3] 腹中夯闷：hāng mèn，腹中有举重压闷之感。

[4] 稼穑：jià sè，种收谷物叫稼穑，指脾胃。

[5] 己：指脾。

[6] 曲直：木曰曲直，在此指肝胆生发之气。

[7] 甲：指肝胆。

[8] 甲己化土：天干“甲木”克“己土”叫“化土”，古代医学文献中运用甲木代表胆，己土代表脾，胆气横郁而制脾就发生腹痛，用甘草之甘以补脾；用芍药之酸以抑肝胆，使脾气安定而腹痛止，故曰“甲己化土”。

好睡是湿邪蕴脾），胃虚不能食，或沉困（或兼有身体沉重酸困），或泄泻，加苍术（选加苍术以燥湿运脾）。自汗加白术（如兼有自汗，则选加白术。这时不用苍术，因为苍术辛燥有发汗作用）。小便不利加茯苓（小便不利，加茯苓淡渗利湿），渴亦加之（口渴伴有小便不利，也加茯苓淡渗利湿）。气弱者（中气虚弱、湿邪内停、小便不利者），加白茯苓、人参（选加茯苓、人参健脾益气、淡渗利湿）。气盛者（湿热内蕴、气机阻滞，导致腹部胀满、小便短少而赤者），加赤茯苓[1]、缩砂仁（选加赤茯苓、缩砂仁清利湿热、理气行滞）。气复不能转运有热者（在湿热内蕴、气机阻滞，导致腹部胀满、小便短少而赤的基础上，又有不能转运排出矢气者，热象较为明显者如口干口苦、肛门灼热等），微加黄连（少加点黄连清热利湿）；心烦乱亦加之（心中烦乱，这是火热上扰心神之征，也加黄连清泻心火）。小便少者加猪苓、泽泻（小便短少，选加猪苓、泽泻淡渗利尿）。汗多、津液竭于上（如果因为身体上部出汗过多，导致津液从身体上部衰竭而小便短少者），勿加之（不要选加猪苓、泽泻再利小便而重劫津液），是津液还入胃中（应该辨证论治给予止汗，待汗止，该津液自然返还于胃中），欲自行也（小便自然就会通利）。不渴而小便闭塞不通（口不渴、小便闭塞不通，因湿热蕴阻下焦且以湿为主者），加炒黄柏、知母（加炒黄柏、知母以清利湿热）。小便涩者加炒滑石（小便短涩不畅者，选加炒滑石以增强利尿的作用），小便淋涩[2]者加泽泻（小便时淋沥涩痛者，更加泽泻以泄肾和膀胱的湿热）。且五苓散治渴而小便不利，无恶寒者不得用桂（倘若没有怕冷的症状就不要用桂枝）。不渴而小便自利（口不渴而小便通畅），妄见妄闻（幻听幻视），乃瘀血证[3]（这是下焦瘀血证），用炒黄柏、知母（在活血化瘀的基础上，选加炒黄柏、知母），

[1] 赤茯苓：具有渗利湿热的功效。

[2] 淋涩：排尿时淋漓涩痛。

[3] 瘀血证：口不渴，小便自利，其人如狂，少腹硬满，为下焦瘀血证。

以除肾中燥热（以清除肾中的燥热）。窍[1]不利而淋（尿道不通利而淋涩疼痛），加泽泻、炒滑石（加泽泻、炒滑石以泄肾和膀胱的湿热）。只治窍不利者（如果无尿道疼痛，只有尿道淋漓不畅者），六一散[2]中加木通亦可（用六一散加木通利尿通利也可）。心脏热者（心火亢盛者），用钱氏[3]方中导赤散[4]（用钱乙所创处方中的导赤散导心火下行）。中满或但腹胀者（腹中胀满或只觉得腹胀而不满的），加厚朴（加厚朴理气消胀），气不顺加橘皮（胸脘气不顺畅加橘皮），气滞加青皮一、橘皮三（胸脘气滞痞闷加青皮和橘皮，配伍比例是一比三）。气短小便利者（呼吸短气、小便通利者，是肺气虚弱），四君子汤中去茯苓（用四君子汤去茯苓之渗利），加黄芪以补之（加生黄芪以补气）。如腹中气不转者（如果腹中气不转动，上不嗳气，下不排气），更加甘草一半（四君子汤再加一半量的炙甘草补中益气）。腹中刺痛，或周身刺痛者，或里急[5]者，腹中不宽快是也（腹中疼痛急欲大便却排便不畅块）；或虚坐[6]而大便不得（欲解大便又解不出来的），皆血虚也（都是血虚、血液运行不畅导致的），血虚则里急（血虚导致血液运行不畅，多有腹痛急欲大便的现象）；或血气虚弱而目睛痛者（或者因气血虚弱、血运不畅导致目睛胀痛的），皆加当归身（都可加当归身养血活血）。头痛者加川芎（头痛者加川芎活血理气止痛），苦头痛加细辛（若头痛特别严重，选加细辛），此少阴头痛[7]也（这是足少阴肾经阳气亏虚兼外感风寒，循太阳经气上攻于头）。发脱落及脐下痛（若头发脱落以及肚脐下空痛），加熟地黄（选加熟地黄滋养肾中精血）。

予平昔调理脾胃虚弱，于此五药[8]中加减（在这五个处方平胃散、黄芪建中汤、四物汤、四君子汤、五苓散中化裁加减），如五脏证中互显一二证（如果兼有心、肝、脾、肺、肾五脏中相互之间一至两种明

[1] 窍：尿道。

[2] 六一散：滑石、甘草，六比一组成。

[3] 钱氏：宋代医家钱乙，字仲阳，宋代东平人，约生于北宋仁宗至徽宗年间（约公元1032–1117年），享年82年。著有《小儿药证直诀》。

[4] 导赤散：由生地黄、木通、甘草梢、竹叶组成。

[5] 里急：腹痛下迫，急于大便。

[6] 虚坐：气下坠欲大便，但临厕时却排不出大便来。

[7] 少阴头痛：少阴经脉不上头，挟太阳经气上行于头，故头痛。

[8] 五药：五个处方。指平胃散、黄芪建中汤、四物汤、四君子汤、五苓散五个方剂。

显的症状），各对证加药无不验（根据兼有的明显的症状选加药物，没有不效验的）。然终不能使人完复（然而终不能使病人完全康复），后或有因而再至者（以后或有因为饮食、寒热失调、劳累过度、七情刺激等病因而复发的），亦由督、任、冲三脉[1]为邪（也有由于督脉、任脉和冲脉受邪而病的），皆胃气虚弱之所致也（这都是胃气虚弱所导致）。法虽依证加减（虽然治疗方法是根据所表现的明显症状加减用药的），执方疗病（但因为是过分拘执于这五个处方平胃散、黄芪建中汤、四物汤、四君子汤、五苓散来治疗疾病），不依《素问》法度[2]耳（没有完全依照《素问·藏气法时论》第二十二中的治疗准则，所以很难将疾病根治）。

是以检讨[3]《素问》《难经》及《黄帝针经》中说脾胃不足之源（因此继续研究《素问》《难经》和《灵枢》经典中论述的有关脾胃虚弱根源的理论），乃阳气不足（发现脾胃虚弱疾病是阳气亏虚），阴气[4]有余（阴火有余），当从元气不足、升降浮沉[5]法（应该从调理脾胃元气亏虚和气机升降浮沉方法入手），随证用药治之。盖脾胃不足，不同余脏（和其他脏腑不同），无定体[6]故也（这是因为没有固定的传变规律，病情变化非常复杂导致的）。其治肝心肺肾有余不足（因此治疗脾胃虚弱导致的肝心肺肾四脏的实证和虚证），或补或泻，惟益脾胃之药为切（都需要注意运用补养脾胃的药物是非常关键的）。

《经》[7]言：至而不至（春温、夏热、秋凉、冬寒的气候当来而不来时），是为不及[8]，所胜[9]妄行[10]（肝胜脾，如肝不及，可使脾土妄行；脾胜肾，脾不及，可使肾水妄行；肾胜心，肾不及，可使心火妄行；心胜肺，心不及，可使肺金旺；肺胜肝，肺不及，可使肝木妄行），所生受病（肝不及，使心受病；心不及，使脾受病；脾不及，使肺受病；肺不及，使肾受病；肾不及，使肝受病），所不胜乘之也（肝不及，肺金乘

[1] 督、任、冲三脉：同出于胞宫的三条经脉，分别走行于身体的后、前、中。

[2] 法度：法则。

[3] 检讨：探求、研究。

[4] 阴气：阴火。

[5] 升降浮沉：春肝主升、夏心主浮、秋肺主降、冬肾主沉。

[6] 无定体：土寄旺于四季之末各十八日，指脾气行于四脏。其发病后，可传变其他脏腑，病理变化纷繁复杂，故曰无定体。

[7]《经》：《内经·六节藏象论》第九。

[8] 至而不至，是为不及：春应温而不温，夏应热而不热，秋应凉而不凉，冬应寒而不寒，气候当至而不至，就叫不及。春不及温则肝病，夏不及热则心病，秋不及凉则肺病，冬不及寒则肾病。

[9] 所胜：肝木胜脾土，脾土胜肾水，叫所胜。

[10] 妄行：乱行。

其虚弱侵袭肝脏；脾不及，肝木乘其虚弱侵袭脾脏；心不及，肾水乘其虚弱侵袭心脏；肺不及，心火乘其虚弱侵袭肺脏；肾不及，脾土乘其虚弱侵袭肾脏）。

至而不至者（如果冬天气候本应该寒冷但却不寒冷，认为是肾水不及，导致所胜妄行，也就是导致心与小肠之火妄行，心与小肠之火妄行，就会侵害其所生的脾胃而发病），谓[1]从后来者为虚邪[2]（心与小肠之火对于脾土来说，可以认为是从后来者，心与小肠之火可以称作是虚邪），心与小肠来乘脾胃也。脾胃脉中见浮大而弦（右关脾胃脉表现为浮大而弦脉），其病或烦躁闷乱，或四肢发热，或口苦、舌干、咽干。盖心主火，小肠主热，火热来乘土位，乃湿热相合（导致心与小肠之火与脾胃之湿相搏结），故烦躁闷乱也（湿热阻滞气机，火热扰动心神，故表现为烦躁闷乱）。四肢者，脾胃也（四肢为脾胃所主）。火乘之（火热流窜四肢），故四肢发热也。饮食不节，劳役所伤，以致脾胃虚弱，乃血所生病（脾胃虚弱，又有心和小肠火热来侵袭脾胃，火热耗伤津血而发生疾病）。主口中津液不行（主要表现为津液不能正常运行），故口干、咽干也。病人自以为渴，医者治以五苓散，谓止渴燥，而反加渴燥（可是服药后反而加重口渴与咽喉干燥），乃重竭津液（因为茯苓、泽泻淡渗，白术、桂枝辛燥，更能再次损耗津液），以至危亡。《经》[3]云：虚则补其母。当于心与小肠中（应当在清泻心与小肠火热的基础上），以补脾胃之根蒂[4]也。甘温之药为之主（当用甘温之药如人参、黄芪、炙甘草为主），以苦寒之药为之使（用苦寒之药如黄连、黄柏、黄芩等为辅），以酸味为之臣佐（用酸味药如白芍药、五味子等为助），以其心苦缓[5]，急食酸以收之。心火旺则肺金受邪（心火旺盛，必然肺之气阴被灼），金虚则以酸补之（肺之气阴亏虚，则用酸性药物敛肺气和补肺阴），次以甘

[1] 谓：认为。

[2] 虚邪：此处指从后来者。例如，心火生脾土，反而心火侵害脾土，母来乘子，心火即为虚邪。

[3]《经》：指《难经》。

[4] 根蒂：gēn dì，根本。

[5] 缓：散漫。

温及甘寒之剂（其次配伍甘温如人参、黄芪、炙甘草和甘寒如麦门冬之类），于脾胃中泻心火之亢盛，是治其本也。

所胜妄行者，言心火旺（是说肾水不及，不能制约心火，因而心火偏旺），能令母实（肝木为心之母。心火旺，也能导致肝木火热旺盛）。母者，肝木也。肝木旺，则挟火热无所畏惧而妄行也（遂挟火热横逆妄行损害五脏六腑）。故脾胃先受之（因为肝克木，所以肝火横逆，首先脾胃受病）。或身体沉重（肝胜克脾，脾不能运化水湿，湿邪困遏，所以有的病人表现为身体沉重），走疰[1]疼痛（湿邪流注关节，则关节走注疼痛）。盖湿热相搏[2]（因为肝火与脾湿相搏结），而风[3]热郁而不得伸（湿邪最易困遏气机，肝气不得条达，所以肝火郁结不得透发），附著[4]于有形也（肝火郁结不能透发的原因，就在于肝火附着于有形的脾湿导致的）。或多怒者（有的伴有发怒），风热下陷于地中[5]也（这是肝火郁遏于下焦不能升发所致）。或目病而生内障者（有的伴有目内障，乃肝火迫血上行郁滞于目所致），脾裹血[6]（可以这样解释，肝火横逆导致了脾统摄血液功能异常），胃主血（肝火横逆，导致了胃化生血液功能异常），心主脉（肝火横逆，导致了心主血脉功能异常），脉者血之府也。或云心主血（也可这样解释，肝火横逆，导致心主血脉功能异常），又云肝主血（又说，肝火横逆，导致了肝藏血功能异常），肝之窍开于目也。或妄见妄闻（有的伴有幻视幻听），起妄心[7]（心里有幻觉），夜梦亡人，四肢满闭转筋[8]（四肢肌肉憋胀，小腿腓肠肌痉挛），皆肝木太盛而为邪也（这都是肝火邪气太盛，或迫血上冲郁滞于目，或侵犯心神，或耗伤阴液肝风内动所致）。或生痿[9]，或生痹[10]，或生厥[11]，或中风，或生恶疮，或作肾痿[12]，或为上热下寒（有的患上半身热下半身冷的病种），为邪不一（病证都

[1] 走疰：zōu zhù，走注、流动的。

[2] 相搏：相持，交争在一起。

[3] 风：此指肝脏。

[4] 附著：依附。

[5] 地中：指下焦。

[6] 裹血：统血。

[7] 妄心：心里幻觉。

[8] 转筋：腓肠肌痉挛。

[9] 痿：四肢痿软无力以运动。

[10] 痹：关节疼痛。

[11] 厥：气逆昏仆。

[12] 肾痿：骨痿。由于火热或湿热耗伤肾精，骨枯髓虚所致。症见腰背酸软、难于直立、下肢痿弱无力、面色暗黑、牙齿干枯等。

不一样），皆风热不得升长（都是肝火郁结不能升发），而木火遏于有形中也（肝火郁遏于有形的脾湿之中）。

所生受病者，言肺受土、火、木之邪（就是说，脾胃之子肺金受脾土、心火、肝木三方面病邪的侵害。脾胃虚弱，累及其子肺受病导致肺气虚弱；肺气虚弱，则其所不胜者心火就会乘袭肺金；肺气虚弱，则其所胜的肝木妄行反侮肺金），而清肃之气伤（则造成肺气不能清肃下行），或胸满、少气、短气者，肺主诸气[1]，五脏之气皆不足（肺气不足，导致五脏之气皆不足），而阳道[2]不行也（则阳气运行的道路不能畅行，抵抗外邪的能力就弱，容易受到外来邪气的侵袭）。或咳嗽寒热者，湿热乘其内也（这是心火和肝火侵入脾胃所导致的脾胃湿热乘袭肺金之内，外感风寒侵袭肺外所导致的）。

所不胜乘之者（所不胜的侵侮），水乘木之妄行（如脾土不足，则所不胜的肝木就会妄行乘脾虚来侵侮脾土。脾胃就会更加虚弱，其所胜的肾水就会乘肝木之妄行、脾胃之极虚），而反来侮土。故肾入心为汗（肾水借肝木妄行上升之势侵入心脏就导致多汗），入肝为泣[3]（肾水借肝木妄行上升之势侵入肝脏就导致多泪），入脾为涎[4]（肾水借肝木妄行上升之势侵入脾脏就导致多口液），入肺为痰、为嗽、为涕、为嚏[5]、为水出鼻[6]也（肾水借肝木妄行上升之势入侵肺脏为多痰、咳嗽、喷嚏、清鼻涕）。一说下元[7]土盛克水（还有一种说法，脾胃虚弱导致下焦湿气盛，下焦湿气盛就是土盛，湿气盛就会克伐肾水，导致肾中相火不得流通而转变为病理之阴火），致督、任、冲三脉盛（下焦之阴火流窜入督脉、任脉、冲脉导致三脉亢盛），火旺煎熬（阴火亢盛煎熬蒸腾），令水沸腾而乘脾肺（导致肾水沸腾沿着督脉、任脉、冲脉升腾而侵入脾肺二脏），故痰涎唾出于口也（故有痰、

[1] 肺主诸气：肺司呼吸，故主诸气。

[2] 阳道：指阳气运行的道路。

[3] 泣：泪。

[4] 涎：口液。稠黏的叫唾，清稀的叫涎。

[5] 嚏：喷嚏。

[6] 水出鼻：清涕。

[7] 下元：下焦。

涎、唾液从口而出）。下行为阴汗[1]（阴火下行蒸腾肾水可以表现阴囊出汗），为外肾[2]冷（阴火郁结，阳气不能外达，可以表现为睾丸冰冷），为足不任身（阴火耗伤肝肾阴液不能荣养筋脉，可以表现为两足痿软无力支持身躯），为脚下隐痛（可以表现为脚下隐隐作痛），或水附木势而上（或者阴火蒸腾肾水，借肝木妄行上升之势侵袭肝脏本身），为眼涩[3]，为眵[4]，为冷泪，此皆由肺金之虚而寡于畏也（上述这些病变，都与肺气虚弱，它所胜的肝木寡于畏惧妄行有关）。

夫脾胃不足，皆为血病（都容易导致阴血亏虚）。是阳气不足（这是由于脾胃气虚、中气下陷），阴气[5]有余（导致湿邪有余下注，湿邪阻滞气机，肝肾相火不得流通，肝肾相火演变为病理之相火，导致阴火有余），故九窍不通（脾胃气虚、清阳不升、阴火有余、阴血耗伤，九窍不得充养，则导致九窍不通）。诸阳气根[6]于阴血中，阴血受火邪则阴盛，阴盛则上乘阳分[7]，而阳道[8]不行（心主血脉，肺主宣发，心肺功能异常，导致上焦阳气运行的道路不畅），无生发升腾[9]之气也（阳气也就无法生发敷布）。夫阳气走空窍[10]者也（阳气是运行敷布充养空窍的），阴气附形质[11]者也（阴血是运行敷布充养形体的）。如阴气附于上[12]（如果阴血能充养形体），阳气升于天[13]（阳气升发布散于上焦心肺），则各安其分[14]也（那么阳气和阴血就能各自发挥其正常的生理功能）。

今所立方中（现在所订立的补脾胃泻阴火升阳汤的方剂中），有辛甘温药者（有辛甘温药物如生黄芪、人参、炙甘草、苍术、羌活、柴胡、升麻等），非独用也（不是单独应用的）。复有甘苦大寒之剂（又有甘苦大寒之类的药物如黄芩、黄连、生石膏等），亦非独用也。以火酒二制[15]为之使[16]（对上述大苦寒药物如黄芩、黄连用酒炒制，一方面制约其过分的苦寒之性，一方面用酒可以起到使药的引经作用），

[1] 阴汗：阴囊出汗。
[2] 外肾：睾丸。
[3] 眼涩：眼干。
[4] 眵：chī，眼分泌物，即眼屎。
[5] 阴气：湿邪。
[6] 根：依存。
[7] 上乘阳分：向上乘袭上焦心肺。阳分，指上焦心肺。
[8] 阳道：上焦阳气运行的道路。
[9] 生发升腾：升发布散。
[10] 空窍：指眼、耳、口、鼻。
[11] 附形质：附，附着，此指充养。形质，指形体。
[12] 上：根据上文，此“上”应理解为“外”，指形体。
[13] 天：指上焦。
[14] 各安其分：安，安于，遵守；分，指本身分内的义务，此指正常的功能。各自发挥其正常的生理功能。
[15] 火酒二制：用酒炒制。
[16] 为之使：作为使药。

引苦甘寒药至顶（酒炒后可以引苦寒药物黄芩、黄连上可以达到头顶大脑），而复入于肾肝之下（而又下行到下焦肝肾），此所谓升降浮沉之道（运用辛甘温药升浮，运用甘苦寒药物沉降，升中有降，降中有升，这就是所说的升降浮沉之道理），自偶而奇、奇而至偶者也（这就是所说的自阴之偶方到阳之奇方、自阳之奇方到阴之偶方的道理）。阳分奇[1]（辛温的药物归于奇方），阴分偶[2]（苦寒的药物归属于偶方）。泻阴火（将泻阴火的苦寒药物黄连、黄芩），以诸风药（配伍运用到羌活、柴胡、升麻等诸风药中），升发阳气以滋肝胆之用（诸风药具有升发阳气的功能，这有助于疏发条达肝胆气机的郁结，有助于滋养发挥肝胆的作用），是令阳气生（这是让阳气升发），上出于阴分[3]（从肝肾下焦上升），末[4]用辛甘温药接其升药（最后用辛甘温药物人参、黄芪、炙甘草等配伍到诸风药中，从根本上补助脾胃元气接力风药的升发），使火发散于阳分（通过诸风药和辛甘温药物的共同作用，使阴火发散到上焦），而令[5]走九窍也（促使阳气运行敷布充养九窍）。《经》[6]云：食入于胃，散精于肝（经过脾的运化产生精微物质，然后将精微物质散布到肝），淫[7]气于筋（肝再将精微物质输布到筋脉）；食入于胃，浊气归心（经脾的运化产生精微物质，然后将精微物质输送到心），淫精于脉（心再将精微物质输布到血脉）；脉气流经（血脉中精微物质再流向全身细小的经脉），经气归于肺（全身细小经脉的精微物质汇聚再归还到肺中）；肺朝百脉（肺汇聚全身细小经脉中的精微物质），输精于皮毛（肺将一些精微物质输送到皮毛）；毛脉合精[8]（肺和心的功能协调配合），行气于腑（将精气输送到六腑）。且饮食入胃（而且饮食吃到胃中，经脾运化为精微物质），先行阳道[9]（首先输送到上焦心肺所主的阳气运行的道路中），而阳气升浮也（而且阳气的特点是

[1] 阳分奇：制方药味单数曰奇。此处阳分奇当指辛甘温药物归属奇方，不是根据药物的味数来定奇偶。

[2] 阴分偶：偶，音 ǒu，制方药味双数曰偶。此处阴分偶当指苦寒药物归属偶方，不是根据药物的味数来定奇偶。

[3] 阴分：下焦肝肾。

[4] 末：最后。

[5] 令：促使。

[6]《经》：指《素问·经脉别论》第二十一。

[7] 淫：yín，原意为浸渍，此处为输布之意。

[8] 毛脉合精：毛代表肺，脉代表心。毛脉合精指肺和心的功能协调。

[9] 阳道：上焦阳气运行的道路。

以升浮为主的）。浮者阳气散满皮毛（因为阳气浮，则使卫外的阳气布散于皮毛，四肢轻健），升者充塞头顶（因为阳气升，则使轻清的阳气上达于头顶），则九窍通利也（那么九窍就自然通利了）。

若饮食不节，损其胃气，不能克化[1]（不能消化食物），散于肝（精微物质就不能布散到肝脏），归于心（不能布散到心脏），溢于肺（不能充溢于肺），食入则昏冒[2]欲睡（脾胃受到损伤，脾胃虚弱，饮食进入胃中不能消化，脾胃的清阳不能升发，表现为头昏眼花、头脑昏昏沉沉、疲倦要睡），得卧则食在一边（睡眠时，感觉食物停留在胃中而饱胀），气暂得舒（嗳气暂时舒畅一些），是知升发之气不行者此也（所以知道这是清阳不能升发导致的）。《经》[3]云：饮入于胃（水饮进入胃中），游溢精气（胃将水饮蒸发升腾为精微物质），上输于脾，脾气散精（脾将水饮精微物质敷布出去），上归于肺。病人饮入胃，遽觉[4]至脐下，便欲小便，由精气不输于脾，不归于肺，则心火上攻（脾胃虚弱，则水湿停留，水湿下流于下焦，下焦肝肾中的相火演变为病理之相火，也就是阴火。阴火上冲到心脏，则又导致心火亢盛上攻），使口燥咽干（心火耗伤津液导致口燥咽干），是阴气[5]大盛（这是下焦阴火太旺助长心火亢盛），其理甚易知也。况脾胃病则当脐有动气（况且脾胃受病，有一种症状特征，就是当脐的腹肌上自我感觉有跳动），按之牢若痛，有是者乃脾胃虚，无是则非也，亦可作明辨矣。

脾胃不足，是火不能生土（其中原因之一，是心火亢盛不能下行温煦脾胃导致的），而反抗拒（心火亢盛不但不下行温煦脾胃，反而抵制脾胃阳气的恢复），此至而不至（这种情况称作至而不至，即心阳应当充盛温煦脾胃，却因为其亢盛不能温煦脾胃），是为不及也（这就是不及啊）。

白术君[6]　人参臣[7]　甘草佐[8]　芍药佐[8]　黄连使[9]　黄芪臣[7]　桑白皮使[9]

[1] 克化：消化。

[2] 昏冒：头晕眼花。

[3]《经》：指《素问·经脉别论》第二十一。

[4] 遽觉：jù jué，顿觉。

[5] 阴气：阴火。

[6] 君：主药。

[7] 臣：辅药。

[8] 佐：助药。

[9] 使：引经药。“君臣佐使”是古代制方的法则。

诸风药皆是风能胜湿也（各种风药如柴胡、升麻、羌活等都能祛除湿邪，可以配伍到上方中），及诸甘温药亦可（各种甘温药物都能补养脾胃，也是可以配伍到上方中的）。

心火亢盛，乘于脾胃之位（心火亢盛，影响到脾胃的正常升降，导致脾胃湿热亢盛，脾胃也不能正常运化），亦至而不至（这种情况也称作至而不至，即心阳应当充盛温煦脾胃，却因为其亢盛不能温煦脾胃），是为不及也（这也是不及啊）。

黄连君　黄柏臣　生地黄臣　芍药佐　石膏佐　知母佐　黄芩佐　甘草使

肝木妄行（如果肝木妄行，横制脾），胸胁痛，口苦舌干，往来寒热而呕（时冷时热、呕逆），多怒，四肢满闭[1]（憋胀不舒），淋溲[2]（小便淋漓不畅），便难（排便困难），转筋（小腿腓肠肌痉挛），腹中急痛，此所不胜[3]乘之也（这就是脾胃所不胜的肝木乘伐脾胃啊）。

羌活佐　防风臣　升麻使　柴胡君　独活佐　芍药臣　甘草臣　白术佐　茯苓佐　猪苓　泽泻佐　肉桂臣　藁本　川芎　细辛　蔓荆子　白芷　石膏　黄柏佐　知母　滑石

肺金受邪，由脾胃虚弱不能生肺，乃所生受病也。故咳嗽气短，气上（上气喘急），皮毛不能御寒，精神少而渴，情惨惨[4]而不乐，皆阳气不足（都是脾胃阳气不足），阴气[5]有余（阴火有余），是体[6]有余而用[7]不足也（这是外在形体有些虽然表现为有余之征而其真正的内在功能已经不足了啊）。

人参君　白术佐　白芍药佐　橘皮臣　青皮以破滞气　黄芪臣　桂枝佐　桔梗引用（桔梗，引药）　桑白皮佐　甘草诸酸之药皆可（甘草，诸酸性药物都可以）　木香佐　槟榔　五味子佐，此三味除客气（木香、槟榔、五味子，此三味药物用来祛除胃肠积滞的）

[1] 满闭：憋胀不舒。

[2] 淋溲：lìn sōu，小便淋漓不畅。

[3] 所不胜：克我者为所不胜，如肝木是脾土的所不胜。

[4] 惨惨：憔悴，忧郁。

[5] 阴气：阴火。

[6] 体：形体。

[7] 用：功能。

肾水反来侮[1]土（如果脾胃虚弱，则肾水反来侮所胜的脾土），所胜者妄行也（脾胃虚弱，不能制约肾水导致肾水妄行）。作涎及清涕，唾多，溺[2]多而恶寒者是也（小便多而怕冷）。土火[3]复之（如果因为脾胃虚弱，导致水湿下注，肝肾中的相火演变为阴火，阴火再来耗伤肾精），及二脉[4]为邪（以及起于下焦的冲脉和任脉因不能得到肾精的滋养而发生疾病），则足不任身（则表现为两足痿软无力，不能支持身体），足下痛，不能践地，骨乏无力，喜睡，两丸冷（两个睾丸冷），腹阴阴[5]而痛，妄闻妄见（幻听幻视），腰脊背胛皆痛（腰脊背胛都觉得疼痛）。

干姜君　白术臣　苍术佐　附子佐，炮，少许　肉桂去皮，少许　川乌头臣　茯苓佐　泽泻使　猪苓佐

夫饮食入胃，阳气上行（脾运化饮食产生精微物质，精微物质向上敷布），津液与气入于心（津液与元气进入心脏），贯于肺（灌输于肺），充实皮毛，散于百脉。脾禀气于胃（脾从胃中禀受精气），而浇灌四旁[6]，荣养气血者也。今饮食损胃，劳倦伤脾，脾胃虚则火邪乘之而生大热（脾胃虚弱引发的阴火上乘而发生身大热之证），当先于心分[7]补脾之源（应当首先清泻心火，清泻心火就是补养脾土之母），盖[8]土生于火（因为脾土生于心火，心火亢盛就会损害脾胃，故清泻心火之亢盛就是补养脾胃），兼于脾胃中泻火之亢甚是先治其标（同时降泻阴火之亢盛，这是先治疗标证身大热的方法），后治其本也（如果心火和阴火引起的身大热有所消退，再补养脾胃以治本）。

且湿热相合（况且湿热相合蕴结于脾胃），阳气日以[9]虚（脾胃的阳气越来越虚弱），阳气虚则不能上升，而脾胃之气下流（而脾胃产生的湿邪就会下注），并于肾肝（侵袭到肝肾二脏），是有秋冬而无春夏（这就好比四季只有秋天冬天阳气的收藏而无春天夏天的阳气的生长一样）。春主升，夏主浮，

[1] 反侮：土克水，如脾土虚不能制约肾水，肾水反侵脾土叫反侮。
[2] 溺：小便。
[3] 土火：因脾胃虚弱产生的阴火。
[4] 二脉：冲脉和任脉。
[5] 阴阴：隐隐。
[6] 四旁：除脾胃以外的全身四周。
[7] 心分：心脏部位。
[8] 盖：古代文言文发语词，也可作“因为”解。
[9] 日以：越来越。

在人则肝心应之（人体的肝脏和心脏与春天和夏天相对应），弱则阴气盛（心脏和肝脏虚弱，则阳虚亏虚而阴气偏盛），故阳气不得营经[1]（故阳气不能正常升发运行）。《经》云：阳本根于阴。惟泻阴中之火，味薄风药升发（再配伍味薄的风药加以升发），以伸阳气（用来升发阳气），则阴气不病（那么阴液没有被阴火耗伤而受病），阳气生矣（阴液能够正常地转化为阳气，阳气自然就会生长）。《传》[2]云：履端[3]于始（有一个良好的开端），序则不愆[4]（按着正常的顺序发展就不会耽误拖延），正谓此也。

《四气调神大论》云：天明[5]则日月不明，邪害空窍[6]（邪气容易侵害天地之孔窍），阳气者闭塞（阳气被闭塞），地气者冒[7]明（地气覆盖着清明之气），云雾不精[8]（云雾昏暗），则上应白露[9]不下（导致洁净的露水漂浮在其他物品上不能蒸腾消失）。在人则缘胃虚，以火乘之（在人则因脾胃虚弱，阴火侵袭导致的）。脾为劳倦所伤，劳则气耗，而心火炽动（脾胃虚弱，湿邪内生，湿邪下注，侵袭肝肾，导致肝肾中相火演变为阴火，阴火上窜入心脏导致心火炽盛），血脉沸腾（心火窜入血脉，蒸腾血脉导致血液亏少和妄行），则血病而阳气不治（阴血发生了疾病，阳气就不能正常地升发），阴火乃独炎上而走于空窍（阴火就会单独向上攻窜熏灼，最后走窜于头部之空窍如眼睛、鼻子、耳朵、口舌等），以至燎[10]于周身，反用热药以燥脾胃（治疗这种疾病，如果反而用辛温药物温燥脾胃而不是补养脾胃、降泄阴火），则谬之谬也（则是大错特错啊）。

胃乃脾之刚（胃可以看作脾脏之表），脾乃胃之柔（脾可由看作胃腑之里），表里之谓也（所谓刚和柔，指的是表和里）。饮食不节，则胃先病，脾无所禀而后病（脾无饮食所禀受则随后病）。劳倦则脾先病，不能为胃行气而后病（脾气虚弱后不能运

[1] 营经：运行。

[2]《传》：指《左传·洪范》。

[3] 履端：lǚ duān，原指正月初一，后泛指事物的开始、开头。

[4] 愆：qiān，耽误，拖延。

[5] 明：通萌，萌萌亮。

[6] 空窍：孔窍。

[7] 冒：笼罩，覆盖。

[8] 精：鲜明。

[9] 白露：洁净的露水。

[10] 燎：liáo，熏灼，烧烤。

化元气敷布给胃，胃随后病）。其所生病之先后虽异（脾和胃发生疾病虽然有先后之不同），所受邪则一也（但是受邪以后导致的结果却是共同的）。

胃为十二经之海，十二经皆禀血气（十二经皆禀受脾胃生化的气血），滋养于身。脾受胃之禀（脾运化胃禀受的饮食），行其气血也（将饮食生成气血并促进其运行）。脾胃既虚（脾胃一旦虚弱），十二经之邪不一而出（十二经的疾病就会纷纷产生）。

假令不能食而肌肉削，乃本[1]病也。其右关脉缓而弱，本脉也（这是脾胃虚弱的基本脉象）。而本部本证脉[2]中兼见弦脉（在右关脉缓无力的基础上兼见弦脉），或见四肢满闭、淋溲[3]、便难、转筋一二证（或兼见四肢憋胀、小便淋漓不畅、大便排泄困难、小腿腓肠肌痉挛等其中一两个症状），此肝之脾胃病也（这就是在脾胃虚弱的基础上兼有肝气郁结证），当于本经药中加风药以泻之（应当在治疗脾胃虚弱的药物中加风药疏泻肝气郁结）。

本部本证脉中兼见洪大，或见肌热、烦热、面赤而不能食、肌肉消一二证，此心之脾胃病也（这就是在脾胃虚弱的基础上兼有心火亢盛证）。当于本经药中加泻心火之药（应当在治疗脾胃虚弱的药物中加清泻心火的药物）。

本部本证脉中兼见浮涩，或见气短、气上、喘咳、痰盛、皮涩[4]一二证，此肺之脾胃病也（这就是在脾胃虚弱的基础上兼有肺失宣降证），当于本经药中兼泻肺之体及补气之药（应当在治疗脾胃虚弱的药物中配伍清降肺气和补养肺气的药物）。

本部本证脉中兼见沉细，或见善恐、欠之证（或兼见易恐怕、易哈欠等症状），此肾之脾胃病也（这就是在脾胃虚弱的基础上兼有肾阴虚证），当于本经药中加泻肾水之浮（应当在治疗脾胃虚弱的药物中配伍泻肾水上浮的药物如知母、元参、鳖甲、地骨皮、丹

[1] 本：指脾胃。

[2] 本部本证脉：本部，指右关脉；本证脉，指脉缓无力。

[3] 淋溲：溲，小便；淋，淋漓不畅。

[4] 皮涩：皮肤干涩。

皮等），及泻阴火伏炽之药（以及泻阴火潜伏炽盛的药物如黄柏、苦参、生地榆等）。

《经》云：病有逆从（疾病有逆证和顺证），治有反正（治疗的方法有反治和正治）。除四反治法[1]，不须论之（其他不需要再论述）。其下[2]云：惟有阳明、厥阴不从标本[3]（只有足阳明胃和足厥阴肝的疾病不仅仅根据自身疾病的标本加以治疗），从乎中[4]（而是根据具体的病情结合其他脏腑灵活处理）。其注者以阳明在上（过去对这句话的注释者认为，阳明胃位置在上面），中见太阴（太阴脾的位置在中间）；厥阴在上（厥阴肝的位置在上面），中见少阳为说（少阳胆的位置在中间）。予独谓不然，此中非中外之中也，亦非上中之中也，乃不定之辞[5]（乃是不确定、灵活处理的意思）。盖欲人临病（《内经》是让医生临床治疗疾病时），消息[6]酌中用药耳（斟酌灵活应用药物治疗）。以手足阳明、厥阴者（因为手足阳明胃肠经、手足厥阴肝和心包经为同名经，相互联系密切），中气[7]也（所以足阳明胃经中兼有手阳明大肠之经气，足厥阴肝经中兼有手厥阴心包之经气）。在卯酉[8]之分（在早晨的5:00–7:00和傍晚的17:00–19:00），天地之门户[9]也（标志着要进入白天和进入夜晚，是自然界白天和黑夜的开端）。春分[10]秋分[11]以分阴分阳也（春分秋分用来划分气候的阴阳，春分以后气温渐升，秋分以后气温渐降），中有水火之异者也（其中有阴阳水火的不同）。况手厥阴为十二经之领袖（何况手厥阴心包经为十二经循行中的一个起始点），主生化之源（为手少阳三焦经、足少阳胆经、足厥阴肝经三经气血运行的开始），足阳明为十二经之海[12]（足阳明胃为十二经之海，总领调节十二经气血），主经营之气（负责营造气血），诸经皆禀之（十二经的气血都禀受于足阳明胃经）。言阳明、厥阴与

[1] 四反治法：热因热用、寒因寒用、塞因塞用、通因通用。

[2] 其下：指《至真要大论》第七十四中的条文。

[3] 标本：外在表现及其内在病机。

[4] 中：此处为“灵活处理”之意。

[5] 辞：言辞，说法。

[6] 消息：斟酌。

[7] 中气：运气术语，中见之气，互见之气。也就是你中有我，我中有你。

[8] 卯酉：mǎo yǒu，卯，卯时，早晨的5:00–7:00；酉，酉时，傍晚的17:00–19:00。

[9] 门户：出入口。

[10] 春分：是春季九十天的中分点。二十四节气之一，每年二月十五日前后（公历大约为3月20–21日期间）。

[11] 秋分：居秋季90天之中，平分了秋季。时间一般为每年的9月23日或24日。

[12] 十二经之海：总领调节十二经气血。一说为冲脉。

何经相并而为病（这就是说，阳明胃肠、厥阴肝心包与那条经同时发生疾病），酌中以用药，如权[1]之在衡[2]，在两则有在两之中（如果东西只有两重，锤就放在两的秤星之间），在斤则有在斤之中也（如果东西有斤重，锤就放在斤的秤星之间）。

所以言此者，发明[3]脾胃之病，不可一例[4]而推之（不能根据一个案例而推广），不可一途[5]而取之（不能机械刻板固定不变而取效），欲人知百病皆由脾胃衰而生也（而是要让医生知道很多疾病，都是由于脾胃衰弱而发生的）。毫厘之失[6]（诊治时如有毫里的差错），则灾害立生（就会马上给患者带来损害）。假如时在长夏[7]，于长夏之令中立方（在长夏湿热时节中订立处方），谓正当主气[8]衰而客气[9]旺之时也（可以说，正好处在脾胃虚弱而外来邪气相对亢盛容易侵袭的时候）。后之处方者（下面这个处方），当从此法加时令药（应该根据上面的方法灵活配伍时令药物），名曰补脾胃泻阴火升阳汤。

补脾胃泻阴火升阳汤

柴胡一两五钱　甘草炙　黄芪臣　苍术泔浸[10]，去黑皮，切作片子，日曝[11]干，锉碎，炒　羌活以上各一两　升麻八钱　人参臣　黄芩以上各七钱　黄连去须，酒制，五钱，炒，为臣，为佐　石膏少许，长夏微用，过时去之，从权[12]

上件㕮咀[13]（以上药物切碎），每服三钱，水二盏[14]，煎至一盏，去渣，大温服（比较温热时服下），早饭后、午饭前，间日服。服药之时，宜减食，宜美食[15]。服药讫[16]，忌语话一二时辰许[17]，及酒、湿面[18]、大料物[19]之类（不要服用酒、湿面、和辛香大料），恐大湿热之物（恐怕这些食物大助湿热），复助火邪而愈损元气也（更加助长阴火而损伤元气）。亦忌冷水及寒凉、淡渗之物及诸果，恐阳气不能生旺也（这些阴寒性质的食物，恐怕阻遏阳气

[1] 权：秤锤。
[2] 衡：秤杆。权衡，衡量轻重的意思。
[3] 发明：阐明。
[4] 一例：一个例证。
[5] 一途：死心眼，固定不变。
[6] 失：差错。
[7] 长夏：农历六月，湿土主令，叫长夏。
[8] 主气：指脾胃之气。
[9] 客气："加临之气，谓之客气"，即风火暑湿燥寒六气更临的非时之气。
[10] 泔浸：淘米水浸。
[11] 曝：pù，晒。
[12] 从权：随病的缓急轻重权宜用药。
[13] 㕮咀：fǔ jǔ，原意指用口将药物咬碎以便煎服。后指用工具切片、捣碎或锉末以便煎服。
[14] 盏：zhǎn，小杯子。
[15] 美食：富于营养和合适口味的食物。
[16] 讫：qì，完毕。
[17] 许：左右。
[18] 湿面：此处指不是很熟的难以消化的面食。
[19] 大料物：香料，如大茴香、花椒、桂皮。

不能旺盛起来）。宜温食及薄滋味[1]以助阳气（应当吃点带温性的及少油腻的食物资助阳气）。大抵此法此药，欲令阳气升浮耳。若渗泄淡味皆为滋阴之味（倘若那些淡渗药物和淡味食物，都有助阴损阳的作用），为大禁也。虽然亦有从权而用之者（然而，也有随着病情缓急权宜使用这类药物和食物的），如见肾火旺及督、任、冲三脉盛，则用黄柏、知母酒洗讫[2]（则先用黄柏、知母二味酒洗完），火炒制加之（然后用火炒，炮制好配伍应用以清肾及督、任、冲三脉的火邪），若[3]分两则临病斟酌，不可久服，恐助阴气而为害也。小便赤或涩当利之，大便涩当行之（大便燥结，火结大肠，应该导下），此亦从权也（这也是随症加减的权宜用药之法），得利则勿再服（大便通利后，就不要再用导泻药，避免重伤胃气）。此虽立食禁法[4]，若可食之物一切禁之，则胃气失所养也，亦当从权而食之，以滋胃也。

[1] 薄滋味：少吃脂肪荤腻食物。

[2] 讫：qì，完结，终了。

[3] 若：至于，用在句首以引起下文。

[4] 食禁法：饮食禁忌的方法。

【入门导读】

一、脾胃病辨证

李东垣首先阐明了脾胃功能正常的标准：平时能多吃而却不伤食，过了吃饭时间也不觉得饥饿、身体强健结实肌肉发达。这为判断脾胃疾病提供前提和基础。胃主受纳，脾主运化。脾主肌肉。所以，李东垣特别重视从饮食多少、肌肉的强健两个方面判断脾胃是否发生了疾病。

李东垣在此基础上进一步指出脾胃病不单单就是脾胃虚弱，脾胃病有虚有实。他根据饮食多少和肌肉强健的情况，将脾胃病分成三类：脾胃俱虚证，脾虚痰湿证，胃火亢盛证。

1. 脾胃俱虚证

吃饭少、肌肉瘦削、身体瘦弱。其他可见：食后困倦无力、懒得说话、情绪不佳、脉缓等。这是脾胃虚弱，不能运化气血充养肌肉所导致的。

2. 脾虚痰湿证

吃得少、肌肉臃肿、身体肥胖、四肢无力动作。其他可见脉缓滑无力等。这是脾胃虚弱、痰湿内蕴所导致的。脾胃虚弱，故饮食不多；痰湿内蕴，流注肌肉四肢，经络不通，气血不能正常运行，故肥胖、四肢无力。

3. 胃火亢盛证

吃得多、肌肉瘦削、身体消瘦。这是胃火亢盛所导致的，胃火亢盛，则消谷善饥；胃中火热，则耗伤气血津液甚至肝肾之精，导致肌肉不充而瘦削。

治疗上述不同的病证，要采取不同的治疗方法，不可固守成见。可见，李东垣并非只是重视脾胃虚弱，他是根据临床给予辨证论治的。他既看到了脾胃有虚证，也看到脾胃有实证；他既看到了脾胃有寒证，也有热证；他既看到了脾胃虚弱证，也看到了脾胃虚弱发展过程中的脾虚痰湿证。另外，我们在临床上发现还有一种情况，就是吃得多、肌肉臃肿、身体肥胖、四肢无力动作。这是胃火亢盛伴有痰湿内蕴所导致的。由于胃火亢盛则消谷善饥；由于痰湿内蕴，流注肌肉四肢，经络不通，气血不能正常运行，故肥胖、四肢无力。

二、脾虚之兼证

临床上，既有单纯脾虚证，也有兼夹之证。脾虚可以兼见其他四脏之证，说明脾虚疾病的复杂性。最常见的是脾虚兼见心火证、脾虚兼见肺气虚证、脾虚兼见肝郁证、脾虚兼见肾阳虚证。

1. 脾虚之本证

不能饮食、肌肉消瘦、右关脉缓而弱，这是脾胃虚弱的本证。正如李东垣说："假令不能食而肌肉削，乃本病也。其右关脉缓而弱，本脉也。"李东垣没有明确指出具体的方药，临床上可用四君子汤、补中益气汤加减。药物如党参、生黄芪、白术、白芍、当归、茯苓、炙甘草、生姜、大枣、陈皮、柴胡、升麻、桔梗等。

2. 脾虚兼见心火证

在脾虚本证症状的基础上，兼见肌肤发热、心中烦热、面部红赤，右关脉洪（浮大）缓无力等症状，这是脾胃虚弱兼有心火亢盛证。治疗方法是在补益脾胃的基础上加清泻心火的药物。李东垣用白术、人参、黄芪、炙甘草、白芍、黄连、桑白皮组方治疗，无具体方名。方中用白术为君药，人参、生黄芪为臣药，炙甘草、白芍为佐药，黄连、桑白皮为使药。白术、人参、炙甘草补益脾胃，黄连泻心火。脾胃虚弱，土不能生金，故加生黄芪补益肺气。心火亢盛，则火克金，故加桑白皮泻肺火。脾胃虚弱，则木克土，故加白芍柔肝安脾。此方充分体现了五行相生相克的关系。

具体到临床，我们可用四君子汤、补中益气汤加减。药物如党参、生黄芪、白术、白芍、当归、茯苓、炙甘草、生姜、大枣、陈皮、黄连、莲子心、连翘、生栀子、淡豆豉、竹叶、滑石、木通、生甘草等。李东垣说："本部本证脉中兼见洪大，或见肌热、烦热、面赤而不能食、肌肉消一二证，此心之脾胃病也。当于本经药中加泻心火之药。"

李东垣特别提醒了医者要注意心火亢盛脾不虚的情况。这时不需要补养脾胃，只要清泻心火即可。李东垣用黄连、黄柏、生地黄、芍药、生石膏、知母、黄芩、甘草组方治疗，无具体方名。方中黄连为君药，黄柏、生地为臣药，白芍、生石膏、知母、黄芩为佐药，生甘草为使药。方中用黄连泻心火。火克金，导致肺火亢盛，故配伍生石膏、知母、黄芩泻肺火；心火盛，子胜侮母，导致肾火盛，故配伍黄柏泻肾火；心火盛，子胜及母，其母肝火也盛，故配伍白芍、黄芩泻肝火。心火胜耗伤津液，故配伍白芍、生地、知母滋养津液。生甘草既清热泻火，又调和诸药。该方也充分体现了五行相生相克的关系。该方的应用，说明李东垣并不是一味从脾虚论治一切疾病，而是以辨证论治为根本原则。他在临床既重视脾虚证，也不忽视脾实证，这是我们必须认识到的。

3. 脾虚兼见肺气阴虚证

在脾虚本证症状的基础上，兼见气短、气逆、咳嗽、哮喘、痰多、皮肤干涩、右关脉浮涩缓无力，这是脾胃虚弱兼有肺气阴虚证。治疗的方法是在补益脾胃的基础上加补养肺气、滋养肺阴的药物。李东垣用人参、黄芪、白术、炙甘草、五味子、桑白皮、桔梗、桂枝、白芍、橘皮、青皮、木香、槟榔组方治疗，无具体方名。方中以人参、黄芪、白术、炙甘草补益脾胃，兼顾肺气，橘皮、青皮、木香、槟榔理胃肠气滞，桔梗引清阳上升入肺，五味子收敛肺之气阴，桂枝、白芍固护营卫，桑白皮泻肺火和阴火。脾胃虚弱导致的肺气不足，方法为脾肺共治。该方也体现了脾土和肺金母子之间的密切联系。

具体到临床，我们可用四君子汤、补中益气汤、生脉饮加减。药物如党参、生黄芪、白术、白芍、当归、茯苓、炙甘草、生姜、大枣、陈皮、沙参、麦冬、五味子等。伴有肺火亢盛，可加黄芩、桑白皮、地骨皮等清泻肺火；伴有咳嗽，可加紫苑、百部、前胡、白前等；伴有痰盛，可加葶苈子、冬瓜子、莱菔子、瓜蒌、浙贝母等。正如李东垣说：“本部本证脉中兼见浮涩，或见气短、气上、喘咳、痰盛、皮涩一二证，此肺之脾胃病也，当于本经药中兼泻肺之体及补气之药。”

4. 脾虚兼肝郁证

在脾虚本证症状的基础上，兼见四肢懑胀、小便淋漓不畅、大便排泄困难、小腿腓肠肌痉挛、右关脉弦缓无力，这是脾胃虚弱兼有肝气郁结证。治疗的方法是在补益脾胃的基础上加风药疏肝解郁。李东垣用白术、茯苓、猪苓、泽泻、甘草、柴胡、羌活、独活、防风、升麻、藁本、川芎、细辛、蔓荆子、白芷、滑石、生石膏、知母、黄柏、芍药、肉桂组方治疗，无具体方名。方中用白术、茯苓、猪苓、泽泻、甘草健脾利湿；柴胡配伍羌活、独活、防风、藁本、川芎、细辛、蔓荆子、白芷疏肝解郁、升发肝胆之气，用白芍和少量肉桂制约肝木之妄行，用生石膏、知母、滑石、黄柏清降脾胃之湿热，用升麻升发脾胃的阳气。该方充分体现了肝胆脾胃升降沉浮的关系。

具体到临床，我们可用四君子汤、补中益气汤、逍遥丸加减。药物如党参、生黄芪、白术、白芍、当归、茯苓、炙甘草、生姜、大枣、陈皮、柴胡、升麻、薄荷、香附、佛手、合欢皮、防风、川芎、生麦芽等。李东垣说：“而本部本证脉中兼见弦脉，或见四肢满闭、淋溲、便难、转筋一二证，此肝之脾胃病也，当于本经药中加风药以泻之。”

5. 脾虚兼见肾虚证

在脾虚本证症状的基础上，兼见骨痿软无力、骨髓空虚、两足不能立地、右关脉沉迟缓无力等症状，这是脾胃虚弱兼有肾阳虚证。治疗的方法是温补脾肾。李东垣用白术、茯苓、泽泻、猪苓、干姜、附子、肉桂、川乌头、苍术组方治疗，无具体方名。方中干姜、白术温补脾阳，炮附子、肉桂、川乌头温肾阳，苍术、茯苓、猪苓、泽泻祛湿利水。

具体到临床，可用四君子汤、补中益气汤、理中汤、金匮肾气丸加减。治疗脾肾阳虚证，不可辛温发汗，不可苦寒伤阳。正如李东垣说：“大抵脾胃虚弱，阳气不能生长，是春夏之令不行，五脏之气不生。脾病则下流乘肾，土克水则骨之无力，是为骨痿，令人骨髓空虚，足不能履地，是阴气重叠，此阴盛阳虚之证。大法云：汗之则愈，下之则死。若用辛甘之药滋胃，当升当浮，使生长之气旺。言其汗者，非正发汗也，为助阳也。”其中，李东垣这段话中所说的“汗之则愈”，不是通常所指的用麻黄汤等发汗剂辛温解表发汗，而是通过温阳散寒达到阳气蒸腾自然汗出的目的，此非强发其汗，而是阴阳和谐、气机调畅的结果，即《内经》所说的“阳加于阴谓之汗”。所以，李东垣对此给予了解释：“言其汗者，非正发汗也，为助阳也。”李东垣所说的“下之则死”，既包括是用泻下剂伤阳，也包括用苦寒药如黄芩、黄连、黄柏等苦寒伤阳。

在脾虚本证症状的基础上，兼见易恐怕、易哈欠、右关脉沉细缓无力等症状，这是脾胃虚弱兼有肾阴虚证。治疗方法是补益脾胃的基础上，养肾阴泻虚火。李东垣没有给出具体的方药，临床上可用四君子汤、补中益气汤、六味地黄汤、知柏地黄丸、青蒿鳖甲汤等方剂加减。药物如党参、生黄芪、白术、白芍、当归、茯苓、炙甘草、生姜、大枣、陈皮、柴胡、升麻、知母、元参、青蒿、鳖甲、地骨皮、丹皮、黄柏等。李东垣说：“本部本证脉中兼见沉细，或见善恐、欠之证，此肾之脾胃病也，当于本经药中加泻肾水之浮，及泻阴火伏炽之药。”

三、脾虚之变证——脾虚阴火证

脾胃虚弱、元气不足，本属于一个虚证和寒证，却向一个相反方向实证和热证演变，却是非常难以理解的。李东垣通过大量临床实践，却发现了这么一个既特殊又常见的证型，笔者把其简称为脾虚阴火证。这是李东垣对脾胃病辨证的重大发展和创新。

1. 病因病机

由于饮食不节，或者劳倦过度，或者精神刺激，导致脾胃虚弱，脾胃虚弱产生湿浊，湿浊下流于下焦肝肾导致肝肾相火转化为阴火，这就是脾虚阴火证。

2. 临床表现

其临床表现为饮食减少、精气神不足、身体懒惰和经常感到困倦欲睡、肌肉瘦削、手足无力收缩、大便泄泻不成形、全身肌肤烧燥发热、面部红赤灼热、脉见浮大而缓。

3. 治法

脾胃阴火证的治法应当是补脾胃、升阳气、除湿热、泻阴火。

4. 方剂——补脾胃泻阴火升阳汤

补脾胃泻阴火升阳汤由黄芪、人参、炙甘草、柴胡、升麻、羌活、苍术、黄连、黄芩、生石膏组成。本方由补中益气汤化裁而来。方中人参、黄芪、炙甘草补养脾胃以治根本；柴胡、升麻、羌活升发清阳、解肌除湿，既可助人参、黄芪、炙甘草升发清阳，又可通过解肌开发腠理，助苍术、黄连、黄芩除湿；苍术健脾燥湿，杜绝脾胃湿邪的产生；黄连、黄芩、生石膏清热除湿，既助苍术清利中焦脾胃之湿热，又可清利下焦之湿热，又可清降肝肾之相火而降阴火。其中黄连，还可清降阴火流窜入心脏和脾胃导致心火和胃火亢盛；黄芩可清降阴火流窜入肺脏和肝脏导致肺火亢盛；生石膏可清降阴火流窜入肺脏和脾胃导致的肺火和胃火亢盛。该方补脾胃、升阳气、除湿热、泻阴火同时并举，故称作补脾胃泻阴火升阳汤。至于李东垣原方中的君臣佐使，不可过分拘执，以适应当前的病证为要。

5. 补脾胃泻阴火升阳汤的方剂配伍

脾虚阴火证，由于兼有的湿邪、饮邪不同，兼有的气虚、阳虚、阴血亏虚、精虚不同，配伍的方剂则不同。李东垣分别配伍了平胃散、五苓散、四君子汤、黄芪建中汤、四物汤等五个方剂，正如李东垣说："以上五药，当于本证中随所兼见证加减。"

（1）脾气亏虚严重或元气亏虚

如果气短、精神不足、面色萎黄、语声低微、脉沉弱无力明显，则说明当前脾胃虚弱、元气亏虚明显，应该在补脾胃泻阴火升阳汤基础上，配伍四君子汤补养脾胃、滋养元气或真气。

（2）脾阳亏虚、精血亏虚

如果气短自汗、手足发热、大便泄泻、皮肤毛发干枯、头发脱落、脉见弦迟无力等，则说明当前脾阳亏虚、精血不足。应该在补脾胃泻阴火升阳汤证的基础上，配伍黄芪建中汤建立中气、补益精血。补脾阳还可配伍干姜、补骨脂、肉豆蔻、益智仁等；补益精血还可配伍鹿角胶、阿胶、龟板胶、杜仲、桑寄生、续断、菟丝子等。

（3）阴血亏虚

如果脉见细而无力，则说明当前阴血亏虚。应该在补脾胃泻阴火升阳汤证的基础上，配伍四物汤。其他补阴血药物如何首乌、枸杞子、桑椹、阿胶等也可选用。

（4）湿邪偏胜

如果身体懒惰、经常感到困倦欲睡明显、四肢收缩无力、大便泄泻、脉象见缓脉等，则说明当前湿邪较为明显，应该在补脾胃泻阴火升阳汤证的基础上，配伍平胃散给予治疗。

（5）水饮偏胜

如果见口渴、小便闭塞不通或滞涩、小便或赤或黄或多或少、舌淡苔水滑等，则说明当前水饮偏胜，应当在补脾胃泻阴火升阳汤基础上，配伍五苓散（去桂枝）给予治疗。

6. 补脾胃泻阴火升阳汤的加减

李东垣对本方的加减给予了详细的说明阐释。例如，腹中胀满因脾虚气滞者，加炙甘草、厚朴理气消胀；腹中有举重压闷之感，因元气亏虚散越不收者，加白芍收敛元气；胸胁憋胀因肝郁气滞者，加青皮和橘皮；腹内拘急收缩、腹中肠腔狭窄、脉弦因肝郁气滞者，加防风疏肝理气，不宜用白芍、五味子、山萸肉等酸敛药；腹中拘急收缩明显者，加炙甘草甘缓加强防风缓急之功；腹中疼痛者，加炙甘草、白芍药缓急止痛；腹痛兼发热因肝火犯胃者，加黄芩清泻肝火；腹痛兼有畏寒或腹内冷感现象因脾阳亏虚者，加肉桂温阳散寒；腹中刺痛、周身肌肉刺痛、大便排泄不畅、目睛痛因血虚血瘀者，加当归养血活血；腹中胀满、大便不排气或腹泻、怠惰嗜卧、身体沉重酸困因寒湿阻遏者，加苍术燥湿运脾，不可加炙甘草助湿；腹中胀满、大便不排气或腹泻、怠惰嗜卧、身体沉重酸困、肛门灼热因湿热阻遏中上焦者，加黄连、赤茯苓、猪苓、泽泻、缩砂仁清利湿热、理气行滞或清泻心火；小便不利或口渴因水饮内停者，加茯苓淡渗利湿；小便不利或口渴、气弱因水饮内停、元气亏虚者，加茯苓、人参淡渗利湿、补益元气；小便闭塞不通因湿热蕴阻下焦者，加炒黄柏、知母、炒滑石、泽泻、木通、生甘草以清利湿热；不渴、小便自利、幻听幻视因下焦瘀血者，加大黄、桃仁、丹皮、土元、水蛭等；小便不固、呼吸短气因肺气虚弱者，用四君子汤去茯苓之渗利，加生黄芪补气固摄；心中烦乱、口干口苦因心火亢盛者，用钱乙所创处方中的导赤散导心火下行；气短喘促或少气不足以息因肺气亏虚者，加人参、白芍补敛肺气；若头发脱落以及肚脐下空痛因肾精亏虚者，加熟地；自汗不止，因气虚者加生黄芪，因阳虚者加桂枝，因脾虚者加白术；头痛因血瘀者，加川芎活血理气止痛；若头痛特别严重，选加细辛散寒止痛。

7. 补脾胃泻阴火升阳汤的宜忌

李东垣对本方的服药方法、饮食禁忌、用药禁忌和护理方法给予了详细的说明阐释。例如，温热服药、早饭后和午饭前服药，每隔一天服药一次，服药时应适当减少普通食物，应适当多吃点富于营养适合口味的食物，忌吃冷水、寒凉的食物和瓜果，忌服用淡渗利尿剂，应当吃点带温性的及少油腻的食物，忌讳同别人较长时间谈话，这都是为了保养脾胃、有助阳气升浮、防止损伤脾胃阳气；忌讳服用酒、湿面和辛香大料，这都是为了防止助脾胃湿热和助阴火以及更加损伤元气；如果肾经火热亢盛以及督脉、任脉、冲脉三脉受邪亢盛，酌情选加酒黄柏、酒知母，不可久服防止苦寒伤胃和损伤元气；小便或赤或涩者，湿热蕴结膀胱，应当服用清热利尿剂如滑石、车前子、萹蓄、瞿麦等，但不可久服防止损伤元气和伤耗阴液；大便燥结，火结大肠，应该服用苦寒泻下剂如大黄、芒硝等，但大便通利后就及时停药，避免重伤胃气。以上禁忌，既要遵守，又要根据具体情况灵活处理，不可刻舟求剑。正如李东垣说："此虽立食禁法，若可食之物一切禁之，则胃气失所养也，亦当从权而食之，以滋胃也。"

四、疑难探讨

1. 关于炙甘草

李东垣说："腹满、气不转者勿加；虽气不转，而脾胃中气不和者勿去，但加厚朴以破滞气，然亦不可多用，于甘草五分中加一分可也。"他又说："气短小便利者，四君子汤中去茯苓，加黄芪以补之。如腹中气不转者，更加甘草一半。"前面腹满气不转者不加炙甘草，后面腹中气不转者更加甘草，岂非前后矛盾？

表面上前后矛盾，但是实际上并不矛盾。前面的腹满、气不转是因为湿气阻遏、气机不畅导致的腹满，故不能再加炙甘草，防止炙甘草助湿壅滞气机。后面的腹中气不转是因为脾胃虚弱、气无力运行，故反而重用炙甘草补中益气，促进气血的运行。一定要分清虚实才不致差错。

2. 关于不渴小便清利、其人如狂、少腹硬满之蓄血证

李东垣说："不渴而小便自利，妄见妄闻，乃瘀血证，用炒黄柏、知母，以除肾中燥热。"既然是下焦瘀血证，怎么用炒黄柏、知母呢？

如果单纯用炒黄柏、知母，显然是不合适的。笔者认为，应该这样理

解，就是该下焦蓄血证由于湿热蕴结日久导致的，在活血化瘀的同时配伍知母、黄柏清热利湿。李东垣没有明确指出治疗下焦蓄血的药物，当用桃仁承气汤，甚至用抵挡汤或抵挡丸来治疗，药物如桃仁、大黄、赤芍、丹皮、土元、水蛭、虻虫等。

3. 关于当脐有动气、按之牢若痛

李东垣说："夫胃病其脉缓，脾病其脉迟，且其人当脐有动气，按之牢若痛，若火乘土位，其脉洪缓，更有身热、心中不便。此阳气衰弱不能生发，不当于五脏中用药法治之，当从《藏气法时论》中升降浮沉补泻法用药耳。"

当脐有动气、按之牢若痛的原因是瘀血停聚、气机阻滞导致的。因为脾胃虚弱日久，不能运化气血，容易导致气滞血瘀。应该在补脾胃泻阴火升阳汤中配伍理气活血药物，如三棱、莪术、丹参、郁金、五灵脂、水蛭、土元、大黄、桃仁、红花、香附、乌药、元胡、川芎、枳壳、佛手等。也有可能是脾胃虚弱，不能运化水饮和痰湿，水饮和痰湿阻滞气机所致。如果是有水饮，就配伍茯苓、猪苓、泽泻、车前子、干姜、桂枝、炮附子、吴茱萸等药物；如果是湿邪，就配伍薏米、木瓜、晚蚕沙、清半夏等药物；如果是痰邪，就配伍葶苈子、冬瓜子、莱菔子、苏子、白芥子等。

4. 关于白芍治疗腹中夯闷、肺气短促、补脾胃、腹中痛

李东垣说："腹中夯闷，此非腹胀，乃散而不收，可加芍药收之。如肺气短促，或不足者，加人参、白芍药。中焦用白芍药，则脾中升阳，使肝胆之邪不敢犯也。腹中窄狭及缩急者去之，及诸酸涩药亦不可用。腹中痛者，加甘草、白芍药，稼穑作甘，甘者己也。曲直作酸，酸者甲也。甲己化土，此仲景妙法也。"

在上文中李东垣用白芍治疗各种不同的疾病，包括腹中夯闷、肺气短促、补脾胃、腹中痛等。为什么白芍有这么广泛的用途呢？就在于白芍的酸性。因为其味酸，具有收敛元气的作用，故能治疗元气外散、气机不通的腹中夯闷，故能治疗肺气亏虚导致的气短息促；因为其味酸，能入肝养肝敛肝，使肝气肝火不能克伐脾土，脾土自然健旺，故中焦用白芍，有利于补养脾胃、升举阳气；因为味酸，与炙甘草之甘相配伍，具有酸甘化阴之功。阴液充足，具有滋养肝阴之功。肝阴充足，则筋脉得养而不拘挛，则因筋脉拘挛引起的腹痛则止。

5. 关于茯苓治口渴

李东垣说："怠惰嗜卧有湿，胃虚不能食，或沉困，或泄泻，加苍术。自汗加白术。小便不利加茯苓，渴亦加之。"

茯苓有利小便的功效，不难理解。口渴为什么还加茯苓呢？这是因为该种口渴乃湿困中焦，脾气不能健运，津液不能上乘而致口渴，加茯苓以健脾利湿，使健脾利湿，脾气升津，口渴症状自然得到解决。口干口渴在临床上非常常见，有火热伤津者，有肝肾阴亏者，有痰阻津不上承者，有湿阻津不上承者，有饮阻津不上乘者，有瘀阻津不上乘者，要注意辨证论治，不可一味养阴生津。

肺之脾胃虚论

脾胃之虚，怠惰嗜卧，四肢不收。时值秋燥令[1]行，湿热少退[2]。体重节痛（但患者身体内脾胃之湿热并未消退，所以表现为身体沉重、关节疼痛），口苦舌干，食无味，大便不调，小便频数，不嗜食，食不消，兼见肺病（这个时令容易兼见肺病，这是因为脾胃虚弱不能滋养肺气，肺气在秋天时令当旺却不能旺而更加亏虚，再兼以脾胃湿热之邪的侵袭），洒淅[3]恶寒，惨惨不乐，面色恶[4]而不和（面色憔悴没有光泽），乃阳气不伸[5]故也（这是脾胃虚弱兼有湿热导致脾胃清阳不能升发到肺脏，肺气亏虚的缘故）。当升阳益胃（法当滋补脾胃、清利湿热、升发脾阳），名之曰升阳益胃汤（方名称为升阳益胃汤）。

升阳益胃汤

黄芪二两　半夏汤洗，此一味脉涩[6]者宜用（半夏，用热水清洗，该药在脉涩时更适合应用）　人参去芦[7]　甘草炙，以上各一两　白芍药　防风以其秋旺，故以辛温泻之（防风，因为是秋天时令旺盛，肺气容易壅滞，所以用辛温防风宣发泻肺）　羌活　独活以上各五钱　橘皮不去穰[8]，四钱　茯苓小便利、不渴者勿用　泽泻不淋[9]勿用　柴胡　白术以上各三钱　黄连二钱

何故秋旺用人参、白术、芍药之类反补肺？（为什么在秋天肺气当旺时，反用人参、白术、白芍之类药物以补肺气呢？）为脾胃虚，则肺最受病（土生金，金为土之子。脾胃不能生化气血，首当其冲则肺失充养。故脾虚，则肺最先受到影响而得病），故因时而补（所以在当旺而不旺的时令季节，借助时令补益肺气），易为力也（就容易取得疗效）。

[1] 燥令：秋季时令，气候干燥叫燥令。

[2] 少退：稍见减退。

[3] 洒淅：战栗之状。

[4] 恶：面色憔悴不好看。

[5] 伸：不能疏达。

[6] 脉涩：涩脉。脉来艰涩，如轻刀刮竹，滞涩不滑利。涩脉主气滞血瘀、津亏血少。

[7] 芦：芦头。指根类药材近地面处残留的根茎凸起部分。

[8] 穰：ráng，同瓤。

[9] 淋：表现为小便频数短涩、淋沥刺痛、小腹拘急引痛等症状。

上㕮咀，每服三钱，生姜五片，枣二枚去核，水三盏，同煎至一盏（姜、枣入药内同煎至一杯），去渣，温服。早饭午饭之间服之（要在早饭、午饭之间的时间段温服）。禁忌如前（禁忌的食物，照前文补脾胃泻阴火升阳汤的规定）。其药渐加至五钱止。服药后，如小便罢[1]而病加增剧，是不宜利小便，当少去[2]茯苓、泽泻。若喜食，初一二日不可饱食，恐胃再伤，以药力尚少[3]，胃气不得转运升发[4]也。须薄滋味之食（必须少吃油腻的东西），或美食助其药力（或者适当吃点富于营养的食物以帮助药物发挥作用），益升浮之气而滋其胃气也（助脾气升发而达到滋养胃气的目的）。慎[5]不可淡食以损药力（禁食淡味食物以损害药力），而助邪气之降沉也（反而使湿邪沉降下焦）。可以小役[6]形体（可以轻微劳动），使胃与药得转运升发（促进胃和药物能够消化吸收），慎勿大劳役使复伤（不要劳动过度而致脾胃元气再次损伤）。若脾胃得安静尤佳[7]（如果适当安静休息，使脾胃元气迅速恢复更好）。若胃气少觉[8]强壮，少食果以助谷药之力（可以少吃少量水果以帮助食物的消化和药物发挥作用）。《经》[9]云：五谷为养，五果[10]为助者也。

[1] 罢：小便解完。
[2] 少去：减少或去掉。
[3] 药力尚少：药物的功力还不能够完全恢复脾胃消化吸收的功能。
[4] 转运升发：消化吸收。
[5] 慎：当心，小心。
[6] 役：轻微的劳动。
[7] 尤佳：更好。
[8] 少觉：稍觉。
[9]《经》：指《素问·藏气法时论》第二十二。
[10] 五果：桃、李、杏、栗、枣，这里指各种果实。

【入门导读】

肺之脾胃虚即脾胃虚弱导致的肺气不足证。该证有两种证型，一是脾胃虚弱、肺气亏虚证，即通常所说的脾肺气虚证；二是脾胃虚弱、湿热蕴阻、肺气亏虚证。本段论述的是第二种证型。

一、产生的病因

一方面是饮食不节、劳累过度、情志刺激等原因导致脾胃虚弱，脾胃虚弱不能运化精微物质，导致肺气亏虚；一方面是季节因素所致。秋天天气干燥，会耗伤肺气，加重肺气亏虚。但秋天毕竟是从夏热和长夏湿热的节气转换而来，脾胃中的湿热即使有所收敛但仍然余邪未清，故李东垣说："时值秋燥令行，湿热少退。"最终，形成了脾胃虚弱、湿热蕴阻、肺气亏虚证。

二、临床表现

该型的临床表现当分为三个组成部分：①脾胃虚弱：怠惰嗜卧、四肢不收；②湿热中阻：体重节痛、口苦舌干、食无味、大便不调、小便频数、不嗜食、食不消；③肺气亏虚：洒淅恶寒，惨惨不乐，面色恶而不和。

三、治疗方剂——升阳益胃汤

李东垣创制升阳益胃汤治疗该证。他从三个方面入手：①健脾益气、升发清阳：黄芪、人参、白术、炙甘草、白芍、防风、柴胡、羌活、独活，有补中益气汤之意；②辛开苦降、清热除湿降胃：橘皮、半夏、茯苓、泽泻、黄连，有黄连温胆汤、半夏泻心汤之意；③补肺敛肺：黄芪、人参、炙甘草、白芍药。

方中柴胡、防风、羌活、独活的应用非常巧妙，具体体现在三个方面：①风药能升阳、助脾气升发，有助于人参、白术、炙甘草、白芍等药物健脾的同时升发脾气；②风药能胜湿，助胃气通降，有助于橘皮、半夏、茯苓、泽泻、黄连等药物清热除湿；③风药能固表，助黄芪、人参、炙甘草、白芍药等药物补肺敛肺的同时敷布卫气、固护肌表。

本方为什么命名为升阳益胃汤呢？笔者认为，本方虽然同时补脾和益胃，但重在益胃。而且益胃并不等于补胃。因为湿热蕴阻在脾胃，虽然同时导致了脾不能升发、胃不能通降，但突出导致了胃气不能通降。只有清除了湿热，才能有助于胃气的通降，也才能有助于脾气的升发。所以，本证治疗的核心是辛开苦降、清热除湿降胃。湿热去，胃气和，这称之为益胃则可，称之为补胃则不可。所以，李东垣对本方的命名恰恰反映了治疗的重心。

四、方剂加减

服药后，如小便解完后病情加剧，说明过利小便则损伤正气，当少用或不用茯苓、泽泻。

五、服药方法

李东垣说："上㕮咀，每服三钱，生姜五片，枣二枚去核，水三盏，同煎至一盏，去渣，温服。早饭午饭之间服之。禁忌如前。其药渐加至五钱止。”药物切碎的目的是容易煎出药力。药量轻，加生姜、大枣，服量少，温服，而且在早饭午饭之间服之，既有助于脾胃运化，又不损伤脾胃和元气。

六、饮食禁忌

服药禁忌与补脾胃泻阴火升阳汤方中禁忌相同。李东垣说：“服药之时，宜减食，宜美食。服药讫，忌语话一二时辰许，及酒、湿面、大料物之类，恐大湿热之物，复助火邪而愈损元气也。亦忌冷水及寒凉、淡渗之物及诸果，恐阳气不能生旺也。宜温食及薄滋味以助阳气。大抵此法此药，欲令阳气升浮耳。若渗泄淡味皆为滋阴之味，为大禁也。虽然亦有从权而用之者，如见肾火旺及督、任、冲三脉盛，则用黄柏、知母酒洗讫，火炒制加之，若分两则临病斟酌，不可久服，恐助阴气而为害也。小便赤或涩当利之，大便涩当行之，此亦从权也，得利则勿再服。此虽立食禁法，若可食之物一切禁之，则胃气失所养也，亦当从权而食之，以滋胃也。”

也就是说，要少食，不宜饱食，要吃有营养的食物；不宜服用酒、油腻、辛辣、大料等助湿生热之物；不宜服用凉水、寒冷药物、淡渗药物等损伤脾胃阳气之物；即使是水果，如果服用后感觉脾胃不适，也要暂时禁食；如果见下焦湿热、相火旺盛，确实需要知母、黄柏等苦寒药物，也要经过酒洗和炒制，根据病情确定用量，且不可久服，防止苦寒损伤脾胃阳气；如果小便赤涩或大便干涩因膀胱湿热或阳明腑实者，确实需用应用龙胆草、木通、大黄、芒硝等苦寒通利等药物时，也要根据病情斟酌用药，大小便通利后就别再服用以损伤脾胃阳气。

禁食不等于禁食一切食物，凡是有助于脾胃运化的营养食物要恰当食用以滋养胃气，否则胃气失养也是不可取的。所以李东垣说：“慎不可淡食以损药力，而助邪气之降沉也”，“若脾胃得安静尤佳。若胃气少觉强壮，少食果以助谷药之力。《经》云：五谷为养，五果为助者也”。

七、烦劳禁忌

李东垣说：“可以小役形体，使胃与药得转运升发，慎勿大劳役使复伤。”也就是说，轻微的劳动和运动是有助于脾胃运化的，但过分劳累则损伤脾胃之气。故不可过分劳累，以适度为宜。

八、关于秋旺

李东垣说:“何故秋旺用人参、白术、芍药之类反补肺?为脾胃虚，则肺最受病，故因时而补，易为力也。”肺其气应秋，故在秋天肺气应时节而旺盛。如果是脾胃虚弱导致的肺气亏虚，则在秋天用人参、黄芪、白芍、白术等药物健脾气、补肺气、敛肺气，借助时令更有利于肺气的补养。如果是脾胃虚弱、湿热内阻导致的肺气亏虚，则在秋天不但要用人参、黄芪、白芍、白术等药物健脾气、补肺气、敛肺气，还要配伍橘皮、半夏、茯苓、泽泻、黄连、羌活、独活、防风等药物清热除湿、升发清阳，借助时令补养肺气。要注意的是，具体到临床，则不可拘执于秋天。无论春天、夏天、冬天，只要出现肺气不足，则应及时得到治疗滋养。

君臣佐使法

《至真要大论》云：有毒无毒（无论是有毒性的药物，还是没有毒性的药物），所治为主（都是根据所治疾病的需要为主）。主病者为君，佐君者为臣，应[1]臣者为使（辅助臣药的引经药称为使药）。一法（还有一种说法），力大[2]者为君（药力大的为君药）。

凡药之所用，皆以气味[3]为主，补泻在味（具有补泻功效的药物主要是受药物味的影响，例如甘味药物多具有补的功效；苦味药物多具有泻的功效），随时换气（还要根据病情，随时更换气厚或气薄的药物相配伍）。气薄者为阳中之阴（气薄者属于阳中之阴药，如生麻黄），气厚者为阳中之阳（气厚者属于阳中之阳药，如炮附子）。味薄者为阴中之阳（味薄者属于阴中之阳药，如茯苓），味厚者为阴中之阴（味厚者属于阴中之阴药，如大黄）。辛、甘、淡中热者为阳中之阳（辛、甘、淡味药中性偏热的属于阳中之阳药，如生姜、肉桂等），辛、甘、淡中寒者为阳中之阴（辛甘淡味药中性偏凉的属于阳中之阴药，如车前子、滑石、茺蔚子等），酸、苦、咸之寒者为阴中之阴（酸苦咸味药中性偏寒的属于阴中之阴药，如白芍、黄连、芒硝等），酸、苦、咸之热者为阴中之阳（酸苦咸味药中性偏热属于阴中之阳药，如山萸肉、补骨脂、肉苁蓉等）。夫辛、甘、淡、酸、苦、咸，乃味之阴阳[4]（属于味的阴阳），又为地之阴阳[5]也。温、凉、寒、热，乃气之阴阳（属于气的阴阳，温热是气之阳，寒凉是气之阴），又为天之阴阳[6]也（气的阴阳又是由天气中阴阳演化而来）。气味生成（气和味相生相成），而阴阳造化[7]之机具焉（阴阳创造演化的机制就具备

[1] 应：适应，辅助。

[2] 力大：药力大。

[3] 气味：气指寒、热、温、凉。味指酸、苦、甘、辛、咸、淡。

[4] 味之阴阳：辛、甘、淡为阳，酸、苦、咸为阴。

[5] 地之阴阳：药物的五味均产生于土地上。

[6] 天之阴阳：药物的四气摄取于天气。

[7] 造化：创造演化。

了）。一物之内，气味兼有，一药之中，理性[1]具[2]焉（蕴含着药理和性能）。主对[3]治疗（主要是针对治疗的情况），由是[4]而出（由此来确定用什么样气味的药物）。

假令治表实（假如治疗表实证，恶寒无汗），麻黄、葛根（就用麻黄、葛根为主药以发汗）；表虚（假如治疗表虚证，恶风自汗），桂枝、黄芪（就用桂枝、生黄芪为主药以固表）；里实（假如治疗里实证，腹痛便秘），枳实、大黄（就用枳实、大黄为主药以通腑泻实）；里虚（假如治疗里虚证，腹满便溏），人参、芍药（就用人参、白芍为主药以补虚）；热者（假如治疗里热实证，口苦心烦），黄芩、黄连（就用黄芩、黄连为主药清热泻火）；寒者（假如治疗虚寒证，畏寒踡卧战栗），干姜、附子之类为君（以干姜、附子之类作为君药给予温补阳气）。君药分两最多，臣药次之，使药又次之，不可令臣过于君，君臣有序[5]，相与宣摄[6]，则可以御邪除病矣。如《伤寒论》云：阳脉[7]涩（寸脉沉涩无力），阴脉[8]弦（关尺脉沉弦无力），法[9]当腹中急痛。以芍药之酸于土中泻木为君（木克土。用白芍味酸柔肝泻肝为君药，有利于脾土的恢复），饴糖[10]、炙甘草甘温补脾养胃为臣（饴糖、炙甘草甘温，用于补养脾胃为臣），水挟木势亦来侮土（脾土虚，肾水阴寒独盛，遂挟其“所生”肝木妄行之势，反来侵侮脾胃），故脉弦而腹痛（故形成脉弦、腹痛的肝木乘脾证），肉桂大辛热佐芍药以退寒水（故用肉桂大辛热协助白芍以消退肾中寒水），姜、枣甘辛温发散阳气（用生姜、大枣甘辛温生发脾胃中的阳气），行于经脉皮毛为使（引药力运行于经脉、皮毛中），建中[11]之名，于此见焉。有缓、急、收、散、升、降、浮、沉、涩、滑之类非一[12]（但是，治疗的方法有缓有急、有散有收、有升有降、有浮有沉、有涩有滑，不是一成不变的），从权立法于后（随

[1] 理性：药理和性能。

[2] 具：有，蕴含。

[3] 主对：主要针对。

[4] 由是：由此。

[5] 序：次序。

[6] 宣摄：宣，布散；摄，收敛。宣摄指协调配合。

[7] 阳脉：寸脉。

[8] 阴脉：关尺脉。

[9] 法：理，规律。

[10] 饴糖：味甘性温，归脾、胃、肺经，具有补中益气、缓急止痛、润肺止咳的功效。

[11] 建中：建立中气。

[12] 非一：不是一成不变的。

病的缓急轻重灵活建立加减法于后）。

如皮毛、肌肉之不伸[1]（如果病人的皮毛、肌肉感到酸胀不适），无大热，不能食而渴者（不能进食，口渴要饮水的），加葛根五钱（加葛根五钱于小建中汤中，鼓舞胃气上行津液而解肌热）；躁热及胃气上冲（心中躁热、胃气上冲而嗳气不止），为冲脉所逆[2]，或作逆气而里急者（或者因为冲气火气上逆导致脘腹拘急不适），加炒黄柏、知母（加盐水炒黄柏、知母以泻阴火）；觉胸中热而不渴，加炒黄芩（加酒炒黄芩以清肺火）；如胸中结滞气涩[3]（如果胸中痞闷、气不通顺，此为肝气郁结、胸中气机不畅所致），或有热病者（或有身热、口苦等症状，此为肝火上炎、胸中气机不畅所致），亦各加之（也可各加黄芩）。如食少而小便少者，津液不足也，勿利之（不要用利尿药），益气补胃自行矣（只要用益气养阴药物如沙参、麦冬、石斛、天花粉等，津液充足而小便自然会通利的）。

如气弱气短者（如果因为肺气虚弱，气短、语言不能接续的），加人参（加人参益气）。只升阳之剂助阳（配伍升阳的药物升发阳气），尤胜加人参（尤其胜过单独用人参益气生津）。恶热、发热而燥渴[4]，脉洪大，白虎汤[5]主之；或喘者（倘若喘息，宜保肺气），加人参（白虎汤中加人参）；如渴不止，寒水石、石膏各等分，少少与之（少少与服，清解内热），即钱氏[6]方中甘露散[7]（这就是钱乙所创制的方剂甘露散），主身大热而小便数，或上饮下溲[8]（或者饮水即欲小便），此燥热也（这主要是燥热耗伤津液、迫津外泄所致）；气燥[9]加白葵花[10]（如果伴有气分津液不足，可加白葵花清热养津），血燥[11]加赤葵花[12]（如果伴有血分津液不足，可加赤葵花清热凉血生津）。

如脉弦（如果脉象弦、口渴、小便不利，这是肝

[1] 不伸：酸胀不舒。

[2] 冲脉所逆：冲脉火热自小腹夹脐上行至胸部而止。表现为心中燥热、嗳气不止、腹内急迫。

[3] 结滞气涩：胸中凝滞憋闷，气不通畅。

[4] 燥渴：燥，通躁。烦躁口渴。

[5] 白虎汤：由石膏、知母、甘草、粳米四味药组成。

[6] 钱氏：钱乙，字仲阳，宋代著名儿科医家。著有《小儿药证直诀》，是中国现存的第一部儿科专著。

[7] 甘露散：由寒水石、石膏、甘草组成。

[8] 上饮下溲：饮水即欲小便。

[9] 气燥：气分津液不足为气躁。

[10] 白葵花：普通天葵之花，具有清热解毒、消肿散结、利水通淋之功。

[11] 血燥：血分津液不足为血燥。

[12] 赤葵花：紫背天葵之花，具有解毒消肿、活血止血等功效，治疗咳血、血崩等病证。

气郁结阳气不得升发疏达导致的），只加风药（只可用风药如葛根、升麻、柴胡等药物疏肝解郁、升达津液、疏利小便），不可用五苓散（不可用五苓散茯苓、泽泻、猪苓等淡渗利湿，更不可用桂枝之辛热劫夺津液）；如小便行病增者（如果小便通利病却反增剧了），此内燥津液不能停（这是内在的燥热不断耗伤津液不能停止的表现），当致[1]津液（应当清化燥热，使燥热不再耗伤津液，恢复耗伤的津液），加炒黄柏、赤葵花（加炒黄柏苦寒清火生津，加赤葵花清热凉血生津）。

如心下痞[2]闷者，加黄连一、黄芩三，减诸甘药（减去饴糖、炙甘草、大枣等甘味药物）。不能食，心下软[3]而痞者（胃脘按之柔软但堵塞不畅），甘草泻心汤[4]则愈（服用甘草泻心汤辛开苦降则愈）。痞有九种[5]（痞有九种情况，大都是由于误汗、误下以致胃虚成痞），治有仲景汤五方泻心汤[6]。如喘满者（如果病人呼吸喘促、胸中堵塞），加炙厚朴（在小建中汤加姜汁制厚朴降肺气）。如胃虚弱而痞者（如果因为脾胃虚弱而痞满的），加甘草（方中加重炙甘草用量）。如喘而小便不利者（如果呼吸喘促，小便短涩不利，这是肺气不能清肃），加苦葶苈（加苦葶苈子以泻肺气之实）。小便不利者加之，小便利为禁药也（小便通利时当禁用，因为这可能是肺气虚弱导致的喘，误用葶苈子可能更损肺气）。如气短、气弱而腹微满者（如果气短、气弱而腹中微微胀满的），不去人参去甘草（不去所加人参，而去炙甘草恐其壅滞气机助满），加厚朴（稍加厚朴理气消胀），然不若[7]苦味泄之（然而不如加黄连苦以泄痞），而不令大便行（但不能用量过大，不能让大便泄泻）。如腹微满而气不转（如果因为小腹微微胀满而不排气），加之中满者（加之中焦胀满而不舒的），去甘草（要去掉炙甘草防止壅滞气机），倍黄连（倍用黄连去中焦之湿热，消除中焦之胀满），加黄柏（加黄柏去下焦之

[1] 致：归还，恢复。

[2] 痞：堵塞不畅。

[3] 软：按之柔软不硬。

[4] 甘草泻心汤：由炙甘草、黄芩、黄连、干姜、半夏、人参、大枣组成。见《伤寒论》。

[5] 痞有九种：方论俱见《伤寒论·太阳中篇》

[6] 仲景汤五方泻心汤：大黄黄连泻心汤、半夏泻心汤、生姜泻心汤、甘草泻心汤、附子泻心汤。

[7] 不若：不如。

湿热，消除小腹之胀满），更加三味五苓散[1]少许（更加少量茯苓、猪苓、泽泻利小便）；此病虽宜升宜汗（这种病虽然应当升阳发汗），如汗多亡阳（如果汗出过多，又导致亡阳的严重后果），加黄芪（应当加黄芪以益气固表止汗）；四肢烦热肌热（如果四肢烦躁发热、全身肌肤发热），与羌活、柴胡、升麻、葛根、甘草则愈（当给以羌活、柴胡、升麻、葛根、生甘草等辛甘发散剂解散肌热，病自可愈）。

如鼻流清涕、恶风，或项[2]、背、脊、膂[3]强痛[4]（如果有鼻流清涕、怕风，或者后颈、后背、脊骨、脊骨两旁的肌肉强硬疼痛，这是肌表空虚、风寒侵袭太阳经），羌活、防风、甘草等分（小建中汤中加羌活、防风、甘草各等分，羌活、防风直入太阳经脉驱散风寒，甘草调中），黄芪加倍（倍用黄芪扶正助羌活、防风逐邪达表），临卧服之。

如有大热（如果身发大热，里热炽盛），脉洪大，加苦寒剂而热不退者加石膏（加用苦寒药如黄连、黄芩等药物清热除湿而身热仍不退，这是治疗方法不恰当导致的，应该加用生石膏清泻阳明气分火热）。如脾胃中热（如果脾胃中有湿热，表现为胃脘痞满、口苦心烦等），加炒黄连、甘草（加酒炒黄连、生甘草清利脾胃湿热）。凡治此病脉数者，当用黄柏（应当用黄柏以泻阴火），或少加黄连（或者在有心火时，少加黄连以清心火），以柴胡、苍术、黄芪、甘草（同时配伍柴胡、苍术、黄芪、甘草，其中生黄芪、炙甘草补养脾胃，苍术健脾燥湿，柴胡升发清阳），更加升麻（更加升麻助柴胡升发清阳），得汗出则脉必下[5]（通过健脾燥湿、升发清阳、清降阴火，患者遍身微微汗出而病情向愈，脉象也由数转为和缓），乃火郁则发[6]之也（这是内在的火郁得到宣散的结果）。

如证退而脉数不退（如果身热已退，但脉数如故不退），不洪大而疾[7]有力者（脉虽不洪大，但

[1] 三味五苓散：指茯苓、猪苓、泽泻。

[2] 项：后颈部。

[3] 膂：lǚ，指脊柱两旁的肌肉。

[4] 强痛：qiáng tòng，牵强不舒作痛。

[5] 脉必下：脉数转缓。

[6] 发：宣散。

[7] 疾：脉名，一息七至以上为疾脉。

按之疾数有力），多减苦药加石膏（多减去苦寒药物，加用生石膏辛甘大寒清热解肌）。如大便软或泄者（如果大便软溏或泄泻的，此为清阳下陷于大肠），加桔梗（方中加桔梗升提阳气），食后服之。此药若误用（假如腹泻的病机不是清阳下陷，误用桔梗这味药），则其害非细（则危害不小），用者当斟酌（应用桔梗时，应当审慎小心），旋旋[1]加之（渐渐加量）。如食少者（如果食欲减少，胃气虚乏），不可用石膏（不可用生石膏寒凉沉降更伤脾胃）。石膏善能去脉数疾（生石膏善于清泄阳明气分火热，使疾数脉象趋于平缓）；病退脉数不退者（假如热退而脉数如故，那是气阴被火热耗损的指征），不可治也（不可再用生石膏寒凉清热法加以治疗，应该益气养阴法加以治疗）；如不大渴（如果身热、脉数，但口不大渴），亦不可用（也不可用生石膏）。如脉弦而数者（如果诊得脉弦而数），此阴气[2]也（这是脾胃虚弱，产生了湿邪。湿邪阻滞气机，故表现为弦脉。湿邪阻滞，气郁化火，火热郁结，故表现为数脉）。风药升阳以发火郁（当加用升麻、柴胡、葛根等风药。风药能够祛除湿气、升发清阳、透发宣散火郁），则脉数峻退矣（则脉数就会迅速地转变为和缓脉象）。以上五法[3]加减未尽（以上五种用药加减法，不能完全概括用药的法则），特[4]以明大概耳（只不过用来说明一个大概而已）。

[1] 旋旋：渐渐。

[2] 阴气：湿邪。

[3] 五法：指本论中五种用药加减法。

[4] 特：只，仅，不过。

【入门导读】

本篇强调用君、臣、佐、使作为临证制方的准则，强调四气五味、升降浮沉是选择用药的标准。然后把《伤寒论》小建中汤的制方特点和加减用药作为示范，示人以规矩。

一、组方准则

“君臣佐使”是中医的组方原则。这种组方原则最早见于《内经》。《素问至真要大论》说："主病之谓君，佐君之谓臣，应臣之谓使，非上中下三品之谓也"，"君一臣二，制之小也。君一臣三佐五，制之中也。君一臣三佐九，制之大也。"李东垣在《脾胃论》中说："君药分量最多，臣药次之，使药又次之。不可令臣过于君，君臣有序，相与宣摄，则可以御邪除病矣。"清代吴仪洛进一步解释说："主病者，对症之要药也，故谓之君。君者味数少而分量重，赖之以为主也。佐君以为臣，味数稍多，分量稍轻，所以匡君之不迨也。应臣者谓之使，数可出入，而分量更轻，所以备通行向导之使也。此则君臣佐使之义也。"

君药是指在处方中对处方的主证起主要治疗作用的药物。它体现了处方的主攻方向，其药力居方中之首，是组方中不可缺少的药物。臣药是指辅助君药加强治疗主病和主证的药物。佐药意义有三：一是为佐助药，用于治疗次要兼证的药物；二是为佐制药，用以消除或减缓君药、臣药的毒性或烈性的药物；三是为反佐药，即根据病情需要，使用与君药药性相反而又能在治疗中起相成作用的药物。使药意义有二：一是引经药，引方中诸药直达病所的药物；二是调和药，即调和诸药的作用，使其合力祛邪，如甘草就经常作为使药入方。

二、用药准则

温热寒凉为四气，温、热是气之阳，寒、凉是气之阴。辛、甘、酸、苦、咸为五味。辛、甘、淡是味之阳，酸、苦、咸是味之阴。《素问·阴阳应象大论》说："辛甘发散为阳，酸苦涌泄为阴。"每种药物都蕴涵着气和味，气味的不同决定着药物的升降沉浮，进而决定着药物的性能。

气薄者如麻黄为阳中之阴药，具有辛温散寒作用；气厚者如附子为阳中之阳药，具有温阳散寒作用；味薄如茯苓为阴中之阳药，具有淡渗利湿作用；味厚如大黄为阴中之阴药，具有苦寒泻下作用。辛、甘、淡味药中性热的如干姜、肉桂等，是阳中之阳药，具有温阳散寒作用；辛、甘、淡中性偏凉的如茺蔚子、车前子、滑石等，是阳中之阴药，具有淡渗利湿作用；酸、苦、咸味药中性寒的如芍药、黄连、芒硝等，是阴中之阴药，具有收敛、清热、寒下作用；酸、苦、咸味药中性偏温的如山茱萸、补骨脂、肉苁蓉等，是阴中之阳药，具有收敛、温阳、温下作用。如补剂多用甘味药，泻剂多用苦味药，还要随时依据病情更换气厚或气薄的药物相配伍。

三、小建中汤的组方特点

《伤寒论》第100条曰：“阳脉涩，阴脉弦，法当腹中急痛，先与小建中汤。不差者，小柴胡汤主之。”小建中汤由桂枝、白芍、生姜、炙甘草、大枣、饴糖组成。主治脾胃虚寒、肝木乘土证导致的腹痛。方中重用白芍之酸以泻肝木为君，杜绝肝木乘脾；饴糖、炙甘草甘温补脾养胃为臣；脾胃虚寒，则产生水饮，水饮在肝木乘脾的情况下会侮土导致脾胃更加虚弱，故用桂枝辛温佐芍药温阳散饮，为佐药；姜枣甘辛温发散阳气，助桂枝温阳散饮，将水饮行于经脉皮毛，为使药。通过温补脾胃、泻肝木、温散水饮，达到脾胃安和健旺的目的，故称为小建中汤。

小建中汤和补中益气汤不同。小建中汤用于脾胃虚寒、水饮内停、肝木乘脾证。所谓建中，不仅建立中气，更建立中阳。补中益气汤有生黄芪、党参、白术、炙甘草、柴胡、升麻、陈皮等七味药物组成，用于脾胃虚弱、清阳不升、肺气亏虚证。

四、小建中汤的五种用药加减法

1. 消渴病为主及其加减法

外感风热见口干口渴、肌表不适者，加葛根；冲气上逆见心中燥热、嗳气不止、腹内急迫者，加炒黄柏、知母；肝火上炎见胸中热、口苦者，加黄芩；口渴伴有气弱气短者，加人参。

2. 喘证为主及其加减法

呼吸喘促、胸中满闷者，加炙厚朴；呼吸喘促、小便不利者，加苦葶苈。

3. 痞证为主及其加减法

心下痞闷者，加黄连、黄芩；不能食，心下软而痞者，合用甘草泻心汤；胃虚弱而痞者，加炙甘草。

4. 外感风寒及其加减法

外感风寒见鼻流清涕、恶风、项背、脊膂强痛者，加羌活、防风、甘草、生黄芪。

5. 热病为主及其加减法

大热、大渴、脉数疾者加生石膏；脾胃湿热者，加炒黄连、甘草；湿热郁结、脉数者，加用苍术、黄柏、黄连、柴胡、升麻、甘草，清热利湿、透发火郁。

李东垣特别指出，大热、脉洪大，用苦寒药而热不退，应加用甘辛大寒的生石膏；热退、不大渴而脉数不退，不可治以生石膏；热退、脉数、小便行而病增，不可治以五苓散；脉弦而数的湿遏火郁证，当用升麻、柴胡、葛根等药升阳散火、透发火郁。这种关键性的辨证用药方法，值得认真学习研究。

五、小建中汤以外的方剂

除了小建中汤为中心的加减法外，在病情发生转化的情况下，就要根据病情采用不同的方剂给予治疗，而不是拘执于小建中汤。

1. 白虎汤

白虎汤由生石膏、知母、甘草、粳米四味药组成。用于发热恶热、燥渴、大汗、脉洪大的阳明经证。

2. 甘露散

甘露散由寒水石、生石膏、甘草组成。用于渴不止、身大热、小便数或上饮下溲的阳明经证之重证。

3. 甘草泻心汤

《伤寒论》第158条曰："伤寒中风，医反下之，其人下利日数十行，谷不化，腹中雷鸣，心下痞硬而满，干呕心烦不得安。医见心下痞，谓病不尽，复下之，其痞益甚。此非结热，但以胃中虚，客气上逆，故使硬也。甘草泻心汤主之。"

甘草泻心汤由炙甘草、黄芩、黄连、干姜、半夏、大枣组成。具有补中和胃、消痞止痢之功用。以干呕心烦、中见痞硬、下见谷不化肠鸣下利尤甚为主的痞利俱甚证。本证脾虚较甚，故以炙甘草补脾虚，佐参、枣则补中益气之功更著；半夏和胃止呕；芩、连苦寒清胃中湿热，干姜温脾补虚。诸药协和，寒温并投，虚得以补，热得以清，寒得以温。脾胃升降之机复司，诸症悉除。

4. 五苓散

《伤寒论》第71条曰："太阳病，发汗后，大汗出，胃中干，烦躁不得眠，欲得饮水者，少少与饮之，令胃气和则愈。若脉浮，小便不利，微热消渴者，五苓散主之。"五苓散由猪苓、茯苓、泽泻、桂枝、白术组成。方中猪苓、茯苓、泽泻淡渗以利水；白术助脾气之转输，使水精得以四布；桂枝辛温，通阳化气以利水，又可散表邪。诸药合用，具有化气利水之功，用于下焦蓄水证。

分经随病制方

《脉经》[1]云：风寒汗出（风寒趁着汗出表疏而侵入），肩背痛，中风[2]，小便数而欠[3]者（如果风邪侵入膀胱，郁而化热，则小便频数而短少），风热乘其肺，使肺气郁甚也（则使肺气郁结更重，不能正常宣降）。[4]

当泻风热（如果是风热乘虚侵袭肺脏，应当开泄肺经的风热，解肌表清肺热），以通气防风汤主之。

通气防风汤

柴胡　升麻　黄芪以上各一钱　羌活　防风　橘皮　人参　甘草以上各五分　藁本三分　青皮　白豆蔻仁　黄柏以上各二分

上㕮咀（上药切碎），都作一服（都作为一剂的量），水二大盏，煎至一盏，去渣，温服，食后（要在饭后服用）。气盛[5]者宜服（本方适宜于肺气亏虚、外感风邪、肺热内郁证所见的气喘患者）；面白脱色[6]、气短者勿服（如果肺气大虚，见面色淡白无血色、呼吸气短的人，虽感受风邪也不可服用，因为该方补益的作用有限，辛散药物还是较多，防止重新耗伤肺气）。

如小便遗失[7]者，肺气虚也，宜安卧养气，禁劳役[8]，以黄芪、人参之类补之（用黄芪、人参之类甘温药补益肺气，肺气旺盛则小便自然得到控制）。不愈（倘若用人参、黄芪后，尿仍然失禁得不到控制），当责[9]有热（应当探究下焦膀胱和肾是否有湿热），加黄柏、生地黄（加黄柏清利膀胱湿热，加生地养肾阴清肾火）。

如肩背痛不可回顾（如果肩背痛不能回头来看东西），此手太阳[10]气郁而不行（这是因为手太阳

[1]《脉经》：晋代王叔和著。我国第一部脉学专著。

[2] 中风：伤风。

[3] 欠：短少。

[4] 该句原文见《脉经卷六·肺手太阴经病证第七》："气盛有余，则肩背痛，风汗出、小便数而欠；气虚，则肩背痛寒，少气不足以息，溺色变，卒遗失无度。"

[5] 气盛：指气喘证，形似气盛。

[6] 脱色：面色淡白无血色。

[7] 遗失：小便失禁。

[8] 劳役：劳累和辛苦。

[9] 责：寻求，探究。

[10] 手太阳：手太阳小肠经。手太阳小肠经脉开始于小指尺侧少泽，沿上肢，循肩胛，经颈侧上行，过面颊，止于耳前。

小肠经气郁阻不能运行导致的），以风药散之（当重用风药疏散小肠经气的郁阻，如羌活、防风、藁本、蔓荆子、生麻黄等）。

如脊痛项强[1]，腰似折[2]，项似拔[3]，上冲头痛者，乃足太阳经不行也（这是足太阳膀胱经经气郁阻不能运行导致的），以羌活胜湿汤主之（用羌活胜湿汤疏散太阳经气的郁滞）。

羌活胜湿汤

羌活　独活以上各一钱　甘草炙　藁本　防风以上各五分　蔓荆子三分　川芎二分

上件㕮咀，都作一服，水二盏，煎至一盏，去渣，温服，食后。如身重，腰沉沉然[4]，乃经[5]中有湿热也，更加黄柏一钱（更加黄柏一钱清热利湿），附子半钱（少佐附子半钱引经），苍术二钱（更加苍术二钱燥湿）。

如腿脚沉重无力者，加酒洗汉防已半钱（在羌活胜湿汤中加汉防己清理下焦湿热），轻则附子（病证轻的用炮附子引诸药入肾经），重则川乌头少许，以为引用而行经也（作为肾经的引经药物）。

如卧而多惊（如果病人睡眠后多惊易醒），小便淋溲[6]者（小便排泄不畅滴沥涩痛的），邪在少阳[7]、厥阴[8]亦用太阳经药[9]（这是湿热之邪聚结于少阳胆、厥阴肝两经导致的，也可用羌活胜湿汤加减化裁疏散肝胆经湿热），更加柴胡半钱（更加柴胡疏达少阳厥阴之气）；如淋加泽泻半钱（如果排尿时小便艰涩疼痛，加泽泻淡渗通淋），此下焦风寒二经合病也（这是风寒侵袭下焦足少阴肾经和足厥阴肝经导致两经同时发病形成的）。经云：肾肝之病同一治[10]（乙癸同源，所以肝病要注意治肾，肾病要注意治肝），为俱在下焦，非风药行经不可也[11]（非得使用风药升阳疏通足少阴肾经和肝经不可，只有这样肝脏和肾脏的气化功能才会恢复正常，小便也就排泄通畅了）。

[1] 脊痛项强：腰脊疼痛，颈项僵硬。

[2] 折：折断。

[3] 拔：抽起。

[4] 沉沉然：沉重感。

[5] 经：足少阴肾经，为足太阳膀胱经之里。

[6] 淋溲：即淋证。小便频急短涩，滴沥刺痛，小腹拘急引痛的疾病。主要是湿热蕴结下焦所致。久病则由实转虚。

[7] 少阳：足少阳胆经。

[8] 厥阴：足厥阴肝经。

[9] 太阳经药：指羌活胜湿汤。

[10] 肾肝之病同一治：肝为乙木，肾为癸水，肾水生肝木，称乙癸同源，肝病治肾，肾病治肝，称肾肝之病同一治。

[11] 非风药行经不可也：小便淋沥本属下焦肝肾之气化不利，但病因是风寒侵袭肝肾所致。故必须用疏风散寒的药物解表散寒，进而达到肝肾蒸腾气化功能正常和小便通畅的结果。

如大便后有白脓（如果排出大便后带有白色脓液），或只便白脓者（只排出白色脓液没有粪便的），因劳役气虚（这是因为脾胃内蕴湿热，再加上过度劳累损伤脾胃之气），伤大肠也（进而伤损了大肠之气导致的），以黄芪人参汤[1]补之（用黄芪人参汤补益脾胃、清利大肠湿热）；如里急[2]频见者，血虚也（这是肝血亏虚筋脉拘急的表现），更加当归（方中更加当归养血柔肝）。

如肺胀膨膨[3]而喘咳，胸高气满，壅盛而上奔[4]者（胸中气盛壅滞，气上喘急，张口呼吸），多加五味子（这是肺气亏虚、心火灼肺导致的，在羌活胜湿汤中多用五味子），人参次之（用少量人参以补肺气），麦门冬又次之（用更少量麦门冬以滋肺阴），黄连少许（再加最少量黄连以清心火）。

如甚则交两手而瞀[5]者（如果喘促更甚，患者就会不自主地将两手交叉按于胸前，同时目昏暗视物不清），真气[6]大虚也（这是肺中元气亏虚之极导致的）。若气短加黄芪、五味子、人参（若气短呼吸不能接续，加黄芪、人参以补肺气，加五味子以收敛肺气）；气盛[7]加五味子、人参、黄芩、荆芥穗（如果喘息上逆是因为肺气亏虚、肝火灼肺导致的，则用人参补养肺气，用五味子酸敛以收肺气，黄芩以清泻肝火，荆芥穗以宣透肝火），冬月去荆芥穗（冬天寒冷季节时，如果感觉胃脘有冷感，说明脾胃虚寒，去荆芥穗发散伤阳），加草豆蔻仁（加草豆蔻温胃散寒）。

如嗌[8]痛颔[9]肿（如果咽喉疼痛，颊颔发肿），脉洪大面赤者（脉洪大，面色红赤的，这是肝火上炎导致的），加黄芩、桔梗、甘草各五分（羌活胜湿汤中加黄芩清泻肝火，桔梗、生甘草清利咽喉）。如耳鸣、目黄[10]，颊[11]颔肿，颈、肩、臑[12]、肘[13]、臂外后肿痛，面赤，脉洪大者，以羌活、防风、甘草、藁本通其经血（用羌活胜湿汤中羌活、防风、甘草、

[1] 黄芪人参汤：由黄芪、酒当归身、人参、白术、升麻、橘皮、炒曲、麦门冬、五味子、苍术、酒黄柏、炙甘草组成。主治脾胃虚弱、大肠湿热蕴结证。见《脾胃论》卷中。

[2] 里急：腹中拘急疼痛。

[3] 膨膨：膨胀。

[4] 上奔：气上喘急，张口呼吸。

[5] 瞀：mào，目暗不明。

[6] 真气：元气，生命活动的原动力。

[7] 气盛：指气喘证，形似气盛。

[8] 嗌：yì，咽喉。

[9] 颔：hàn，指颈上方、下颌下方的柔软处。

[10] 目黄：巩膜黄色。

[11] 颊：jiá，脸的两侧。

[12] 臑：nào，指人自肩至肘前侧靠近腋部隆起的肌肉。

[13] 肘：臂中弯曲部位。

藁本四味，通畅经脉的血行），加黄芩、黄连消其肿，以人参、黄芪益其元气而泻其火邪。如脉紧[1]者寒也，或面白善嚏，或面色恶[2]，皆寒也（都是风寒侵袭肌表的表现），亦加羌活等四味[3]，当泻足太阳，不用连、芩，少加附子以通其脉，面色恶，多悲恐者，更加桂、附（更加肉桂、炮附子温经复阳）。

如便白脓少有滑、频见污衣者（如果大便带有白脓稍微一活动就从肛门里滑脱出来，频繁地玷污内裤者），气脱（这是元气虚脱导致的），加附子皮[4]（羌活胜湿汤中加附子皮温阳固脱），甚则加米壳[5]（甚至要加米壳收敛固脱）。如气涩[6]者（如果是气虚导致的），只以甘药补气（只用甘温药物如人参、黄芪、炙甘草等补气就可以了），当安卧不语以养其气（同时，要注意安卧静养少说话以调养元气）。

[1] 脉紧：脉来紧张有力、状如转索。

[2] 面色恶：面色惨淡晦暗。

[3] 羌活等四味：指羌活、防风、甘草、藁本。

[4] 附子皮：附子的外皮。其乌头碱的含量较大，故李东垣用于气脱急救。但因毒性大，现在一般主张用附子去皮。

[5] 米壳：罂粟壳。

[6] 气涩：气少。

【入门导读】

本文在“肺之脾胃虚论”及“君臣佐使法”的用药法则的基础上，强调要根据邪气侵袭不同经络制定不同处方，即“分经随病制方”。李东垣通过具体阐述风寒侵袭手太阴肺经、手太阳小肠经、足太阳膀胱经的不同治疗方法，来说明在临床上不能拘执于古方，墨守成规，避免“用古方治新病”的弊端。

一、风寒侵袭手太阴肺经

1. 病因病机：脾胃虚弱，不能运化气血上输于肺，导致肺气亏虚，此即李东垣所谓的“肺之脾胃虚”。肺气亏虚，营卫不布，则容易受到外来风寒的侵袭。风寒邪气不仅袭表，更容易入里阻塞气机，郁而化热，最终形成脾胃虚弱、肺气亏虚、风寒袭表、肺热郁结之病证。

2. 临床表现

在脾胃虚弱证（纳呆、腹胀、便溏、舌胖齿痕、脉濡缓弱）基础上表现为肺气亏虚（咳喘无力、语声低微、动则气喘汗出）、风寒表证（肩背疼痛）、肺热郁结证（咳嗽喘逆、痰液黄稠、小便频数而短少）。

3. 方药治疗

通气防风汤由黄芪、人参、柴胡、升麻、甘草、青皮、陈皮、白蔻仁、羌活、防风、藁本、黄柏组成。

生黄芪、人参、炙甘草补益脾胃、补助肺气，白蔻仁、陈皮、青皮理气宽中，柴胡、升麻升发脾气、资助肺气；羌活、藁本、防风散寒解表、宣发肺气、透发肺热；黄柏降阴火、泄肺热。全方共奏健脾气、理脾气、升脾气、补肺气、宣肺气、清肺气、解表寒之功。防风为风中之润药，具有升脾气、宣肺气、透肺热、解表寒之功，为方中不可或缺之药，故名通气防风汤。

本方适用于脾胃虚弱、风寒袭表、肺热郁结见咳嗽气喘者。如果单纯脾胃虚弱、肺气亏虚、气血亏虚见面色淡白、呼吸气短者，不可应用本方。故李东垣说："气盛者宜服；面白脱色、气短者勿服。"

如果小便遗尿和失禁者，肺气虚弱之甚，宜安卧养肺气，禁劳累辛苦耗伤肺气，重用黄芪、人参类加强补益肺气。如果用参芪后，尿仍然失禁，应当探求尿失禁的原因。除肺气不足之外，肾阴亏虚、膀胱湿热也可导致小便失禁，重用黄柏清利膀胱湿热，再加生地滋养肾阴。

本方清泻肺热之药似嫌不足，可根据病情酌情配伍黄芩、桑白皮、桑叶、菊花、鱼腥草等。如果伴有咳嗽，可酌情配伍紫菀、百部、白前、前胡等；如果伴有喘逆，可酌情配伍葶苈子、冬瓜子、莱菔子、牛蒡子、苏子等。

二、风寒侵袭手太阳小肠经病证

如果肩背痛不能回转头来看东西，原因是风寒侵袭手太阳小肠经所致。手太阳小肠经脉始于小指尺侧少泽，沿上肢、循肩胛、经颈侧上行，过颊，止于耳前，所以肩背疼痛不能回顾，治疗的方法就是祛风散寒止痛，当重用风药疏散小肠经气的郁阻，如羌活、防风、藁本、蔓荆子、生麻黄等。当然，也可用通气防风汤化裁以散小肠经气的郁结。正如李东垣所说："如肩背痛不可回顾，此手太阳气郁而不行，以风药散之。"

李东垣治疗外感风寒侵袭手太阳小肠经病证只是单纯提出了用解散风寒的药物治疗，似乎和治疗风寒侵袭手太阴肺经的方法没有太多的区别。具体到临床，可就不同了。古人有手太阳小肠经用药歌诀："小肠石斛牡蛎补；泻用木通共紫苏，连须葱白荔枝核，同为泻剂君知否。小肠必须要求温，大小茴香乌药根；凉用黄芩天花粉；引用羌活与藁本。”也就是说，治疗风寒侵袭手太阳小肠经病证，在羌活、防风、藁本、蔓荆子、生麻黄、紫苏的基础上，如果伴有小肠阴液亏虚，可配伍生地、石斛；如果伴有腹泻，可配伍生牡蛎、赤石脂；如果伴有小腹冷痛，可配伍乌药、大茴香、小茴香；如果伴有小便赤涩，可配伍黄芩、天花粉、木通、赤小豆、灯心草、车前草、瞿麦、海金沙。

三、风寒湿侵袭足太阳膀胱经病证

羌活胜湿汤中所提及的疼痛之处，主要为足太阳膀胱经循行路线。足太阳经脉起于目内眦，沿额上行至头顶，经颈后脊骨两侧抵腰，至下肢。脊痛项强、腰似斩、项似拔、后头痛等，都是足太阳经感受风寒之征。

方中用羌活、独活为君药，主入足太阳膀胱经祛风散寒、除湿止痛，用藁本、防风助羌活、独活发散风寒；蔓荆子、川芎祛风散寒止痛，尤其善于止痛；炙甘草调和诸药。

如果脉紧、面色白、容易打喷嚏、容易有悲恐情绪的，此为肾阳亏虚、风寒侵袭肌表，配伍肉桂、炮附子温补肾阳；如果感觉胃脘有冷感，此为脾胃虚寒，配伍草豆蔻温胃散寒。

如果气上喘急、张口呼吸，是因为肺气亏虚、心火灼肺导致的，配伍五味子、人参、麦门冬、黄连滋养气阴、清心泻火；如果喘促更甚，张口抬肩，发作时两手交叉按于胸前，目昏暗视物不清，是因为肺中元气亏虚之极导致的，配伍加黄芪、五味子、人参补肺气、敛肺气；如果喘息气盛，是因为肺气亏虚、肝火灼肺导致的，配伍人参、五味子、黄芩、荆芥补肺敛肺、清透肝火。

如果病人睡眠后多惊易醒、小便排尿障碍淋漓涩痛的，这是湿热之邪聚结于少阳、厥阴两经，可配伍苍术、黄柏、龙胆草、柴胡、黄芩、泽泻等；如果咽喉疼痛、颊颌发肿、面色红赤、脉洪大，此为肝火上炎，配伍黄芩、桔梗、生甘草；如果耳内鸣响、巩膜黄染、面颊和下颌肿痛、面部红赤、脉象洪大，此为肝胆湿热，配伍黄芩、黄连、龙胆草、茵陈、黄柏、生栀子等药物清利肝胆湿热。

如果身体沉重、腰部沉重，为足少阴肾经中湿热郁阻，配伍苍术、黄柏清热利湿，少佐少量附子引经；如果腿脚沉重行动没有力气，这是湿热下注下肢的足少阴肾经所致，加汉防己清利下焦湿热，酌情配伍炮附子、川乌头引经药物。

如果排出大便后带有白色脓液或只排出白色脓液的，此脾胃虚弱、大肠湿热所致，可配伍黄芪人参汤补益脾胃、清利大肠湿热；如果频繁出现腹中拘急疼痛，黄芪人参汤中更加当归养血柔肝、缓急止痛；如果大便带有白脓稍微一活动就从肛门里滑脱出来，频繁地玷污内裤，因为元气虚脱者，配伍炮附子、罂粟壳；如果是气虚者导致的，配伍甘温药物如人参、黄芪、炙甘草等补益脾胃。

李东垣用大量篇幅详细记述他临床的加减用药，其实质是其长期临床经验用药的心血结晶，要注意研究学习，不可轻视。

用药宜禁论

凡治病服药，必知时禁[1]、经禁[2]、病禁[3]、药禁[4]（必须预先懂得违反时令错误用药方法的禁忌、违反六经辨证错误用药方法的禁忌、违反有利于某些疾病治疗和恢复错误用药方法的禁忌、方药错误运用方法的禁忌，这样治疗疾病就会减少很多失误）。

夫时禁者（若想规避违反时令错误用药方法的禁忌），必本四时升降之理（必须依据春、夏、秋、冬四时气候升降的原理），汗、下、吐、利之宜（恰当运用汗、吐、下、利小便等治疗方法）。大法：春宜吐，象万物之发生（好比各种有生命的物质在春天发生一样），耕[5]、耨[6]、科[7]、斫[8]（农夫用耕、耨、科、斫等方法修理土地和植物），使阳气之郁者易达也。夏宜汗，象万物之浮而有余也（好比夏天万物生长繁茂旺盛，故患者有病时适宜于借助阳气的旺盛用汗法祛除病邪）。秋宜下，象万物之收成（好比万物收成肃敛的季节），推陈致[9]新，而使阳气易收也。冬周密[10]（冬天患者有病时适宜于温养，不适合汗、下、吐、利等诸法，以便使阳气固藏周密），象万物之闭藏，使阳气不动也（使阳气固藏于地下而不泄露和受到扰动，以便为来春阳气升发做好准备）。夫四时阴阳者（《素问·四气调神论》第二说：春升、夏浮、秋收、冬藏四时阴阳的变化），与万物浮沉于生长之门[11]（同万物生长收藏的发展规律是一致的），逆其根（如果违反了这个根本），伐其本（如果破坏了这个根本），坏其真[12]矣（就会破坏其真气而发病的）。又云（《素问·六元正纪大论》第七十一又说）：用温远[13]温（用

[1] 时禁：违反时令错误用药方法的禁忌。

[2] 经禁：违反六经辨证错误用药方法的禁忌。

[3] 病禁：违反有利于某些疾病治疗和恢复的错误用药方法的禁忌。

[4] 药禁：方药错误运用方法的禁忌。

[5] 耕：用犁翻松田土。

[6] 耨：nòu，用锄除草。

[7] 科：用剪修理枝蔓。

[8] 斫：zhuó，用刀斧砍伐。

[9] 致：出。

[10] 周密：固藏周密。

[11] 门：门路、规律。

[12] 真：真气，也即元气，生命活动的原动力。

[13] 远：避开。

温性药应避免温暖的天时），用热远热（用热性药应避免炎热的天时），用凉远凉（用凉性药应避免清冷的天时），用寒远寒（用寒性药应避免寒冷的天时），无翼[1]其胜也（治病用药不要助长时令的胜气）。故冬不用白虎（故冬季如果不是明显的阳明经证尽量少用白虎汤清热泻火），夏不用青龙（夏季如果不是明显的外寒证尽量少用大小青龙），春夏不服桂枝（春夏两季如果不是明显的太阳中风证尽量少用桂枝汤），秋冬不服麻黄（秋冬两季如果不是明显的太阳伤寒证尽量少用麻黄汤），不失气宜[2]（不要违反人与自然界的气候变化相适应的原则）。如春夏而下[3]（如果在春夏阳气升发的时节用泻下法），秋冬而汗[4]（在秋冬阳气沉降的时节用发汗法），是失天信[5]（这是违反自然规律），伐天和[6]也（伤害自然和顺之气）。有病则从权（当然，确实有该病证，则要根据病情灵活处理权变用药，如春夏当用下法就用下法，秋冬当用汗法就用汗法，夏令炎热而生寒病仍当用温药治疗，冬令严寒而生热病仍当用寒药治疗），过[7]则更[8]之（用错了就要及时更改纠正）。

经禁者（若想规避违反六经辨证错误用药方法的禁忌，就要懂得经络的循行路线、临床表现和治疗方法），足太阳膀胱经为诸阳之首（足太阳膀胱经属于三阳经的首位），行于背（循行身之表的背部），表之表（所以称之为表之表），风寒所伤则宜汗（风寒外感侵袭太阳之表，症见恶寒无汗、头痛身痛而脉浮紧，适合用发汗法），传入本[9]则宜利小便（如果风寒邪气沿着足太阳经路线传入其连属脏腑膀胱形成太阳腑证，适合用利小便法治疗。例如临床症见小便不利、身微热而烦、渴欲饮水或水入则吐、脉浮等，是太阳表寒证未尽解散、膀胱水饮内停、津液不能上承导致的，适合用五苓散外解太阳的表寒，内利膀胱之停水）。若下之太早（因为病邪是在太阳肌表，过早用泻下剂损伤正气，

[1] 翼：辅助。

[2] 气宜：人与自然界的气候变化相适应。

[3] 下：泻下法。

[4] 汗：发汗法。

[5] 天信：自然规律。

[6] 天和：自然和顺之气。

[7] 过：错失。

[8] 更：改易，纠正。

[9] 本：膀胱。

使表邪陷里），必变证百出（就会导致变证蜂出。例如张仲景《伤寒论》里涉及到的变证就有多种，脉促者可见结胸，脉细数者可见咽喉痛，脉弦者可见两胁疼痛拘急，脉紧者可见头痛不止，脉沉紧者可见呕吐，脉沉滑者可见协热下利，脉滑数者可见下脓血等等，不一而足），此一禁也（这是经禁中的第一禁忌，即在无明显可下之证的情况下，太阳病禁止用下法防止损伤正气）。足阳明胃经行身之前，主腹满胀，大便难，宜下之（这是阳明腑实证，胃肠燥热结实，适合用下法，比如用承气汤辈泻下）。盖阳明化燥火[1]（因为足阳明胃土从燥化，手阳明大肠金从火化），津液不能停（这种燥化和火化容易耗劫津液，津液不能存留于胃肠），禁发汗、利小便（所以阳明病禁发汗和利小便），为重损津液（倘若再误用发汗和利小便重损胃津肠液，就有竭胃阴、亡津液的危险），此二禁也（这是经禁中的第二禁，即在不伴有外感风寒和小便不利的情况下，阳明病禁止用汗法和利小便法防止重损津液）。足少阳胆经[2]行身之侧，在太阳、阳明之间（居于太阳肌表和阳明胃肠之间），病则往来寒热、口苦、胸胁痛，只宜和解（足少阳胆经是足太阳经和足阳明经的枢纽，只适合用和解法，既不能用汗法，也不能用下法）。且胆者无出无入[3]（而且，胆无出口和入口，为中精之腑，依靠蒸腾气化发挥自身的作用），又主生发之气，下则犯太阳（泻下犯了太阳当汗的错误），汗则犯阳明（发汗犯了阳明当下的错误），利小便则使生发之气反陷入阴中（淡渗利小便则损害少阳升发，使清阳之气陷于阴中），此三禁也（这是经禁中的第三禁，即少阳病在无明显风寒表证、无明显阳明腑实证、无明显膀胱蓄水证等情况下，禁止用汗法、下法、利小便法，防止损伤阳气导致阳气下陷）。三阴[4]非胃实不当下（太阴为阳明之里，也有腹满腹胀等症状，但不是大便干燥难解的阳明腑实证，不应当用泻下法），

[1] 阳明化燥火：足阳明胃土从燥化，手阳明大肠金从火化。

[2] 足少阳胆经：开始于目外眦，过耳前、至颞、绕耳后、再至额沿头侧下行，经胸、胁、腹侧及下肢外侧，止于足四趾外侧。

[3] 无出无入：无出口和无入口。古人认为胆无出口和无入口，是因为中医强调的是气化。不可用现代解剖来评判。

[4] 三阴：此指足太阴脾。

为三阴无传本[1]（足太阴病脾虚不容易向阳明腑实证传变，所以不要轻易用下法），须胃实得下也（如果确实伴有了阳明腑实证，才能用下法）。分经用药（在临床上区分不同的经络处方用药），有所据焉（要有一定的理论根据）。

病禁者（若想规避违反有利于某些疾病治疗和恢复的错误用药方法的禁忌，就要掌握疾病的性质和特点），如阳气不足、阴气有余之病（比如说，阳气不足、阴气有余之阳虚阴盛的病人），则凡饮食及药忌助阴泻阳（大凡所吃食物和药物都要禁忌助阴损阳的东西），诸淡食及淡味之药（各种淡食如少盐的淡菜以及淡渗利湿药物如茯苓、猪苓、滑石、通草等药物），泻升发以助收敛也（都是阻碍升发却有助收敛阳气的，都要慎用）。诸苦药皆沉（各种苦味药物如黄连、黄柏、龙胆草、芦荟等药物），泻阳气之散浮（都是寒凉沉降阻碍阳气的升浮宣散），诸姜、附、官桂辛热之药（诸如干姜、炮附子、肉桂等辛热药），及湿面、酒、大料物[2]之类（以及湿面、酒类、大料之类），助火而泻元气，生冷、硬物[3]损阳气（生冷和没有煮烂的食物能损伤脾胃的阳气），皆所当禁也。如阴火欲衰而退（如果阴火上乘之势已经有所衰退），以三焦元气[4]未盛（而受损害的三焦元气尚未恢复充盛时），必口淡，如咸物亦所当禁（这时如果太咸的食物也应当禁食，因为太咸的食物也会阻碍阳气的升发）。

药禁者（若想规避方药错误运用方法的禁忌，就得辨明疾病的本质），如胃气不行（如果脾胃中元气虚弱不能运行），内亡津液而干涸（脾胃不能生化津液而干涸），求汤饮以自救（病人请求饮水以自救），非渴也（这不是火热损耗津液而导致的口渴），乃口干也（乃是脾胃虚弱不能生化津液导致的口干）；非温胜也（这不是火热亢盛证），乃血病[5]也（而是津液亏虚证）；当以辛酸益之[6]（应当用甘酸药物滋补

[1] 本：这里指胃腑。

[2] 大料物：调味的香料。

[3] 硬物：没有煮烂的食物。

[4] 三焦元气：上中下三焦之气，即全身元气。

[5] 血病：根据上下文，当为“津病”为好。

[6] 辛酸益之：辛当为甘。酸甘化阴，故当用酸甘药物滋阴养血。

脾胃，因为甘药可以益胃，酸药可以生津），而淡渗五苓之类（而淡渗利尿剂如五苓散之类方药），则所当禁也（因为损伤脾胃耗伤津液，则当所禁用）。汗多禁利小便（如果出汗多，就应该禁止服利小便药物），小便多禁发汗（如果小便多就禁止服用发汗药物），咽痛禁发汗、利小便（如果咽喉痛，多是火热耗伤津液所致，治疗方法当清热养津，禁止用发汗、利小便的药物再耗伤津液）。若大便快利（如果大便排出顺利），不得更利（不要再泻下伤耗津液了）；大便秘涩（大便秘结排出艰涩因为津血亏虚者），以当归、桃仁、麻子仁、郁李仁、皂角仁和血润肠，如燥药则所当禁者（如果是燥药劫伤津血者，就应当禁止应用）。吐多不得复吐（如果呕吐多的病人，不能再用吐法），如吐而大便虚软者（如果呕吐多、粪便软而不硬的），此上气[1]壅滞（这是上焦之气壅滞于胸脘），以姜、橘之属宣[2]之（用生姜、橘皮之类宣发上焦之气）。吐而大便不通则利大便（倘若呕吐而大便不通，乃胃中浊气上逆，当以通利大便为宜，胃气下降则吐自止），上药[3]则所当禁也（生姜、橘皮等辛温药在所当禁）。诸病恶疮及小儿癍[4]后（各种疮疡及小儿麻疹后），大便实者（因胃肠火毒导致大便干结的），亦当下之（也应当用清火通便药物如大黄、芒硝等泻下），而姜、橘之类则所当禁也（而生姜、橘皮之类的辛温药物在所当禁）。又如脉弦而服平胃散[5]（又如脉见弦，乃是肝气犯胃，应当平肝扶胃，方药如柴胡疏肝散等，如果反用平胃散燥湿和胃是错误的），脉缓而服黄芪建中汤[6]（再如缓脉当服补中益气汤补益脾气，如果反而用黄芪建中汤温养脾胃就是错误的），乃实实虚虚[7]（这是实证用补养剂，虚证用泻剂），皆所当禁也。

人禀天之湿化[8]而生胃也（人是摄取自然界湿土滋生的物质而养胃的），胃之与湿（胃与湿土），其名虽二，其实一也（实质上胃和湿土的特点是一样

[1] 上气：上焦之气。

[2] 宣：宣散。

[3] 上药：指姜、橘之类。

[4] 癍：麻疹，宋元医家称麻疹为癍疹。

[5] 平胃散：由苍术、厚朴、陈皮、甘草组成。主治湿滞脾胃证。

[6] 黄芪建中汤：由生黄芪、桂枝、白芍、生姜、甘草、大枣、饴糖组成。具有益气建中、温养脾胃之功，主治脾胃虚寒证。

[7] 实实虚虚：实证用补剂，虚证用泻剂。

[8] 湿化：湿土滋生的物质。

的，土依赖水湿灌溉而生长万物，胃靠水谷摄取而营养全身）。湿能滋养于胃（土中生长的物质能滋养于胃），胃湿有余（但饮食过度，胃中水湿过多，就会影响胃的正常生理功能），亦当泻湿之太过也（也应该泻去胃中太多的水湿）。胃之不足（胃气虚弱），惟湿物能滋养（只有湿土滋生的物质才能给以滋养）。仲景云：胃胜思汤饼[1]（胃气旺盛，胃口开了，就会想汤饼吃），而胃虚食汤饼者（可是胃气虚而吃汤饼的），往往增剧（常常病情增剧）。湿能助火（因为过食汤饼，滋生湿邪，助胃中火热），火旺郁而不通（胃火亢盛，胃气郁结不通），主大热（主要表现为胃中火热亢盛），初病火旺（胃火亢盛刚开始时，症见心烦、口渴、胃痛、胃胀、舌红苔黄、脉数有力等），不可食以助火也（不可再吃汤饼生湿助火）。

察其时[2]（临床治疗疾病时，应当观察四时节气的更迭变易），辨其经[3]（辨析所在的不同经络），审其病而后用药（审明其疾病的特点，然后正确处方用药），四者不失其宜则善矣（不违反时、经、病、药四禁以便有正确的治疗，那就好了。）。

[1] 汤饼：面粉做成大饼、用汤咽下，今水饺也属汤饼之类食物。

[2] 时：时令。

[3] 经：经络。

【入门导读】

临床辨证论治要注意顺应时令、辨经络病位、审查病情、恰当用药，不要违反“时、经、病、药”四禁的用药规律，做到有的放矢。

一、时禁

医生治病时不可违背时令的变化而确定治法和处方用药，称为时禁。

首先，要遵守时禁。李东垣根据《素问·藏气法时论》中“升降浮沉”理论阐述了一般时令用药规律。大的法则是：春季适宜于吐法，好比各种有生命的物质在春天发生一样，人们通过耕作修整的方法帮助下面郁结的阳气更容易得到疏达升发。夏季适宜于汗法，因为天地气交，外内皆热，好比万物发育繁茂，故取汗法以布散阳气。秋天天气下降，是万物收成的季节，有推陈出新的特点，在这个季节适宜于下法，使得人身阳气易于收敛。冬天寒冷季节，是万物闭藏的季节，人身的阳气也闭藏于里，这时不宜使用汗、下、吐、利诸法耗散阳气，适合温养阳气为来年春天阳气的疏达升发奠定基础。《素问·四气调神论》说：春升、夏浮、秋降、冬沉四时的阴阳变化，与万物生、长、收、藏的自然发展规律是一致的。如果违反了这个根本，破坏了这个根本，就会动摇和损坏体内元气而生病。《素问·六元正纪大论》又说：用温性药应避开温暖的天时，用热性药应避开炎热的天时，用凉性药应避开清凉的天时，用寒性药应避开寒冷的天时。告诫医生治病用药不要助长时令的胜气。所以，春季温暖时不适合用桂枝汤温药助阳，夏季炎热时不适合用大小青龙汤热药助阳，秋季寒凉时不适合用麻黄汤发散阳气，冬季寒冷时不适合用白虎汤清热损伤阳气。如果春夏生发之时而用下法，秋冬沉降之时用汗法，这是违反自然规律而伤害人的元气的。

其次，不要机械照搬时禁。李东垣强调临床不可完全机械照搬时禁的一般规律，要根据临床实际具体情况辨证用药。正如他说："有病则从权，过则更之。"春夏需要用下法的话，秋冬需要用汗法的话，夏令炎热而生寒病需要用温法的话，冬令严寒患热病需要用寒药的话，就必须权变灵活用药，如果用错了药就要及时更改。例如春季感冒盛行和其他传染病发生，应当使用解表清热药治疗而不能概用吐法；如果夏季寒邪闭郁，寒热无汗、身痛烦躁，就必须用麻黄汤、香薷饮等发汗；如果秋季燥令用事，燥火灼肺，咳嗽痰稠，津液耗竭，岂能用下法重劫津液？如系表寒郁热于肺，寒热喘急，麻黄汤中的桂枝就需要更改为生石膏；冬季阳气不密，外邪入侵而导致阳明腑实证而表现为身热烦渴、谵语神昏、二便秘涩、舌红脉数有力者，须用承气汤类急下救阴法；冬季阳气不密，外邪入侵而导致阳明经证表现为大热、大渴、大汗、脉洪大，须用白虎汤清热泻火养阴。总之，要根据辨证论治的原则正确灵活地对待时禁，不可机械地拘泥于时禁。既要掌握一般规律，又要摸清特殊规律，才能符合辨证论治的原则。

二、经禁

医生治病时不可违背六经传变而确定治法和处方用药，称为经禁。

1. 太阳病禁下

足太阳膀胱经，居于三阳经的首位，太阳经循身之表的背部，所以称为表之表。风寒外感侵袭太阳之表，表现为寒热无汗、头痛身痛、脉浮紧，治疗方法应该用发汗剂如麻黄汤散寒解表。如果病邪传入太阳本腑膀胱，为太阳腑证，表现为脉浮、小便不利、身微热而烦、渴欲饮水或水入欲吐，是太阳表寒未尽解散，又侵入膀胱导致膀胱气化不利，治疗方法应该用发汗利水剂五苓散外解太阳的表寒，内利膀胱的水邪。

如果病在太阳，过早应用泻下剂，使表邪陷里，则变证百出，故太阳病禁下。例如因用误下，邪热内陷与胸膈水饮搏结，则形成大结胸证，临床表现为胸膈疼痛、胃脘处按之石硬、但头微汗出、脉沉紧，方用大陷胸汤（大黄、芒硝、甘遂）和大陷胸丸（大黄、芒硝、甘遂、葶苈子、杏仁）治疗。因用误下，邪热与胸膈痰热搏结，则形成小结胸证，临床表现为正在心下胃口处堵塞、按之疼痛、脉浮滑，方用小陷胸汤（黄连、半夏、瓜蒌）治疗。因用误下，邪热与胃脘中湿邪搏结，则形成痞证，临床表现为心下胃脘处堵塞、按之则濡软不痛，方用大黄黄连泻心汤（大黄、黄连、黄芩）、附子泻心汤（大黄、黄连、黄芩、炮附子）、半夏泻心汤（半夏、黄芩、黄连、干姜、人参、炙甘草、大枣）、生姜泻心汤（半夏、黄芩、黄连、生姜、干姜、人参、大枣、炙甘草）、甘草泻心汤（炙甘草、半夏、黄芩、黄连、干姜、大枣）等方剂治疗。

2. 阳明病禁发汗和利小便

足阳明胃经脉行身之前，沿颈前外侧下循胸腹至足。太阳病入里化热转属阳明胃肠，耗伤胃液肠津，导致阳明腑实证，主要表现腹内满胀、大便难、胃肠躁热结实，当用承气类泻下剂治疗。若误用发汗和利小便药重损体内津液，就有竭胃阴、亡津液的危险。所以，阳明病禁发汗和禁利小便。

3. 少阳病禁发汗、泻下和利小便

足少阳胆经行身两侧。邪气侵袭少阳胆，临床表现为寒热往来、口苦、胸胁疼痛、脉弦细等。邪气既不是太阳表证，也不是阳明里证，所以既不宜发汗又不宜泻下，只宜用和解剂小柴胡汤来加以治疗。少阳火热郁结于胆，易耗伤津液，表现为口干舌燥，故不宜发汗、泻下、利小便再重损体内津液。另外，泻下、利小便，还会损害少阳升发的功能。所以，少阳病禁发汗、禁泻下和利小便。

4. 太阴病禁泻下

太阴病因为脾虚，也有腹满症状，但是该证不是大便难的胃实证，不

应当用泻下剂。

可见，临床治疗处方用药要根据六经辨证用药，不可随意发汗、泻下、利小便。

三、病禁

医生治病时不可违背病情而处方用药，称为病禁。

对于阳气亏虚的病人，所吃食物和药物要防止损害阳气。例如，各种淡味的食物和药物如少盐的淡菜、茯苓、猪苓、滑石、通草等，因其淡渗利尿阻碍阳气的升发而损伤阳气；各种苦味药物如黄连、黄柏、龙胆草、芦荟等，因其寒凉沉降阻碍阳气的升发而损伤阳气；各种辛热食物和药物如附子、干姜、肉桂、大面、酒类、大料、油炸油煎类食物、烧烤类食物等，如果过用则辛热助火而耗伤阳气；各种生冷食物药物和没有煮烂的硬物如冷饭、冷饮料、冰冷食物、西瓜、梨、枇杷、柿子、荸荠、甜瓜、黄瓜、白萝卜、生鱼、生虾、海蜇、胖大海、菊花、茶叶、金银花、核桃、腰果、栗子、花生、松子、各种豆类、糯米丸子、没有蒸熟和煮熟的米饭等，如果多食也能损伤脾胃中阳气。如果湿热减轻衰退，而受损害的三焦元气尚未完全恢复时，口中淡而不知味，这个时候吃太咸的食物也会阻碍阳气的升发，也应当禁食。

李东垣说："湿能滋养于胃……胃之不足，惟湿物能滋养。"若各种原因导致胃阴不足，则需要用滋养胃阴的药物如沙参、麦冬、石斛、玉竹等来治疗。该理论为清代叶天士创立"胃阴学说"奠定了理论基础。李东垣说："湿能助火，火旺郁而不通，主大热，初病火旺，不可食以助火也。"人体的胃就如同自然界的湿土一样，依赖水湿的滋润而生长万物。但是，饮食过度，胃肠阻滞，不但不能运化水液，反而结聚为水湿痰饮。对于湿热蕴胃的病人，不可过食辛辣油腻助湿的食物，应当导化胃中水湿。

四、药禁

医生治病时不可无视药物对病情的影响而处方用药，称为药禁。

对于津液和阴血亏虚的病人，所服用药物要防止损伤津液和阴血。例如，脾胃元气虚弱不能生化津液，病人则求饮水自救，其表现为口干但欲漱水不欲咽或饮也不多，而不是大渴引饮。这不是单纯的火热亢盛，而是脾胃虚弱不能生化津液所致，应当用甘药滋补脾胃和酸敛药物生津敛津，药物如人参、白术、炙甘草、生山药、鸡内金、乌梅、五味子、山萸肉、白芍等。禁用淡渗利小便的方药如五苓散（茯苓、泽泻、白术、桂枝）等再重损津液。出汗多导致津液亏虚者，就应该禁止服用利小便的药物。小便多导致津液亏虚，就应该禁吃发汗的药物。咽喉疼痛因火热上乘灼伤津液，治疗当清热养津，发汗、利小便等伤耗津液的药物要禁止应用。倘若大便排出通畅，就不要再用泻下药损伤津液。如果是因为大肠津血亏虚形成的大便秘结，应当用当归、桃仁、火麻仁、郁李仁、皂角仁等生津养血润肠，不用泻药伤耗津血，也禁用燥药劫伤津液。呕吐多的病人，不能再用吐法。如果吐多、大便软而不硬者，这是上焦之气壅滞于胸脘，用生姜、橘皮之类宣散上焦之气。如果吐而大便不通，乃浊气上逆，当以通利大便为宜，胃气下降则吐自止，生姜、橘皮等辛温药在所当禁。各种疮疡及小儿麻疹后大便干结，是胃肠火毒不清、津液亏虚所致，也当用清火养阴通便药如大黄、芒硝、生地、元参、麦冬、白芍等，而生姜、橘皮之类辛温药也是应该禁用的。

再如腹胀、纳呆、舌苔薄白而润、脉弦细无力，多是肝血亏虚、肝气郁结、肝气乘脾证，应当用逍遥散加减化裁养血疏肝健脾，但是如果用平胃散燥湿和胃则会损伤胃气，这是虚证反用泻法；腹胀、纳呆、舌苔白厚腻、脉缓有力，这是湿邪困阻脾胃，反用黄芪建中汤温阳健脾，这是实证用补法。虚证用泻剂，实证用补剂，都是违反治疗原则的。

李东垣论述了时禁、经禁、病禁、药禁四种禁忌，是他长期临床实践经验的总结，对我们临床处方用药、减少失误具有重要的指导价值。他在经禁中说："胆者无出无入。"这与当时解剖学认识的局限性有关，我们不能苛求古人。尽管对胆的解剖学认识有错误，但并不影响李东垣对胆功能的把握，他称胆的主要功能是"主升发之气"，有助脾胃布散精气的功能，无疑是正确的。

仲景引内经所说脾胃

著论[1]处方已详矣（著名论述和处方都已经详细地写在前面了），然恐[2]或者[3]不知其源[4]（但是担心有些人不知道我所叙述的本源），而无所[5]考据[6]（而没有考核证实的资料依据），复以《黄帝内经》仲景所说脾胃者列于下（再以张仲景引证的《黄帝内经》所说有关脾胃的论述列举于下）：

《太阴阳明论》云：太阴、阳明为表里（足太阴脾经和足阳明胃经是表里关系），脾胃脉也（属于脾胃的经脉）。生病而异者何也？（发病时，为什么脾病和胃病有所差异呢？）岐伯曰：阴阳异位[7]（在一定情况下，阴阳互换位置，阳明病可以出现太阴证，太阴病可以出现阳明证），更[8]虚更实（也就是说，阳明实证可以转化为太阴虚证，太阴虚证也可以转化为阳明实证），更逆[9]更从[10]（阳明实证转化为太阴虚证为逆证，太阴虚证转化为阳明实证为顺证），或从内[11]（阳明实证和太阴虚证有的从内部原因而产生），或从外[12]（有的从由外部原因而产生），所从[13]不同（阳明实证和太阴虚证所产生的原因不同），故病异名也（所以病名不同）。帝曰：愿闻其异状也（愿意听听你谈谈脾病和胃病的不同表现）。岐伯曰：阳者天气也（脾气属阳，类似天之气），主外（轻清上浮宣散，主卫外）；阴者地气也（胃气属阴，类似地之气），主内（重浊下降，主内守）。故阳道实（所以脾气要充盛能固护于外），阴道虚（胃气要清虚能息息下行）。故犯贼风虚邪者阳受之（故虚邪贼风侵袭人体时，脾先受到损害），食饮不节、起居不时者阴受之（饮食没有节制，起居作息没有规律，胃先受到损害）。阳受之

[1] 著论：著名论述。

[2] 然恐：但是担心。

[3] 或者：有些人。

[4] 源：本源，来源。

[5] 无所：没有资料。

[6] 考据：考核证实。

[7] 异位：互换位置。

[8] 更：gēng，转化。

[9] 逆：逆证。阳证转化为阴证是逆证。

[10] 从：顺证。阴证转化为阳证是顺证。

[11] 从内：由内部原因而产生。

[12] 从外：由外部原因而产生。

[13] 所从：所产生的原因。

则入六腑（脾病以后就会向六腑传变），阴受之则入五脏（胃病以后就会向五脏传变）。入六腑则身热不得卧（邪气传入六腑膀胱、胃、胆、大肠、小肠、三焦后，症见身发高热、烦躁不得眠），上为喘呼（浊气上逆表现为胸满喘促）；入五脏则䐜满[1]闭塞（邪气传入五脏肺、脾、心、肝、肾表现为胀满不通），下为飧泄（清气下陷则表现为泄泻），久为肠澼[2]（日久成为痢疾）。故喉[3]主天气（喉咙是吸入空气的），咽[4]主地气（咽部是摄入饮食物质的），故阳[5]受风气（脾气虚时风邪乘虚侵袭），阴[6]受湿气（胃气虚时湿邪乘虚侵袭）。阴气[7]从足上行至头（三阴经从足上行到头），而下行循臂至指端（然后从头下行循着上肢到指端）；阳气[8]从手上行至头（三阳经从手上行到头），而下行至足（然后从头下行到足）。故曰：阳病[9]者（三阳经受到邪气侵袭），上行极而下（上行到头顶而向下足部传变）；阴病[10]者（三阴经受到邪气侵袭），下行极而上（下行到足部而向头部传变）。故伤于风者（故感受风邪），上先受之（头部多先受到侵害）；伤于湿者（感受湿邪），下先受之（足部先受到侵害）。

帝曰：脾病而四肢不用何也（为什么脾病而四肢无力呢）？岐伯曰：四肢皆禀气于胃（四肢肌肉都是接受胃的营养物质而发挥作用），而不得至经[11]（但不能直接出胃输送到经脉），必因于脾乃得禀[12]也（必须经过脾的运化才能承受输送到经脉）。今脾病不能为胃行其津液（现在脾气亏虚不能为胃运送其津液等营养物质），四肢不得禀水谷气（四肢不能承受水谷营养物质的滋养），日以衰（越来越衰弱），脉道不利（经脉道路运行不通畅），筋骨肌肉皆无气以生（筋脉骨骼肌肉都无气血津液等营养物质的滋养而生长），故不用焉（故四肢无力）。

帝曰：脾不主时[13]何也（为什么脾不主春夏秋

[1] 䐜满：chēn mǎn，胀满。
[2] 肠澼：痢疾。
[3] 喉：喉头，气管的上端。
[4] 咽：咽头，下通食道。
[5] 阳：此处指脾。
[6] 阴：此处指胃。
[7] 阴气：此处指三阴经。
[8] 阳气：此处指三阳经。
[9] 阳病：此处指三阳经受病。
[10] 阴病：此处指三阴经受病。
[11] 至经：达到经脉。
[12] 禀：bǐng，承受。
[13] 时：春夏秋冬四时。

冬四时呢）？岐伯曰：脾者土也，治[1]中央[2]，常以四时长[3]四脏（经常在四时春、夏、秋、冬滋养肝心肺肾四脏），各十八日寄治[4]（每一季度九十天中，各分季末十八天交给脾土管理），不得独主于时也（因此脾不能独立主宰四时的某一个季节）。脾脏者常著[5]胃土之精也（脾脏功能就是不断输布胃内饮食物质精微供给全身的脏腑经络肌肤），土者生万物而法天地[6]（人体的脾胃和自然界的土地一样，滋生万物而效法天地法则），故上下至头足（故全身上至头顶、下至足趾，包括心、肝、肺、肾四脏都依赖脾胃水谷的精微给予滋养），不得主时也（脾不得独立主宰春、夏、秋、冬那一个四时季节的）。

《阴阳应象论》曰：人有五脏化五气（人有心、肝、脾、肺、肾五脏化生五种不同的气），以生喜、怒、悲、忧、恐（这五种气化生了喜、怒、悲、忧、恐不同的情志）。故喜怒伤气（所以过分的喜怒反过来会损害元气），寒暑伤形（寒暑过度会侵害形体），暴怒伤阴（暴怒则血液奔腾于上而伤耗阴血），暴喜伤阳（暴喜则神惮散不藏而伤耗阴气）。厥气[7]上行（如果气上冲逆），满脉去形[8]（导致血脉阻塞，形体动作发生变化，如四肢抽搐、颈项僵直、目睛上吊）。喜怒不节，寒暑过度，生乃不固（机体生理功能就不可能健固）。

《玉机真藏论》曰：脾[9]太过（脾主运化，为胃以行津液。如果饮食不节，脾运化障碍，导致脾湿太过），则令人四肢不举（湿邪流注到肌肉四肢，壅滞经络不通，则使人感到四肢没有气力行动）；其不及（如果脾气虚弱不足），则令人九窍不通（不能运化水湿，水湿阻塞，清阳不升，就会出现九窍不通，表现为眼目昏蒙、耳鸣耳聋、鼻塞、喉痹、二便秘涩等病证）。名曰重强（在脾气虚弱的基础上又有胃中水湿停滞。本来是虚证，又继发了实证，称之为重强）。

又《通评虚实论》曰：头痛耳鸣，九窍不利，

[1] 治：治理，管理。

[2] 中央：指脾胃。

[3] 长：zhǎng，滋长。

[4] 寄治：交给管理。

[5] 著：输布。

[6] 法天地：效法天地法则规律。

[7] 厥气：气上冲逆，突然昏仆。

[8] 满脉去形：血脉阻塞，形态变化。

[9] 脾：此处指脾湿。

肠胃之所生也（是肠胃湿邪阻滞、清阳不升导致的）。

《调经论》曰：形有余则腹胀（形体肥胖的人多伴有腹胀等病证，这是由于脾不运化水湿，水湿壅滞肌肉经络则形体肥胖，水湿阻滞脾胃升降气机则腹胀），泾溲[1]不利（湿邪阻滞大肠和膀胱，则表现为大小便不通利）；不足（脾气虚弱），则四肢不用（脾不能生化气血，气血不能荣养四肢肌肉，则四肢无力动作）。

又《气交变论》曰：岁土[2]太过（岁运湿土当令，如果湿令太过），雨湿流行（天雨连绵，湿气盛行，导致湿邪困脾、脾气虚弱），肾水受邪（水湿过胜，下流于下焦肾脏之中，导致肾脏受到水湿的侵袭），民病腹痛（所以导致老百姓多患腹痛），清厥（四肢逆冷），意不乐（心情不舒畅），体重烦冤[3]（身体沉重、心烦苦闷），甚则肌肉萎（严重时，肌肉萎缩），足痿不收（两脚痿软无力），行善瘈[4]（行走时容易发生抽搐），脚下痛（脚底疼痛），饮[5]发（下肢水肿），中满食减（腹中胀满，饮食减少），四肢不举（四肢无力举动）。

又云：岁土不及（岁运湿土当令，如果湿令不及），风乃大行（木克土，土不及则风来乘土。风木妄行，大风不止，则导致土虚木乘），霍乱[6]（表现为暴发吐泻）、体重（身体沉重）、腹痛、筋骨繇[7]复（筋骨来回摇动），肌肉瞤酸[8]（肌肉掣动酸痛），善怒（容易发脾气）。

又云：咸[9]病寒中（如果患了脾气虚寒证），复则收政[10]严峻（又在秋季肺气将旺、阳气收敛非常重的时候，脾中阳气更虚，则导致土虚木乘），胸胁暴痛，下引少腹，善太息，虫食甘黄[11]（因寄生虫侵蚀而面黄肌瘦），气客[12]于脾（肝气横逆侵犯脾土），民食少失味（患者表现为食少、口中失去味觉）。

又云：土不及（在中央土气不及的情况下），四维[13]有埃[14]云润泽之化（如果东西南北四方还能得到中央土的滋养，就像云雾润泽一样），则春有鸣条

[1] 泾溲：jīng sōu，大小便。泾，大便。溲，小便。

[2] 岁土：岁运湿土当令。

[3] 烦冤：fán yuān，心烦苦闷。

[4] 瘈：chì，痉挛，抽搐。

[5] 饮：此处指水肿。

[6] 霍乱：一种烈性肠道传染病，由霍乱弧菌污染水和食物而引起传播。临床上以起病急骤、剧烈泻吐、排泄大量米泔水样肠内容物、脱水、肌痉挛，少尿和无尿为特征。严重者可因休克、尿毒症或酸中毒而死亡。

[7] 繇：yáo，同摇，动摇。

[8] 瞤酸：肌肉掣动酸痛。

[9] 咸：皆。

[10] 收政：秋收节令。

[11] 虫食甘黄：食，侵蚀；甘，应为疳；甘黄，为面黄肌瘦。

[12] 气客：肝气侵犯。

[13] 四维：东、西、南、北四方。

[14] 埃：尘土。

鼓拆之政[1]（那么春天还会有枝叶抽芽的景象），四维发振拉飘腾[2]之变（如果东西南北四方不能得到中央土的滋养，就会没有根柢而摇晃飘荡），则秋有肃杀[3]霖淫[4]之复（那么到了秋天阳气收敛之时，就更容易出现秋雨连绵、树叶飘零凋落的肃杀景象），其眚[5]四维（其灾害殃及四方），其脏脾（如果中央脾土发病），其病内舍心腹（内部影响到心腹四脏），外在肌肉四肢（外部影响到肌肉四肢）。

《五常政大论》：土平曰备化[6]（土能生万物，土气平和就能正常运化），不及曰卑监[7]（如果土气不及，则不能正常运化）。又云：其动[8]疡涌[9]分溃痈肿（如果脾胃虚弱，产生水湿，水湿侵袭体表肌肉，导致疮疡痈疽纷纷产生，表现为溃烂和红肿疼痛），其发濡滞[10]（如果水湿停留），其病留满痞塞（其病表现为胀满痞塞），从木化[11]也（这是因为脾胃虚弱，则肝木乘虚侵袭所致）。其病飧泄（其病也可出现飧泄）。

又云：土太过曰敦阜[12]（脾湿太盛称之为敦阜），其味甘、咸、酸（其味可有甘味、咸味、酸味），其象长夏（其特征与四时的长夏相对应），其经足太阴、阳明（其经络为足太阴脾经、足阳明胃经）。又曰：其病腹满（脾胃虚弱，则表现为腹部胀满），四肢不举（手足无力抬举），邪伤脾也（这都是邪气伤脾、脾气虚弱所造成的）。

《经脉别论》云：太阴藏搏[13]者（右寸关手太阴肺脏与足太阴脾脏脉相搏击），用心省真[14]（用心仔细审察是否出现真脏脉），五脉气少（如果见手太阴肺的真脏脉，那就是五脏的脉气少），胃气不平（如果见足太阴脾的真脏脉，那就是胃气不平），三阴[15]也（病在三阴，脾气虚弱），宜治其下俞[16]（应该针刺脾的下输穴），补阳泻阴（补足阳明胃输陷谷穴，泻足太阴脾输太白穴）。

[1] 鸣条鼓拆之政：拆，chè，同坼，指春风和畅，枝叶抽芽的状态。

[2] 振拉飘腾：摇晃飘荡，没有根柢之象。

[3] 肃杀：木叶零落。

[4] 霖淫：多雨。

[5] 眚：shěng，灾害。

[6] 备化：土气和平。

[7] 卑监：土运不及。

[8] 动：发动，侵袭。

[9] 疡涌：疮疡痈疽纷纷产生。

[10] 濡滞：停留，迟延。

[11] 木化：脾胃虚弱，肝木乘虚侵袭，表现为肝木郁滞之象，称为木化。

[12] 敦阜：dūn fù，指土气有余。

[13] 太阴藏搏：右寸关肺脾脉相搏击。

[14] 用心省真：察是否真脏脉见。

[15] 三阴：指太阴脾。

[16] 下俞：俞，shū。下俞，指足太阴脾输太白穴，在足内侧缘，当足大趾本节（第1跖趾关节）后下方赤白肉际凹陷处；足阳明胃输陷谷穴，在第二、三跖骨间，第二跖趾关节近端凹陷中。

《脏气法时论》云：脾主长夏（脾主四时的长夏），足太阴阳明主治（足太阴脾不但主四时的长夏，足阳明胃也同时主四时的长夏），其日戊己[1]（它们在天干属于土日，胃为戊土，脾为己土）。脾苦湿（脾主湿，而又苦于湿邪太过），急食[2]苦以燥之（急当服用苦药来燥湿）。

又云：病在脾（凡是病在脾日久），愈在秋（病愈可能多在秋天，因为秋天燥能制湿，子来助母，所以预测到秋天有可能获愈），秋不愈（假若秋季不能痊愈），甚于春（病可能会加重于春季，因为春季肝木当旺而会加重克伐脾土），春不死（如果患者春季没有死亡），持于夏（生命持续到夏季，病情有可能会减轻，因为火能生土，脾胃得到夏天阳气的资助），起于长夏（从长夏开始，脾胃容易患病或脾病患者可能加重，因为长夏湿气重会助脾湿），禁温食、饱食，湿地濡衣[3]（脾病的患者要禁吃辛温食物，禁止饱食，禁止坐卧湿地，禁止穿潮湿的衣服，这些病因都会资助脾湿）。脾病者（危重的脾胃病人），愈在庚辛[4]（多半病好转在庚辛金旺的日期，因为子来助母），庚辛不愈（假如庚辛金旺的日期未见好转），加于甲乙[5]（有可能加重于甲乙木旺的日期，因为木来克土），甲乙不死（如果甲乙木旺的日期病人没有恶化死亡），持于丙丁[6]（持续到丙丁火旺的日期，丙丁火旺，火能生土，病情可能会有所缓解），起于戊己[7]（从戊己长夏土日开始，脾胃容易患病或脾病患者可能加重，因为长夏湿气重会助脾湿）。脾病者（危重的脾胃病患者），日昳[8]慧[9]（大概在午后 13 ~ 15 点日头偏西患者容易清醒，因为这时土气旺盛），日出甚（早晨日出时病情可能会加重，因为这时木气旺盛，木能克土），下晡[10]静（下午 15:45—17:15 点日落时病人安静，因为这时金气旺盛，子能助母）。脾欲缓（脾胃病欲求得缓解），急食甘以缓之（应当抓紧服用甘味药物，因为甘味药物能迅

[1] 戊己：“天干”属于土日。

[2] 食：同饲，喂养。

[3] 濡衣：潮湿的衣服。

[4] 庚辛：“天干”属于金日。

[5] 甲乙：“天干”属于木日。

[6] 丙丁：“天干”属于火日。

[7] 戊己：“天干”属于土日。

[8] 日昳：rì dié，日头偏西，即未时，指下午 1 ~ 3 时。

[9] 慧，清醒。

[10] 下晡：xià bū，晡指申时，下午 3~5 时正。下晡为申时之后，约为 15:45~17:15。此为现代学者通过根据秦汉之前的十六时制的研究提出的观点。

速缓解脾胃的虚弱），用苦泻之（用苦味药物泻其湿邪，因为苦味药物能燥湿），甘补之（然后再用甘味药物慢慢来补养脾胃）。

又云：脾病者（湿邪困脾的患者），身重、善饥、肉痿、足不收、行善瘈（行动时容易手足抽动）、脚下痛，虚则腹满肠鸣、飧泄、食不化，取其经太阴、阳明、少阴血者（所以调治足太阴脾经、足阳明胃经的气血，使脾胃经气健壮流通，自然病情痊愈。如果伴有肾气不足，则要同时调治足少阴肾经的气血）。

《经脉别论》云：食气入胃，散精于肝，淫[1]气于筋（再由肝脏将精气输布于筋）。食气入胃，浊气[2]归心，淫精于脉。脉气流经（大的血脉中精气流入到全身细小的经脉中），经气归于肺，肺朝[3]百脉，输精于皮毛。毛脉合精（肺和心功能相互协调配合），行气于腑。腑精神明（六腑就能发挥其正常的生理活动，将浊气代谢产物排出体外），留于四脏（如果将精气输送于心肝脾肾四脏，则精气就会贮藏于四脏不得外泄），气归于权衡，权衡以平，气口成寸（揣度诊察气口之脉），以决死生（用来判断疾病之轻重死生）。饮入于胃，游溢精气，上输于脾，脾气散精，上归于肺，通调水道，下输膀胱。水精四布（水的精气四布于皮毛肌肤），五经并行（通灌于五脏之经脉），合于四时五脏阴阳（随着四时春夏秋冬的阴阳变化，五脏生理活动的阴阳变化而变化），揆度以为常也（我想这就是水饮吸收输布代谢的一般规律）。

[1] 淫：yín，原意为浸渍，此处为输布之意。

[2] 浊气：相对稠厚的水谷精微之气。

[3] 朝：小水流入大水，即汇合之意。

《五常政大论》：有太过、不及（四时岁土之气有太过和不及）。太过者（岁土太过的，脾湿有余），薄[4]所不胜（反侮其所不胜的肝木），乘所胜也（相乘侵害其所胜的肾水）；不及者（四时岁土不及的，脾气亏虚），至而不至（在脾气该旺盛的时候却不能旺盛发挥其正常的生理功能），是为不及（这就称之

[4] 薄：bó，通“博”，搏击。

为虚弱不及)，所胜妄行(脾土所胜的肾水妄行无制)，所生受病(脾土所生的肺金发生疾病)，所不胜者乘之也(所不胜的肝木乘脾虚而侵害脾土)。

仲景云：人受气于水谷以养神[1](人体受纳饮食物质的精气以滋养精神)，水谷尽而神去(不能饮食，水谷的精气耗尽了，生命也就终结了，精神也就消失了)。故云：安谷则昌[2](能够正常饮食的人身体就健壮)，绝谷则亡(不能正常进食的人就会衰亡)。水去则荣散(脱水的人营血耗散)，谷消则卫亡(绝食的人卫气消亡)，荣散卫亡(营血耗散卫气消亡)，神无所依(精神就无所依附而消失)。

又云：水入于经(水饮的精微物质吸收入于经脉)，其血乃成(血液才能形成)，谷入于胃(食物被摄入胃中加以吸收，其精微物质入于经脉形成血液)，脉道乃行(血脉的道路才能正常运行)。故血不可不养(故血液不可不给予滋养)，卫不可不温(卫气不可不注意温养)，血温卫和(营血运行卫气温和)，得尽天年[3](得以享受尽自然的寿命)。

[1] 神：精神。

[2] 昌：健旺。

[3] 天年：寿年。

【入门导读】

李东垣为了进一步阐发其“内伤脾胃，百病由生”的脾胃理论，除引证《黄帝内经》原著加以发挥外，唯恐后人理解不透，故再以张仲景引证的《黄帝内经》所说有关脾胃的论述加以印证。故本篇命名为《仲景引内经所说脾胃》。

一、脾病和胃病不同

脾胃虽然同属消化器官，但因为各自的功能不同，所以产生的疾病不同，治疗也不同。正如李东垣说：“《太阴阳明论》云：太阴、阳明为表里，脾胃脉也。生病而异者何也？”李东垣倡导的脾病和胃病的不同，对后世医家叶天士创立胃阴学说具有重要的启发作用。

1. 脾和胃功能特点不同

李东垣开首就讨论脾病和胃病的不同，对后世医家叶天士创立胃阴学说具有重要的启发意义。为什么脾病和胃病不同？

从虚实来说，脾为脏，胃为腑。脾病多见虚证；胃病多见实证。

从燥润来说，脾为太阴之脏，恶湿喜燥。胃为阳明之腑，恶燥喜润。

从气机升降来说，脾宜升则健，胃宜降则和。

2. 脾病和胃病临床表现不同

由于脾和胃的功能特点不同，其发病的临床表现也不同。正如李东垣所说："帝曰：愿闻其异状也。岐伯曰：阳者天气也，主外；阴者地气也，主内。故阳道实，阴道虚。"

脾多见脾气虚，临床可见腹部胀满、泄泻、痢疾等，并且容易受到外邪的侵袭；胃多见实证，如阳明腑实证，临床可见身发高热、烦躁不得眠、腹部胀满疼痛、胸满喘促、大便数日一解、舌红苔黄厚干燥、脉沉滑数有力等；阳明经证，临床可见高热、烦渴、大汗、牙龈肿痛、口舌生疮、大便干燥、舌红苔黄干燥而裂，脉洪大等。

3. 脾病和胃病治疗不同

脾多见虚证，治疗以补为主；胃多见实证，治疗以泻为主。补脾药物如人参、白术、炙甘草等；泻胃药物如黄连、黄芩、大黄、芒硝、生石膏等。

脾恶湿喜燥，治疗脾病要酌情考虑使用辛温燥湿的药物，药物如苍术、清半夏、厚朴、陈皮、草豆蔻、白豆蔻等；胃恶燥喜润，治疗胃病要酌情考虑使用养阴润燥的药物，如沙参、麦冬、石斛、玉竹、葛根、知母、天花粉、白芍、元参、芦根等。

脾宜升则健，治疗脾病要酌情考虑使用升发清阳的药物，如升麻、柴胡、葛根、荆芥、防风、羌活、白芷、藁本、蔓荆子等；胃宜降则和，治疗胃病要酌情考虑使用肃降逆气的药物，如旋覆花、代赭石、苏子、莱菔子、葶苈子、磁石、沉香、降香、川楝子、枇杷叶等。

二、脾病和胃病的联系

脾病和胃病虽然明显不同，但它们之间也有密切的联系。阳明病可以兼夹太阴证，太阴病可以兼夹阳明证；阳明实证可以转化为太阴虚证，太阴虚证也可以转化为阳明实证。正如李东垣所说："岐伯曰：阴阳异位，更虚更实，更逆更从。"

三、脾脏疾病

1. 发病类型和特点

脾病的发病类型可以归纳为三种类型：一是实证；二是虚证；三是虚中夹实证。实证是脾湿内蕴。外感湿邪或饮食不节，导致湿邪壅滞脾胃，不能正常运化。湿邪在内就会影响五脏六腑，湿邪在外就会流注到肌肉四肢，壅滞经络不通，湿邪阻塞九窍就会导致九窍不通；虚证是脾气亏虚。脾气亏虚不能运化气血，无以滋养五脏六腑、筋脉骨骼肌肉和九窍，也会导致种种疾病。还有一种虚中夹实证。脾气亏虚，不能运化水湿，水湿阻塞，精微物质不能敷布，就更容易出现上述疾病。这是在脾气虚弱的基础上又有水湿停滞。本来是虚证，又继发了实证，称之为重强。正如李东垣说："《玉机真藏论》曰：脾太过，则令人四肢不举；其不及，则令人九窍不通。名曰重强。"

脾病的发病特点与湿邪的关系非常密切。无论是实证，还是虚中夹实证，都离不开一个"湿"字。故治疗脾脏疾病要特别重视祛除湿邪。

2. 临床表现

脾脏疾病的临床表现与脾主运化、脾主四肢、脾主肌肉、脾主升清密切相关。例如脾不运化见饮食减少、饮食无味、形体肥胖、腹胀痞塞、肠中鸣响、食物不化、腹泻、腹痛、飧泄、暴发吐泻、痢疾、二便秘涩等；脾不主四肢和肌肉可见四肢肌肉萎缩、两脚痿软无力、四肢逆冷、行走时容易发生抽搐、脚底疼痛、下肢水肿、疮疡痈疽、身体沉重、筋骨来回摇动、肌肉掣动酸痛、两足不能正常收缩等；脾不升清可见九窍不通如眼目昏蒙、耳鸣耳聋、鼻塞、喉痹等。

3. 脾病的治疗

实证脾湿内蕴可分为两种情况加以治疗。一是寒湿内蕴，症见腹胀纳呆、腹泻、口黏、舌淡苔白腻、脉濡缓有力，方可用平胃散、藿朴夏苓汤加减。药物如苍术、厚朴、清半夏、杏仁、白蔻仁、草蔻仁、炒薏米、茯苓、泽泻、藿香、佩兰等；二是湿热内蕴，症见腹胀纳呆、腹泻、口黏、舌红苔黄腻、脉濡数有力，方可用甘露消毒丹、连朴饮等方剂加减。药物如茵陈、滑石、木通、石菖蒲、黄芩、黄连、连翘、生栀子、厚朴、淡豆豉、芦根、藿香、佩兰等。

虚证脾气亏虚，症见腹胀、纳呆、腹泻、少气懒言、倦怠乏力、面色萎黄、舌淡苔白、脉沉弱无力。方可用四君子汤、补中益气汤等方剂加减。

药物如党参、生黄芪、生白术、茯苓、炙甘草、柴胡、升麻、桔梗等。

虚中夹实证。也可分为两种类型。一是脾虚寒湿证，症见腹胀、纳呆、腹泻、面部或下肢水肿、少气懒言、倦怠乏力、面色萎黄、舌淡苔白腻、脉沉濡弱无力。方可用四君子汤、补中益气汤、平胃散、藿朴夏苓汤等方剂加减。药物如党参、生黄芪、生白术、茯苓、炙甘草、莲子肉、砂仁、桔梗、木瓜、炒薏米、晚蚕沙、苍术、清半夏、厚朴、杏仁、白蔻仁、草蔻仁、泽泻、藿香、佩兰等；二是脾虚湿热证，症见腹胀、纳呆、腹泻、面部或下肢水肿、少气懒言、倦怠乏力、面色萎黄、舌淡红苔黄腻、脉沉濡弱无力。方可用四君子汤、补中益气汤、甘露消毒丹、连朴饮等方剂加减。药物如党参、生黄芪、生白术、茯苓、炙甘草、莲子肉、白扁豆、茵陈、滑石、木通、石菖蒲、黄芩、黄连、连翘、生栀子、芦根、藿香、佩兰等。正如李东垣说："脾欲缓，急食甘以缓之，用苦泻之，甘补之。"

上述病证也可以针刺足太阴脾经、足阳明胃经的穴位给予治疗，正如李东垣说："又云：脾病者，身重、善饥、肉痿、足不收、行善瘈、脚下痛，虚则腹满肠鸣、飧泄、食不化，取其经太阴、阳明、少阴血者"，"三阴也，宜治其下俞，补阳泻阴"。穴位如足阳明经穴位如足三里、陷谷穴和足太阴脾经穴位太白穴等。

4. 脾病欲解时

脾病在一年四季之中，病愈可能多在秋天，病可能会加重于春季，病情有可能会减轻于夏天。从长夏开始，脾胃容易患病或脾病患者可能加重。到了冬天，病情又会加重。在一天之中，早晨日出时病情可能会加重，中午病情可能会减轻，午后日头偏西又会减轻，晚上病情又会加重。这与四季的气候干湿、五脏的乘侮、阳气的升发和收敛都有一定的关系。但是，具体到临床要根据具体的病情加以判断，不可刻舟求剑。

5. 脾病的预防

脾脏功能正常，人体生命就会正常；脾脏功能衰竭，则人体生命终结。正如李东垣所说："仲景云：人受气于水谷以养神，水谷尽而神去。故云：安谷则昌，绝谷则亡。水去则荣散，谷消则卫亡，荣散卫亡，神无所依。"所以，要重视脾脏的维护。脾病的患者要禁吃辛辣食物，禁止饱食，禁止坐卧湿地，禁止穿潮湿的衣服，这些病因都会资助脾湿。正如李东垣所说："禁温食、饱食，湿地濡衣。"

气运衰旺图说

天地互为体用[1]四说[2]（自然界事物的本体和现象双方之间相互依存，根据这个原理可以确定以下四种说法：胆胃小肠病证易为虚证、肺肾病证易为虚证、脾心肝病证易为实证、膀胱大肠病证易为实证），察病神机（掌握了天地互为体用四说，就可以诊察疾病神妙的变化机制）。

湿（湿之气）、胃（在脏腑与足阳明胃相对应）、化（标志着开始运化）；热（热之气）、小肠（在脏腑与手太阳小肠相对应）、长[3]（标志着蓬勃生长）；风（风之气）、胆（在脏腑与足少阳胆相对应）、生（标志着复苏生长）。

皆陷下不足（胃、小肠、胆三腑，如果都发生了元气虚损下陷的病证），先补则（首先要考虑应用补益的原则）：

黄芪 人参 甘草 当归身 柴胡 升麻

乃辛甘发散[4]（上述药物都为辛甘味药物。辛味甘味药具有升发外散作用，能促进阳气的升发布散），以助春夏生长之用也[5]（用来帮助胆、胃、小肠阳气的升发布散）。

土（土之象）、脾（在脏腑与足太阴脾相对应）、形（主宰着形体）；火（火之象）、心（在脏腑与手少阴心相对应）、神（主宰着神志）；木（木之象）、肝（在脏腑与足厥阴肝关系密切）、血（主宰着血液）。

皆大盛（脾心肝三脏，如果都发生了火热亢盛病证），上乘生长之气[6]（火热就会乘袭耗伤胃、小肠、

[1] 互为体用：体，事物的本体；用，本体的外在表现。互为体用是指本体和现象双方之间相互依存、相互依赖，任何一方都不能脱离另一方而单独存在。

[2] 四说：指下面的先补则、后泻则四种情况。

[3] 长：zhǎng，蓬勃生长。

[4] 辛甘发散：辛味甘味药具有升发外散作用，能促进阳气的升发布散。此处不是指发汗解表作用。

[5] 以助春夏生长之用也：春代指胆，夏代指小肠和胃。用辛甘发散的药物来帮助胆、胃、小肠阳气的升发布散。

[6] 生长之气：此处指胃、小肠、胆之元气。

胆之元气），后泻则[1]（首先要考虑补益胃、小肠、胆之元气，然后再考虑清泻脾、心、肝之火热）：

甘草梢子[2]之甘寒泻火（甘草梢甘寒清泻脾心肝三脏之火热），形[3]于肺（火热可以窜入肺中），逆于胸中（火热可以上逆于胸中），伤气者也（火热可以耗伤人体的正气）。

黄芩之苦寒，以泄胸中之热（用以清泻胸中的热邪），喘气[4]上奔者也（用以治疗胸中热邪导致的肺气上逆而喘）。

红花以破恶血[5]（红花用来破除瘀血），已用黄芩大补肾水（上面已用黄芩清泻肺热，肺热清就不会下汲肾水，就相当于黄芩能大补肾水），益肺之气（肺热清则不再耗伤肺气,就相当于黄芩能滋补肺气），泻血中火燥者也（肺热清则火热不再入血分耗伤血液，就相当于黄芩能泻血中火热燥热）。

寒（寒之气，与冬天相对应）、膀胱（在脏腑与足太阳膀胱相对应）、藏气[6]（具有储藏精气的特点与功能）；燥（燥之气，与秋天相对应）、大肠（在脏腑与手阳明大肠相对应），收气[7]（具有金气肃降收敛的特点与功能）。

皆大旺（膀胱和大肠容易发生湿热亢盛的病证。湿热亢盛就会乘袭耗伤胃、小肠、胆之元气），后泻则（首先要考虑补益胃、小肠、胆之元气，然后再考虑清泻膀胱和大肠的湿热）。

黄芪之甘温，止自汗，实[8]表虚（能够充养肌表卫气不使肌表虚弱疏松），使不受寒邪（使肌表不受外感风寒的侵袭）。

当归之辛温，能润燥（能养血润燥），更加桃仁以通幽门[9]闭塞（更加桃仁活血润肠疏通幽门闭塞），利其阴路[10]（通利大肠运行的道路），除大便之难燥者也（消除排便艰难干燥之病痛）。

水（水之象）、肾（在脏腑与足少阴肾相对应），

[1] 后泻则：首先要考虑补益胃、小肠、胆 t 之元气，然后再考虑清泻脾、心、肝之火热。

[2] 梢子：shāo zǐ，末梢。

[3] 形：表现。

[4] 喘气：急促地呼吸。

[5] 恶血：瘀血。

[6] 藏气：储藏精气。

[7] 收气：指金气。

[8] 实：坚固。

[9] 幽门：胃下口。

[10] 阴路：大便运行的道路。

精[1]（主藏精气）；金（金之象）、肺（在脏腑与手太阴肺相对应）、气（肺主气司呼吸）。

皆虚衰不足（上述肺肾二脏都容易发生虚损病证），先补则（首先要考虑应用补益的原则）：

黄柏之苦寒，除湿热为痿[2]（能治疗湿热导致的痿证），乘于肾（湿热侵袭于肾脏，导致足膝行走无力），救足膝无力（黄柏苦寒能除湿热，所以能治疗足部和膝部的痿软无力），亦除阴汗[3]（黄柏也能治疗外生殖器及周围部位的出汗）、阴痿[4]而益精（黄柏能治疗阳痿。湿热清则不再耗伤肾精，故黄柏通过清除湿热而能达到补益肾精的效果）。

甘草梢子、黄芩补肺气（甘草末梢、黄芩能清肺火，肺火清，则不耗损肺气，故说甘草末梢、黄芩补肺气），泄阴火[5]之下行（能够泄降肝肾之阴火，令阴火下降），肺苦[6]气上逆（肺气喜清肃下行，厌恶气上逆），急食[7]苦以泄之也（应当抓紧给予苦寒药物服用以清泄肺气）。

此初受热中[8]（这是刚开始患的内伤热中证），常治之法也，非权[9]也（不是暂时的应变之法）。权者，临病制宜之谓也（根据病情临时制定的适宜方法）。

常道[10]（人能够顺应春温、夏热、秋燥、冬寒的自然界规律，则不会发生疾病），病则反常矣（如果违反这种规律，就会发生疾病，发生疾病就出现了反常）。

春夏（春夏的风热），乃天之用[11]也（是自然界天气的外在表现），是地之体[12]也（是自然界大地木和火内在根本的反映）。

秋冬（秋冬的燥寒），乃天之体也（是自然界天气金和水内在根本的反映），是地之用也（是自然界大地的外在表现）。

此天地之常道（这就是自然界天地的正常规律），既病（如果已经发生了疾病），反常也（就是不正常了）。

春夏天之用[13]（春风和煦，夏日炎炎，这是正

[1] 精：精气。

[2] 痿：wěi，痿证。肢体萎缩，不能随意运动的一类病证。

[3] 阴汗：外生殖器及周围部位经常汗多的病证。

[4] 阴痿：亦称阳痿，阴茎不举。

[5] 阴火：肝肾病理之相火。

[6] 苦：讨厌，厌恶。

[7] 食：sì，拿东西给人吃。后作饲。

[8] 热中：内伤热中证。因为内伤脾胃虚弱，不能运化水湿，水湿下注，肝肾中相火演变为阴火。阴火流窜侵袭，导致变证丛生。李东垣将其称之为内伤热中证。

[9] 权：quán，暂时，暂且。

[10] 常道：正常的规律，春温、夏热、秋燥、冬寒的正常规律。

[11] 用：功用，是体的外在表现。

[12] 体：本体，最根本的、内在的。

[13] 用：功用，指春之风和夏之热。

常的自然规律），人亦应之（人的肝脏和心脏的功能也与其相应）。

食罢[1]（如果人吃了饭以后），四肢矫健[2]，精气神皆出（精气神人身三宝皆呈现出旺盛），九窍通利是也（那么九窍都通畅）。口鼻气息自不闻其音（口鼻气息缓和通畅柔静，自己听不见这些气息的异常声音），语声清响如钟（语声清脆洪亮，如悠扬的钟声）。

春夏地之体（在正常的情况下，春天和夏天树木郁郁葱葱茂盛生长），人亦应之（人体五脏所主的皮肉筋脉骨也会与其相应发育迅速）。

食罢，皮肉筋骨血脉皆滑利（皮肉筋骨血脉都通畅滑利），屈伸柔和（收缩伸展柔和有力），而骨刚[3]力盛（骨骼强壮有力），用力不乏（劳动工作时间长也不容易疲乏）。

[1] 食罢：shí bà，吃完，吃毕。

[2] 矫健：jiǎo jiàn，强壮轻健。

[3] 刚：坚强。

【入门导读】

体与用是中国古代哲学的一对重要范畴。体指本体，用指体的外在表现或称表象。一般说来，体是根本的、第一性的；用就是从生的、第二性的。互为体用是指本体和现象双方之间相互依存、相互依赖，任何一方都不能脱离另一方而单独存在。自然界的事物之间有着内在的密切联系，它们互为体用。根据表现出来的征象，就可以推测其内部气机运动盛衰的神妙变化，故李东垣将本篇命名为气运衰旺说。例如，自然界五行“木、火、土、金、水”本体的变化，可以通过四时气候的“风、热、湿、燥、寒”征象加以分析把握，也可以通过四时季节植物的自然生长消亡过程“生、长、化、收、藏”的征象加以分析把握。同样的道理，人体五脏六腑的神妙病机变化，可以通过审察其外在的形、神、精、气、血的变化加以分析把握。

一、应用体用说确定补泻法则

1. 先补则

（1）胆、胃、小肠病证易为虚证

足阳明胃腑，其外在表现特点与自然界长夏湿之气相对应，与自然界长夏开始发生质的变化相对应；手太阳小肠，其外在表现特点与自然界夏天热之气相对应，与自然界夏季的蓬勃生长相对应；足少阳胆，其外在表现特点与自然界春风和畅相对应，与自然界春季的复苏生长相对应。上述三个脏腑，在生理状态下其共同的表现特点是元气充足、阳气升发、生长发展。正因为如此，在病理状态下三脏腑就都容易发生元气亏虚、阳气下陷的病证。这时候，就要首先考虑应用补益的原则来处理，药物可选用黄芪、人参、甘草、当归身、柴胡、升麻。其中，黄芪、人参、炙甘草甘温补气，当归甘辛温补血，升麻、柴胡辛甘升阳。这些药物都具有辛甘发散的作用，具有补助胆、胃、小肠阳气的作用，从而使三脏腑很好地发挥它们各自传化物的功能。

（2）肺肾病证易为虚证

足少阴肾，在五行与寒水之象的表现特点相对应，主藏精气；手太阴肺，在五行与燥金之象的表现特点相对应，主呼吸之气。在生理状态下，肺肾两脏腑都喜欢阴精滋润的共同特点。因此，在病理状态下肺肾两脏很容易发生虚损不足的病证。治疗的时候，要首先考虑应用补益的原则。

令人费解的是，李东垣所用的药物却不是补养肺金肾水的药物，而是黄柏、黄芩、甘草梢清泻肺火和清利肾中湿热。如何理解？笔者是这样理解认识的，首先要用补益的方法滋养肺的气阴和肾精，药物如用生地、山药、山萸肉、沙参、麦冬、五味子等。这种补益方法几乎就是常识，作为一个中医生不是什么难事。所以，李东垣就没有再费笔墨来讲，只是给了一个原则。但是，肺的气阴和肾精之所以亏虚，可能是肺火亢盛和肾中湿热耗伤导致的。这时，单纯的补养就是治标不治本。只有清泻肺火和清利肾中湿热，杜绝了肺的气阴和肾精的伤耗，才是治本之图。所以，从这个角度去认识问题，清泻肺火和清利肾中湿热就是补益，而且是一个根本性的补益。

因此，肾精亏虚伴有下焦湿热时，要在生地、山药、山萸肉等药物的基础上配伍黄柏清利湿热、降泄阴火。湿热去，则肾精足，下肢瘫痪的痿证、阴部出汗、阳痿等疑难病证自然能得到很好的治疗。当肺之气阴亏虚伴有肺中火热时，要在沙参、麦冬、五味子等药物的基础上配伍甘草梢、黄芩清泻肺火、降泄阴火。火热去，则肺气阴足，肺失宣肃的咳嗽、哮喘、鼻衄、咯血等疑难病证自然也能得到很好的治疗。

2. 后泻则

（1）脾、心、肝病证易为实证

足太阴脾，在五行与土主运化的表现特点相对应，输精气以养形；手少阴心，在五行与火性炎上的表现特点相对应，运行血液以养神；足厥阴肝，在五行与木性条达的表现特点相对应，主藏血液。

上述三个脏腑，在生理状态下其共同的表现特点是运化、运行、条达。正因为如此，在病理状态下三脏腑就都容易发生气机不畅、道路壅滞的病证。气机壅滞日久，很容易郁而化火、火热亢盛。火热亢盛，则可热入血分导致血液郁滞。

治疗的方法按常理应该首先采用清泻脾心肝火热、祛其壅滞的方法。李东垣为什么却要把清热通塞法放在第二位呢？这是因为，如果脾、心、肝的火热耗伤了胃、小肠、胆之元气，导致胃、小肠、胆的元气亏虚、阳气下陷的话，就不能运化气血供给脾、心、肝三脏，这三脏就难以发挥其应有的作用。三脏本身都不能发挥作用，即使采用清泻火热的药物给予治疗也难以发挥很好的疗效。因此，脾、心、肝在胃、小肠、胆之元气亏虚、阳气下陷的基础上有火热实证的话，应该首先补养胃、小肠、胆之元气和升发其阳气，然后再采用清热泻火、祛其壅滞的方法。这就是笔者对李东垣“后泻则”的理解认识。

当火热上炎入于肺中和胸中时，要配伍甘草梢、黄芩两味药物。甘草梢性味甘寒泻火，可以泄胸中和肺中之火热，防止火热耗伤肺气；黄芩苦寒，可以泄胸中之热和血分中热邪，防止火热下汲肾水、损伤肺气、耗伤血分之津液，间接起到大补肾水、补益肺气、清热凉血润燥的作用。当火热入于血分形成瘀血时，可以在应用甘草梢、黄芩的基础上再配伍红花活血化瘀。

（2）膀胱、大肠病证易为实证

足太阳膀胱，其外在表现特点与自然界冬天寒之气相对应，与自然界冬天收藏蛰伏的特点相对应；手阳明大肠，其外在表现特点与自然界秋天之气相对应，与自然界秋季的收获回归相对应。膀胱、大肠两脏腑，在生理状态下都具有收藏收获的特点。因此，在病理状态下，就容易发生严重虚损的病证。又因为严重虚损，容易导致膀胱气化不利、大肠传导失司的壅滞病证。治疗的时候，首先要壮旺元气和阴血，然后再考虑祛其壅滞。壮旺元气和阴虚，可以首先考虑应用黄芪和当归两味药物。足太阳膀胱元气不足，表虚自汗，容易受到外来寒邪的侵袭，可以用生黄芪甘温补气固摄肌表止汗御邪。阳明大肠阴血不足，幽门闭塞，糟粕不能依次传下，用当归甘辛温润，滋养大肠阴血，润燥通便。还可以配伍桃仁活血润燥，更有利于通幽门闭塞，消除大便干燥难解。

无论是首先考虑应用补益的原则，还是后用祛邪的原则，李东垣都是以补益脾胃作为前提和基础的。也就是说，李东垣在这里所论的补，不是一般人参、熟地的补益，而是围绕补益脾胃这个中心开展补益；李东垣所论的泻，也不是一般大黄、芒硝的泻，而是在补益脾胃基础上对阴火、湿热、心火、肝火等的清泄。泻火不是单纯的泻火，泻火中又蕴含着补益，反映了泻补互化的辩证关系。例如火热上逆入肺刑肺导致胸中烦热、上气喘急，用黄芩以泻肺火。“火与元气不两立”，火泻则肺气受益，不用补药而补在其中。这就说明黄芩在一定条件下，既有泻的作用，同时又有补的作用。又如，湿热耗伤肝肾之阴，导致下肢痿证、阳痿、阴汗等病证，用黄柏清除肝肾中湿热，湿热去则肾精填、阳道兴。这就说明黄柏既有泻湿热的作用，同时起了滋补肝肾的作用。

二、应用体用说确定养生法则

春温、夏热、秋燥、冬寒，这是自然界气候的正常规律，人要主动地适应自然界气候的变化，才能健康。否则，就会生病。李东垣通过例举春夏体用说，强调保护脾胃是有效适应自然界气候变化的重要方法，对我们今天的养生学具有重要的价值。

李东垣说：“春夏，乃天之用也，是地之体也。”也就是说，春天多风，夏天炎热，这是自然界气候的外在表现，是自然界春木和夏火内在本性决定的。人要顺应春天多风、夏天炎热的自然规律给予预防，才能健康不得疾病。如何预防？李东垣认为，关键在于调养饮食保护脾胃，使得元气壮旺，自然就能有效地抵御外来邪气的侵害。正如他说：“春、夏天之用，人亦应之。食罢，四肢矫健，精气神皆出，九窍通利是也。口鼻气息自不闻其音，语声清响如钟。春夏地之体，人亦应之。食罢，皮肉筋骨血脉皆滑利，屈伸柔和，而骨刚力盛，用力不乏。”也就是说，如果人的脾胃健运，饮食以后就能化生气血，手足四肢轻健，精气神都很旺盛，耳、目、口、鼻、咽、喉都畅通顺利，呼吸调和，听不到自己呼吸的声音，语声洪亮，皮毛、肌肉、筋骨、血脉都得到灌注，关节屈伸柔和，筋骨强壮有力而不易疲乏。尽管春天多风、夏天炎热，那么我们也能很好地适应自然界的气候变化，有能力抵御外邪的侵袭。

我们通过李东垣的春夏体用养生说，也可以推论秋冬的体用养生方法。秋天多燥，冬天多冷，这是自然界气候的外在表现，是自然界秋金和冬水内在本性决定的。养生的关键仍然在于调养饮食保护脾胃，使得元气壮旺，自然就能有效地抵御外来邪气的侵害。同时，秋冬是收藏节令，要注意保精全神，不能纵欲过度。否则，就会发生眩晕、健忘、腰酸腿软、头发脱落、牙齿脱落等现象，正如《金匮要略·血痹虚劳病脉证》所说“夫失精家，少腹弦急，阴头寒，目眩，发落，脉极虚芤迟，为清谷、亡血、失精”。

饮食劳倦所伤始为热中论

古之至人[1]（古代具有很高道德修养、顺应自然而长寿的人），穷[2]于阴阳之化（深入探求阴阳的变化），究[3]乎生死之际[4]（研究生死的关键），所著《内外经》[5]（所撰写的《内经》和《外经》），悉言[6]人以胃气为本（都说人以胃气为根本）。盖人受水谷之气以生（人受纳了饮食物并将其转化为精气，精气滋养人而能够生存），所谓清气[7]（通常我们所说的轻清上浮的精气）、荣气（运行于血脉中的精气）、运气（息息运行的精气）、卫气（运行于脉外温肌肉充皮肤抵御外邪的精气）、春升之气（胆中的精气），皆胃气之别称也（都是胃气的别名）。夫胃为水谷之海（胃为饮食物的聚会之处），饮食入胃，游溢精气，上输于脾；脾气散精，上归于肺；通调水道，下输膀胱；水精四布，五经并行，合于四时五脏阴阳，揆度以为常也。

若饮食失节，寒温不适，则脾胃乃伤；喜怒忧恐[8]（骤然的或者长久的喜怒忧恐等各种情志变化），损耗元气（就会损耗元气）。既脾胃气衰，元气不足，而心火独盛[9]（脾胃不能运化水湿，水湿下注于肝肾，肝肾中相火演变为阴火。阴火上冲到心中，导致心中火热特别亢盛，得不到制约）。心火者（这种特别亢盛的心火），阴火也（其实质就是肝肾中的阴火），起于下焦（起始于下焦的肝肾），其系[10]系[11]于心（其经络中的支系连接于心脏），心不主令（心脏不能发挥其正常功能的原因），相火代之（在于心脏的正常功能为肝肾中病理之相火所替代）；相火（肝肾病理之相火），下焦胞络之火（为下焦肝肾经络中的

[1] 至人：具有很高的道德修养，超脱世俗，顺应自然而长寿的人。

[2] 穷：深入探求。

[3] 究：研究。

[4] 际：关键。

[5]《内外经》：即《内经》和《外经》。《内经》即《黄帝内经》。《外经》，古代医经名，见《汉书艺文志》。

[6] 悉言：都说。

[7] 清气：饮食物质中轻清上浮的精气。

[8] 喜怒忧恐：指各种骤然的或者长久的情志变化。

[9] 独盛：特别亢盛，得不到制约。

[10] 系：经络的支系。

[11] 系：联系，连接。

阴火），元气之贼也（是耗伤元气的贼火）。火与元气不两立（阴火与元气不能同时并存），一胜则一负（一方亢盛了，则另一方就会亏虚减少）。脾胃气虚，则下流于肾（脾不能运化水湿，水湿就会下流到肝肾，肝肾中的相火就会演变为阴火），阴火得以乘其土位（阴火产生了，才能向上冲逆乘袭脾胃导致脾胃更加虚损）。

故脾证[1]始得（所以，刚患脾胃虚弱证的时候），则气高而喘[2]（病人表现为气上逆而咳喘），身热而烦，其脉洪[3]大而头痛，或渴不止，其皮肤不任风寒而生寒热（肌表皮肤经不起风寒的侵袭，有时怕冷，有时发热）。盖阴火上冲（下焦肝肾中病理之相火向上冲逆），则气高[4]而喘（则气壅滞在上焦高处肺表现为气喘），为烦热，为头痛，为渴，而脉洪。脾胃之气下流（脾胃水谷生化的清气下陷，也即中气下陷），使谷气不得升浮（使水谷化生的精气不能向上升浮），是春生之令[5]不行（这就类似春天升发的时令没有来到一样），则无阳[6]以护其荣卫（则没有脾气来养护其荣气和卫气），则不任风寒（则肌肤腠理经不起风寒的侵袭），乃生寒热（就产生了恶寒发热），此皆脾胃之气不足所致也（此都是脾胃气虚导致的）。

然而与外感风寒所得之证颇同而实异（然而脾胃气虚导致的上述病证与外感风寒所得病证表现很相似但实际上本质不同）。内伤脾胃，乃伤其气[7]（是损伤了脾胃的元气）；外感风寒，乃伤其形（是损伤了形体的肌表）。伤其外为有余（伤其形体的肌表为实证），有余者泻之（有余的实证要用泻法）；伤其内为不足（伤其脾胃元气为不足的虚证），不足者补之（不足的虚证要用补法）。内伤不足之病，苟[8]误认作外感有余之病而反泻之（倘若将脾胃内伤元气不足之虚证错判为外感有余之实证，反而用泻法），则虚[9]其虚也（则是更加克伐其内伤虚证啊）。实实虚虚[10]

[1] 脾证：指脾胃虚弱证。

[2] 气高而喘：气上逆而咳喘。

[3] 洪：洪脉，指来盛去衰的脉搏。常见于邪热亢盛之证。

[4] 气高：气壅滞在上焦高处的肺。

[5] 令：节令，节气时令，某个节气的气候和物候。

[6] 无阳：此处指脾气。

[7] 气：脾胃之元气。

[8] 苟：倘若。

[9] 虚：克伐，损耗。

[10] 实实虚虚：实实，实证反用补药；虚虚，虚证反用泻药。

（这是实证反用补药；虚证反用泻药），如此死者（这样死亡的人），医杀之耳（是医生杀死他的啊）！

然则奈何？惟当以辛甘温之剂，补其中[1]而升其阳（补养脾胃而升发其清阳），甘寒以泻其火则愈矣（用甘寒的药物清泻其阴火就会痊愈了）。《经》[2]曰："劳者[3]温之（劳倦内伤脾虚弱之病用甘温补药温养）"，损[4]者温[5]之（脾胃虚损之病用温补的药物治疗）。又云：温能除大热（温补脾胃元气能祛除大热），大忌苦寒之药损其脾胃（大忌肆用滥用苦寒药损伤脾胃的元气）。脾胃之证，始得则热中（内伤热中证），今立治始得之证（现在要订立一个脾胃虚弱刚得就见内伤热中之证的方剂）。

补中益气汤

黄芪病甚劳役，热甚者一钱　甘草炙，以上各五分　人参去芦，三分，有嗽去之。以上三味，除湿热烦热之圣药也（人参，去掉芦头，三分，有咳嗽的去掉，防止壅滞肺气。以上生黄芪、人参、炙甘草三味，是清除湿热所产生烦热的要药）　当归身二分，酒焙[6]干，或日干[7]以和血脉（当归身，二分，用酒浸泡后微火烘干，或用太阳光自然晒干，目的是用来调畅血脉）　橘皮不去白[8]，二分或三分，以导气[9]，又能益元气，得诸甘药乃可，若独用泻脾胃[10]（陈皮，不去内部的白皮，二分或三分，橘皮能够疏肝理气，如果与甘温益气药配伍，有助于滋养元气。若单独应用则降泻脾胃之气）　升麻二分或三分，引胃气上腾[11]而复其本位[12]，便是行春升之令[13]（升麻，二分或三分，能升举下陷的胃气上升恢复到其本位脾胃，这也是引导少阳升发之气发挥作用），柴胡二分或三分，引清气行少阳之气[14]上升（柴胡，二分或三分，引导少阳胆之精气升发），白术三分，除胃中热，利腰脊间血（白术，三分，除胃中湿热，促进腰脊中血液的运行）。

上件药㕮咀，都作一服，水二盏，煎至一盏，量气弱、气盛，临病斟酌水盏大小（斟酌确定药液

[1] 中：脾胃。

[2]《经》：指《素问·至真要大论》第七十四。

[3] 劳者：劳倦内伤之病。

[4] 损：脾胃虚损之病。

[5] 温：《内经·至真要大论》原文为"损者益之"，东垣将"益"改为"温"。

[6] 焙：用微火烘烤。

[7] 日干：晒干。

[8] 不去白：不去内部的白皮。

[9] 导气：疏肝理气。

[10] 泻脾胃：降泻脾胃之气。

[11] 上腾：上升。

[12] 本位：脾胃。

[13] 行春升之令上升：引导少阳升发之气。

[14] 少阳之气：指少阳胆之精气。

杯子的大小和服用药液的量），去渣，食远[1]稍热服。如伤之重者（如果饮食不节、劳役过度损伤脾胃较为严重的），不过二服而愈（服用不超过两剂病情就可以痊愈）。若病日久者（如果脾胃虚弱病证时间较为长久的），以权[2]立加减法治之（根据具体病情灵活订立补中益气汤加减用药法以施治）。

如腹中痛者，加白芍药五分、炙甘草三分（加白芍药五分，炙甘草三分，酸甘化阴、缓急止痛）。

如恶寒冷痛者，加去皮中桂[3]一分或三分，桂心[4]是也（加里层的肉桂树皮一分或三分，也就是桂心）。

如恶[5]热喜寒而腹痛者，于已加白芍药二味[6]中（在上述已经加的白芍药、炙甘草两味药物中），更加生黄芩三分或二分。

如夏月腹痛而不恶热者亦然（如果夏天腹中疼痛，即使不怕热，也加白芍药、炙甘草两味药物），治时热[7]也（用以治疗时令热病）。

如天凉时，恶热而痛（怕热而腹中疼痛），于已加白芍药、甘草、黄芩中（在已经加的白芍药、炙甘草、黄芩中），更少加桂[8]（更少加点肉桂，防止白芍药、炙甘草、黄芩三药寒凉伤胃）。

如天寒时腹痛，去芍药，味酸而寒故也（去掉白芍药的原因是因为其味酸而寒凉）。加益智三分或二分（加益智仁三分或二分温胃散寒），或加半夏五分、生姜三片（如果有恶心呕吐等胃气上逆的，可加半夏五分、生姜三片）。

如头痛，加蔓荆子二分或三分。

如痛甚者，加川芎二分。

如顶痛脑痛，加藁本三分或五分。

如苦痛者，加细辛二分，华阴者（加细辛二分，用陕西省华阴市出产的）。

诸头痛者，并用此四味足矣（一并应用蔓荆子、川芎、藁本、细辛这四味药物足够了）。

[1] 食远：距离饭后较远时间。

[2] 权：权宜，因事而变通办法。

[3] 去皮中桂：肉桂去掉外面的粗皮，也即肉桂树皮的里层。也称为桂心。

[4] 桂心：肉桂树皮的里层。味辛香，主治风痹癥瘕、噎膈腹满、腹内冷痛等。

[5] 恶：厌恶，憎恨。

[6] 白芍药二味：指芍药、甘草。

[7] 时热：时令热病。

[8] 桂：肉桂。

如头上有热，则此[1]不能治（则这四味药物不能治疗），别以清空膏[2]主之（另外用清空膏为主治疗）。

如脐下痛者，加真熟地黄五分（加真熟地黄五分滋养真阴），其痛立止。如不已者（如果疼痛还不能停止），乃大寒也（这是腹中肚脐处有严重的阴寒之气），更加肉桂去皮，二分或三分（更要加去皮的肉桂温散阴寒之气）。《内经》所说少腹痛皆寒证，从复法相报[3]中来也（是根据复法相报法推演而来）。《经》云：大胜必大复[4]（相胜越强，则相复也越强），从热病中变而作也（是从热性病中传变而发生的）。非伤寒厥阴之证也（上述这些病证都不是伤寒厥阴病证）。仲景以抵当汤并丸[5]主之（张仲景用抵挡汤和抵挡丸为主治疗的肚脐下疼痛病证），乃血结下焦膀胱[6]也（属于瘀血蕴结下焦膀胱证）。

如胸中气壅滞，加青皮二分，如气促、少气者去之。

如身有疼痛者，湿（这是有湿邪的表现）；若身重者，亦湿（也属于有湿邪的表现）。加去桂五苓散一钱。

如风湿相搏，一身尽痛，加羌活、防风、藁本根以上各五分，升麻、苍术以上各一钱，勿用五苓（不要用五苓散）。所以然者，为风药已能胜湿，故别作一服[7]与之（故另外制定方药给病人应用）。如病去勿再服（如果风湿病痛已经消失了，就不要再服用了），以诸风之药（因为所有祛风湿药物），损人元气而益[8]其病故也（都损害元气而加重患者的病情缘故啊）。

如大便秘涩（如果大便干燥难解），加当归梢[9]一钱，闭涩不行者（如果闭结不解），煎成正药[10]（将补中益气汤煎成以后），先用一口（先用少许药液），调玄明粉五分或一钱（调入芒硝五分或一钱），

[1] 此：指蔓荆子、川芎、藁本、细辛这四味药物。

[2] 清空膏：黄芩、黄连、羌活、川芎、柴胡、防风、甘草组成，用清茶少许调如膏状，开水送服。

[3] 复法相报：本气有余为胜，他气相报为复。例如脾不及，则肝胜而脾病；肝胜，则肺助脾报肝亦病。胜乃乘我之虚而胜，而不及之所生者又报复其胜。

[4] 大胜必大复：相胜越强，相复也越强。

[5] 抵挡汤（丸）：由大黄、桃仁、水蛭、虻虫组成。

[6] 血结下焦膀胱：即下焦蓄血证，表现为少腹硬满、身黄、身热、小便自利、其人如狂。

[7] 别作一服：另处方剂。

[8] 益：加重。

[9] 当归梢：当归尾。

[10] 正药：补中益气汤。

得行则止（大便得到通利后就停用芒硝）。此病不宜下（此病不适合应用下法，当前用芒硝仅仅是权宜之法），下之恐变凶证[1]也。

如久病痰嗽者去人参（如果久病有痰咳嗽，去掉人参防止壅滞助邪），初病者勿去之（刚开始得病时不要去掉，因为这时尚没有痰邪）。冬月或春寒（冬天寒冷季节或春寒料峭时节），或秋凉时（或者秋天寒凉时节），各宜加去根节麻黄[2]五分（都适合加去根节的麻黄五分，解表散寒）。

如春令大温（如果春天天气非常温热，发生咳嗽吐黄痰），只加佛耳草[3]三分，款冬花一分。

如夏月病嗽，加五味子三十二枚，麦门冬去心[4]，二分或三分。

如舌上白滑苔者，是胸中有寒[5]（肺部积有寒性的痰饮），勿用之（不要用麦冬和五味子）。

如夏月不嗽，亦加人参三分或二分，并五味子、麦门冬各等分，救肺受火邪也（上述三味药清肺热养肺气阴，救助肺免受火热伤损）。

如病人能食而心下痞（如果患者能吃饭而胃中痞满），加黄连一分或二分（加黄连一分或二分清热利湿、除痞消满），如不能食，心下痞（心下痞满堵塞），勿加黄连（不要加黄连，防止苦寒伤胃）。

如胁下痛，或胁下急缩（或者胁下拘急收缩），俱加柴胡三分，甚则五分。

上一方[6]加减（补中益气汤加减法的适应证），是饮食、劳倦、喜怒不节，始病热中[7]（导致的初病内伤热中证），则可用之（这时可以用补中益气汤加减）。若末传为寒中[8]（如果疾病的后期传变为内伤寒中证），则不可用也（则不可用补中益气汤加减）。盖甘酸适足益其病尔（因为甘酸性的药物恰好能增加内伤寒中证），如黄芪、人参、甘草、芍药、五味子之类也。今详《内经》《针经》[9]热中寒中之证

[1] 凶证：凶险之证。

[2] 去根节麻黄：为净麻黄，发汗力量更强。

[3] 佛耳草：又名鼠曲草。具有镇咳、祛痰、降压、降尿酸作用，治气喘、支气管炎、非传染性溃疡、创伤常用药。

[4] 麦门冬去心：麦冬去心侧重养阴润肺、益胃生津；连心麦冬侧重清心除烦。

[5] 寒：此处指寒饮或寒痰。

[6] 上一方：指补中益气汤。

[7] 始病热中：初起病时，脾胃虚弱，不能运化水湿，水湿下注导致肝肾中相火郁滞，演变为病理之相火，也即阴火。阴火流窜上冲，称为内伤热中证。

[8] 末传寒中：久病之后，阳气也虚，就传变为内伤寒中证。

[9]《针经》：即《灵枢》。

（现在详细地把《内经》《灵枢》中有关内伤热中和内伤寒中证的有关条文），列于下：

《调经论》云：血并[1]于阳（血液上涌郁滞在上焦），气并于阴（气虚下陷郁滞于下焦），乃为炅中[2]（即形成内伤热中证）。血并于上，气并于下，心烦善怒（导致内伤热中证，阴火上冲到心就会表现为心烦善怒）。又云：其生于阴[3]者（内伤热中证发生于内伤的），得之饮食居处（发生的原因是饮食不节、居处潮湿），阴阳喜怒（七情损伤）。又云：有所劳倦（如果长期有些劳倦的话），形气衰少（就会导致形体疲惫、元气衰弱），谷气不盛（吃饭不多），上焦不行（因为元气衰少而上焦心肺不能发挥正常作用），下脘不通（因为不能运化水谷，水谷壅滞导致下脘不通畅），胃气热（胃中因为水谷壅滞而产生胃热），热气熏胸中（胃中热气上熏胸中），故曰内热。阴盛[4]生内寒，厥气[5]上逆，寒气积于胸中而不泻，不泻则温气去（不能外泄则阳气亏虚外泄），寒独留（导致阴寒独自留存体内），寒独留则血凝泣[6]（寒气独自留存体内导致血液凝滞瘀阻），血凝泣则脉不通（血液凝涩瘀阻不通），其脉盛大以涩（其脉象充盛浮大中夹有涩滞），故曰寒中（故称为内伤阳虚寒中证）。

先病[7]热中证者，冲脉之火附二阴[8]之里（冲脉中的阴火沿着足少阴肾经），传之督脉。督脉者，第二十一椎下长强穴是也（第二十一椎下长强穴在其循行路线上），与足太阳膀胱寒气为附经[9]（督脉和足太阳膀胱经相互连属依附）。督脉其盛也（督脉内阴火亢盛），如巨川之水，疾如奔马，其势不可遏。太阳[10]寒气细细如线（阳虚阴寒内盛，足太阳膀胱中的阴寒之气，其形细如线），逆太阳（沿着足太阳膀胱经上逆），寒气上行（寒气向上冲逆），冲顶入额，下鼻尖，入手太阳于胸中（随着手太阳小肠经入于胸中）。手太阳者（手太阳小肠经），丙[11]

[1] 并：郁滞。

[2] 炅中：jiǒng zhòng，炅为热之极；炅中即为热中。

[3] 阴：此处指内伤。

[4] 阴盛：此处之指阳虚阴盛。

[5] 厥气：上逆之气和逆乱之气。

[6] 凝泣：凝涩，瘀阻。

[7] 先病：初病。

[8] 二阴：指足少阴肾经。

[9] 附经：督脉起于下极之俞，并于脊里，上至风府，入于脑；太阳经脉从颠入络脑、下项、挟脊、抵腰；太阳经脉与督脉相依附。

[10] 太阳：指足太阳膀胱经。

[11] 丙：代表手太阳小肠经。

（属于阳干丙），热气也（丙属火运，故为热气）。足膀胱者（足太阳膀胱经），壬[1]（属于阳水壬），寒气也（壬属水运，故为寒气）。壬能克丙（阳水寒气壬足太阳膀胱能克制热气丙手太阳小肠），寒热逆于胸中（足太阳膀胱经的寒气裹挟着手太阳小肠经的热气上逆于胸中），故脉盛大。其手太阳小肠热气不能交入膀胱经者（其手太阳小肠经中的热气不能沿着足太阳膀胱经下行到下焦起到温煦作用），故十二经之盛气积于胸中（所以进而导致十二经充盛的元气都郁滞在胸中），故其脉盛大（所以其脉充盛浮大）。其膀胱逆行（足太阳膀胱经中的寒气沿着其经向上逆行），盛之极（该寒气盛行至极），子[2]能令母[3]实（子足太阳膀胱壬水能令母手太阳大肠金得到充实）。手阳明大肠经，金（属于燥金），即其母也（金生水，大肠为膀胱之母），故燥旺[4]（因足太阳膀胱经寒气过盛，侵袭手阳明大肠经导致寒凝大肠，大肠中燥气过盛）。其燥气挟子之势（手大肠中的燥气挟着足太阳膀胱的寒气），故脉涩而大便不通（导致了寒凝血瘀、津液不能濡润，故脉涩而大便不通）。以此言脉盛大以涩者（因此说，脉象表现为充盛浮大而涩的），手阳明大肠脉也（是手太阳大肠经脉寒凝血瘀、津液不能濡润的脉象体现）。

《黄帝针经》[5]：胃病者（脾胃虚弱），腹胀，胃脘当心而痛（胃脘口处疼痛），上支两胁（逆气向上导致两胁肋处支撑胀满），膈咽不通（胸膈和咽喉不通畅），饮食不下，取三里以补之（可以针刺足三里穴来补养脾胃）。

若见此病中一证[6]（如果见上述腹胀、胃脘当心而痛、上支两胁、膈咽不通、饮食不下五大症状中其中之一），皆大寒（都是脾胃虚寒比较严重的表现），禁用诸甘、酸药[7]（禁用上文中黄芪、人参、甘草、芍药、五味子之类药物），上已明之矣（上文已经说明，这里就不再重复了）。

[1] 壬：代表足太阳膀胱经。

[2] 子：指足太阳膀胱壬水。

[3] 母：指手阳明大肠庚金。

[4] 故燥旺：大肠因寒气侵袭，寒凝血瘀，津液不能濡润通便，故曰很干燥。

[5]《黄帝针经》：指《灵枢·邪气脏腑病形》。

[6] 病中一证：指上述腹胀、胃脘当心而痛、上支两胁、膈咽不通、饮食不下其中之一症状。

[7] 诸甘、酸药：指上文中黄芪、人参、甘草、芍药、五味子之类药物。

【入门导读】

本论阐释了五个方面的问题：一是概论了脾胃生理功能对机体的重要作用；二是论述了饮食寒温失节、劳役过度、情志失调损伤脾胃功能；三是脾胃损伤、阴火流窜脏腑经络所变现的各种症状。其中，症状集中在肺，如气高而喘、身热而烦、皮肤不任风寒而生寒热等，这与脾虚不能生肺、阴火刑肺双重损伤有密切关系；四是分析内伤脾胃的症状与外感风寒的症状似同实异的特征；五是脾胃开始受病为热中，当用甘温除热法，忌苦寒伤胃。本节是李东垣《脾胃论》中的精华部分，对内伤热中证这一特殊证型给予了系统的论述，应该认真研读。下面就内伤热中证的概念、病因病机、临床表现、治疗方药及加减变化、病证转归、鉴别诊断加以分析阐述。

一、何为内伤热中证？

内伤热中证是由于内伤脾胃、脾胃虚弱导致的火热病证。

二、内伤热中证的病因病机

由于七情内伤、饮食不节、劳役过度造成脾胃虚弱。脾胃虚弱，则不能运化水谷精微而变生湿邪。湿邪下注于下焦肝肾，导致肝肾中相火郁遏而转化为阴火。阴火上冲，可以侵害脾胃、心肺、上肢、头部、上窍；阴火下窜，可以损害肝肾、下窍、下肢；阴火流布三焦，可以耗伤元气和阴津。李东垣说：“相火，下焦胞络之火，元气之贼也。火与元气不两立，一胜则一负。”可见，内伤热中证的病机非常复杂，为脾气虚弱、中气下陷、湿邪下注、相火郁遏、阴火流窜、元气受损、阴津耗伤。

三、内伤热中证的临床表现

在《脾胃论·饮食劳倦所伤始为热中论》中李东垣指出“是饮食、劳倦、喜怒不节，始病热中，则可用之。若末传为寒中，则不可用也。”可见“内伤热中”仅仅是疾病发展过程中的一个表现。

1. 脾胃虚弱、中气下陷

纳呆、腹胀、便溏、四肢无力、四肢不收、怠惰嗜卧、皮肤不任风寒、内脏下垂、舌淡胖齿痕、脉弱无力。故李东垣说：“脾胃之气下流，使谷气不得升浮，是春生之令不行，则无阳以护其荣卫，则不任风寒，乃生寒热，此皆脾胃之气不足所致也。”

2. 湿邪下注、相火郁遏、阴火流窜

（1）湿邪下注：表现为全身酸沉、下肢沉重或水肿、妇女白带稠多、舌苔白厚腻或黄厚腻干燥、脉濡数。

（2）相火郁遏、阴火流窜：阴火流窜于肌肤、四肢则身热、肌热、四肢烦热、低热绵绵、自觉发热、恶热；阴火流窜于血脉则脉洪大；阴火上冲于头则头疼；阴火流窜于耳则耳鸣耳聋；阴火流窜于眼则目赤；阴火流窜于口则口疮、口腔溃疡；阴火上冲于肺则咳嗽、哮喘、鼻衄；阴火上冲于心则心烦；阴火流窜于脾胃则胃脘灼热；阴火流窜于肝则头晕目眩、胁肋灼痛；阴火流窜于肾则腰痛。

3. 元气受损、阴津干涸

（1）元气受损：气短、乏力。

（2）阴津干涸：口干、口渴不止、肌肤干燥。

四、内伤热中证的治疗

内伤热中证的起始环节是脾胃虚弱、中气下陷，故李东垣创制补中益气汤给予治疗。方中黄芪、人参、炙甘草重在补益元气，针对元气亏虚而设，为方中不可或缺之品，故李东垣称“除湿热烦热之圣药也”；白术重在健运脾胃，针对脾胃虚弱而设。同时能燥湿化湿，湿去则气机通畅，有助于热邪的消散和血液的运行，故李东垣称其“除胃中热，利腰脊间血”；柴胡、升麻，升举中气；脾气虚弱，则脾胃运化不利，故加橘皮理气运脾。同时，橘皮配黄芪、人参、炙甘草，可促进元气的流通，故李东垣称其“以导气，又能益元气，得诸甘药乃可，若独用泻脾胃”；当归和血脉。元气亏虚，则不能推动血液的正常运行，导致血液郁滞。血液郁滞，不利于元气的流通壮旺，不利于脾胃的气机升降，不利于湿邪的蒸腾气化，不利于阴火的消散。故李东垣称其“酒焙干，或日干以和血脉”。上述药味切碎，煎汁去渣，距离饭后较远时间稍热服。临床可根据病人的具体情况处方用药，煎汤饭后温服。

五、补中益气汤的加减变化

李东垣非常重视补中益气汤的加减变化，这实际上是李东垣辨证论治学术思想的集中体现，更是李东垣临床灵活用药的宝贵经验，需要我们认

真学习研究，继承发扬。补中益气汤的加减变化集中在疼痛和咳嗽两个方面，其他涉及痞证、大便干燥等。疼痛的加减变化最多，包括大腹痛、头痛、小腹痛、胁痛、全身疼痛或沉重。

如肝血亏虚不能柔养筋脉导致腹中痛者，酌情选加白芍药、炙甘草滋养肝血、缓急止痛；如阳虚不能温煦导致畏寒怕冷、腹中冷痛、喜热喜按者，酌情选加去皮肉桂温阳散寒；如内伤脾胃湿热导致恶热喜寒而腹痛者，酌情选加黄芩、白芍、炙甘草；如夏天暑热气候脾胃湿热导致腹痛，尽管不伴有明显的恶热喜寒，也酌情选加黄芩、白芍、炙甘草；脾胃湿热导致恶热腹痛，在天气寒凉的情况下可考虑在白芍药、甘草、黄芩三药中酌情配伍少量肉桂；如果天气寒冷、患者阳气亏虚、腹部冷痛，则去白芍酸寒伤阳，酌情选加益智仁温脾散寒；如果伴有胃寒呕吐，则酌情选加半夏、生姜。

如果因为外感风寒导致头痛，酌情选加蔓荆子祛风散寒止痛；如果头痛厉害者，再酌情选加川芎祛风散寒止痛；如果头顶疼痛者，酌情选加藁本祛风散寒止痛；如果长期头痛、痛无休止者，加细辛祛风散寒止痛。假如头痛，头内有热气上攻的感觉，这是内蕴湿热外感风邪之头痛，当用清空膏，药物有黄连、黄芩、茶叶、川芎、羌活、防风、炙甘草。

如果脐下小腹和少腹疼痛伴有腰膝酸软，这可能是阴火耗伤肾阴所致，加熟地滋阴补肾，其疼痛常常立刻停止；如果加了熟地小腹疼痛仍然不能停止，这可能是阴火损伤肾阳所致的大寒证，更加肉桂以温阳散寒止痛。上述小腹少腹疼痛是从内伤热中证转化而来，不是伤寒直中厥阴的证候。这是《内经》“少腹痛皆寒证”“复法相报”“大胜必大复”理论的具体体现。如果少腹疼痛拒按，说明下焦伴有瘀血，酌情配伍仲景抵当汤或丸。

如果胁下疼痛，或胁下紧缩状态，均可酌情选加柴胡以疏达肝气；如胸中气满壅滞，加青皮以破滞气；如果少气、呼吸短促，则不用青皮。

如果全身沉重为主伴有疼痛者，是感受湿邪，酌情选加白术、茯苓、猪苓、泽泻，即去桂五苓散；如果全身疼痛为主伴有沉重，是风湿相搏，用羌活、防风、藁本、升麻、苍术另组一方煎服祛风散寒宣湿，不要再用五苓散利小便。因为羌活、防风、藁本、升麻、苍术之类祛风药已能燥湿胜湿。如果服后身痛消失了，不必再服此方，因为这类祛风湿药，过服就损伤元气而增剧病情的发展。

如果久病咳嗽痰多黄稠，则去人参，防止人参壅滞生痰助热；如果新病咳嗽痰白而稀，则不去人参；冬天寒冷季节或春寒未暖时或秋风凉爽时感受风寒咳嗽，则加麻黄祛风散寒止咳；如春天气候温暖，则加佛耳草、款冬花止咳化痰；如果是夏天咳嗽、舌苔干燥，加五味子、麦门冬酸敛养阴止咳，但是舌上白滑苔者，是胸中积有寒痰，不能用麦冬、五味子，反助寒饮而增咳嗽；如果夏天暑伤元气，短气、自汗、精神少，虽不咳嗽，也宜加人参、麦门冬、五味子，酸敛益气养阴生津。

如果病人能进饮食而心下痞塞，酌情选加酒炒黄连以消痞；如果不能进饮食而心下痞满，便是虚寒脾脏，不可加黄连；如果大便干燥，酌情选加当归尾养血通便；大便燥结不痛的，可酌情选加芒硝。但是，大便通利即止。这种病，主要是脾胃虚弱、内伤热中所致，过分泻下，反而损伤正气，恐怕导致病情更加严重凶险。

李东垣补中益气汤加减法中涉及最多的是疼痛，我们在学习过程中既要看到其长处，也要看到其不足。例如头痛有风寒头痛、风热头痛、火热头痛、痰厥头痛、肝阳上亢头痛、血虚头痛、气虚头痛等。李东垣将头痛概括为外感头痛和内伤头痛，如其在《内外伤辨惑论》中指出“外感头痛，常痛不休；内伤头痛，时痛时止”。从外感、内伤两大类分析头痛的发病机制，纲举目张，为进一步再从寒热虚实辨证头痛奠定了基础。对于气虚头痛夹有外感者，李东垣提出了用蔓荆子、川芎、藁本、细辛四味药加减化裁，值得我们学习借鉴。对于其他类型的头痛，李东垣则并非拘泥于补中益气汤。如他治痰厥头痛，恶心烦闷，头旋眼黑，短气乏力，目不能开，头痛如裂，身重肢冷，不得安卧而制半夏白术天麻汤（方见本书卷下）。在本文中，特别指出头上有热，不能用补中益气汤加此四味治疗，当用清空膏散风泻火。对于肝阳上亢见面赤脑涨、头热痉痛者，对于热极生风的火热头痛见头重剧痛、项脊强直、壮热神昏者，李东垣著作中都未有所论及，这是需要我们注意的。再如他以脾胃虚弱证作为中心，将腹痛分为寒热两种加减法，这是有些局限的。引起腹痛的原因非常复杂，就中医而言，有寒，有热，有虚，有实，有急，有缓。西医学中引起腹痛的原因有急性胰腺炎、溃疡性胃炎、急慢性胃炎、胆囊炎、胆石症、胆道蛔虫症、急性胃炎、胃痉挛、肠梗阻、腹膜炎、急性阑尾炎、结肠炎、急性肝炎、急性盆腔炎、宫外孕、痛经等。这些都要根据辨证论治加以治疗，不可拘泥于虚证和补中益气汤。

李东垣补中益气汤治咳嗽加减法比较令人费解。他说：“如久病痰嗽者去人参，初病者勿去之。”一般情况下，应该是久病咳嗽加人参扶助正气，初病咳嗽去人参防止助邪气。这如何正确理解呢？内伤热中证既有脾胃虚弱，又有阴火刑肺。病久阴火刑肺则导致痰热蕴肺，这时需要去人参，防止人参甘温助肺热，防止人参甘温助痰热壅滞气机；初病时，阴火刑肺之病情较轻，病情的主要矛盾在于脾胃虚弱和肺气亏虚，这时用人参补脾益肺，反而有利于病情的治疗。从根本上来说，人参的加减去留不在于病情的新久，而在于阴火的盛衰。需要提醒的是，补中益气汤加麦冬、五味子滋养肺阴，适合于治疗久病肺阴虚和肺津虚，也适合治疗肺实热证伴有肺阴虚或肺津虚者，也适合治疗痰热蕴肺证伴有肺阴虚或肺津虚者，不适合治疗单纯的肺实热证。

六、内伤热中证的寒中转归

内伤热中证日久不愈，可以转变为内伤寒中证。正如李东垣说："上一方加减，是饮食、劳倦、喜怒不节，始病热中，则可用之。若末传为寒中，则不可用也。盖甘酸适足益其病尔，如黄芪、人参、甘草、芍药、五味子之类也。"李东垣在本文中用了大量的篇幅来说明内伤寒中的病因、病机、病位、临床表现、治疗方法、治疗禁忌，一方面阐明了内伤热中证转归，一方面论述了内伤热中证和内伤寒中的鉴别。

李东垣所说的内伤寒中证，并不是我们通常所说的由于过食生冷直接损伤了脾阳所致，也与外感寒邪入里损伤脾阳有别。而是由内伤热中证日久，火热亢盛损伤阳气所致。所以，李东垣的内伤寒中证，其病位不单纯在脾胃，还在足少阴肾、督脉、足太阳膀胱、手阳明大肠等。如李东垣说："先病热中证者，冲脉之火附二阴之里，传之督脉。督脉者，第二十一椎下长强穴是也，与足太阳膀胱寒气为附经。督脉其盛也，如巨川之水，疾如奔马，其势不可遏。"

内伤寒中证的临床表现是：胸中寒、胃脘冷痛、脘腹胀满、饮食不下、两肋胀满、咽膈有堵塞不通感、大便不通、脉盛大或盛大而涩。正如李东垣说："《黄帝针经》：胃病者，腹胀，胃脘当心而痛，上支两胁，膈咽不通，饮食不下，取三里以补之"，"其手太阳小肠热气不能交入膀胱经者，故十二经之盛气积于胸中，故其脉盛大。其膀胱逆行，盛之极，子能令母实。手阳明大肠经，金，即其母也，故燥旺。其燥气挟子之势，故脉涩而大便不通。以此言脉盛大以涩者，手阳明大肠脉也"。其他症状可有腰膝冷痛、完谷不化、大便稀溏、小便清长、舌淡润、苔白滑、脉沉迟或沉紧无力等，临床要根据具体病情加以分析把握。

李东垣在该文中没有明确指出内伤寒中证的治疗方药，只是强调黄芪、人参、甘草、芍药、五味子之类药物不适合应用，这是因为甘酸类药物壅滞酸敛，不利于寒性的宣散，用了会加剧病情。内伤寒中证的治疗当用甘辛热剂温中散寒、补阳通阳，诸如理中汤、吴茱萸汤等，药物如干姜、高良姜、炮附子、小茴香、丁香、桂枝、肉桂、吴茱萸等。针灸可以用足阳明合穴三里穴治疗，手法要用补法。

七、内伤热中与外感风寒的鉴别

本文中李东垣提到了内伤热中证与外感风寒的鉴别。他说："然而与外感风寒所得之证颇同而实异。内伤脾胃，乃伤其气；外感风寒，乃伤其形。伤其外为有余，有余者泻之；伤其内为不足，不足者补之。内伤不足之病，苟误认作外感有余之病而反泻之，则虚其虚也。实实虚虚，如此死者，医杀之耳！"但该文论述较为简略，读者当参看《内外伤辨惑论》中有关内容，以便较好地把握内伤热中证与外感风寒的鉴别诊断。

内伤热中证和外感风寒证都有恶寒、发热、头痛、咳喘、口渴、心烦等共同表现。尽管症状有很多相同之处，但实际上差异很大。

外感风寒所伤，乃伤形体的肌表，导致了营卫不和，是客邪有余之实证，治疗方法是解表散寒，方药当用麻黄汤、葛根汤等发汗；内伤热中证，乃是饮食劳倦七情损伤了脾胃，导致了营卫亏虚、肌表失固，是元气不足的虚证，治疗方法是补中益气，方药用补中益气汤、黄芪人参汤等壮旺元气。

劳倦内伤不足的病，倘若错误地认为是外感风寒有余的病，反用发汗剂开泄肌表，这就是病本属于虚证，再加发汗促使其更虚。虚证反用泻药，实证反用补药，这样把人治死了，是犯杀人之罪啊！

脾胃虚弱随时为病随病制方

夫脾胃虚弱（大凡脾胃虚弱的人），必上焦之气不足[1]，遇夏天气热盛[2]（遇到夏季天气炎热湿盛），损伤元气[3]，怠惰嗜卧（表现为身体懒惰、经常困倦欲睡或喜好睡眠），四肢不收，精神不足，两脚痿软（两下肢肌肉萎缩瘫软难以站立），遇早晚寒厥（每遇到早晚气温较低时，手足发冷），日高之后（太阳升高、气候温暖之后），阳气将旺，复热如火（手足热的又如火烧火燎）。乃阴阳气血俱不足（这是气血阴阳都亏虚的表现），故或热厥[4]而阴虚（故有的因为阴液亏虚而表现为热厥），或寒厥[5]而气虚（有的因为气虚而表现为寒厥），口不知味，目中溜火[6]（眼里往外冒火花），而视物䀮䀮[7]无所见（视物昏暗甚至目盲），小便频数，大便难而结秘，胃脘当心而痛（胃脘正当心窝处疼痛），两胁痛或急缩（两肋下疼痛或有紧缩不舒的感觉），脐下周围如绳束之急（肚脐周围像绳索束缚一样拘急），甚则如刀刺，腹难舒伸（腹痛导致四肢蜷缩，难以舒伸），胸中闭塞（胸中憋闷），时显呕哕[8]，或有痰嗽，口沃[9]白沫，舌强[10]，腰、背、胛[11]、眼皆痛，头痛时，食不下，或食入即饱，全不思食（完全不想吃东西），自汗甚，若阴气[12]覆在皮毛之上（皮肤经常有怕冷的感觉），皆天气之热助本病也（以上症状都是暑夏湿热耗气伤阴导致脾胃虚弱本病更加严重形成的），乃庚大肠、辛肺金为热所乘而作（也与庚金大肠和辛金肺被火热损伤发作有关）。当先助元气（首先应当补养脾胃、扶助元气），理治庚辛之不足（其次治疗肺与大肠的不足），黄芪人参汤主之。

黄芪人参汤

黄芪一钱，如自汗过多，更加一钱　升麻六分　人参去芦　橘皮不去白[13]　麦门冬去心[14]　苍术无汗

[1] 气不足：此处不单纯指气虚，尚包括血虚、阴虚、津虚。

[2] 天气热盛：此处天气热盛，当包括天气热和湿气盛。

[3] 元气：此处不仅包括元气，也包括津液、阴液、血液。

[4] 热厥：因火热所致手足厥冷，甚至昏迷的病证。也称阳厥。

[5] 寒厥：由于阳气亏虚所致肢体厥冷。又称阴厥、冷厥。

[6] 溜火：liū huǒ，往外冒火。

[7] 䀮䀮：máng máng，昏暗貌。

[8] 呕哕：有物有声叫呕，有声有物叫哕。

[9] 沃：wò，泛出。

[10] 强：jiàng，强硬。

[11] 胛：jiǎ，肩胛。

[12] 阴气：指寒气。

[13] 不去白：不去内部的白皮。

[14] 去心：麦冬心苦寒伤胃，故去之。

更加五分[1]　白术以上各五分　黄柏酒洗，以救水之源[2]（黄柏，用酒洗减少其苦寒之性，用以救助肾阴）　炒曲以上各三分　当归身酒洗（当归身，酒洗以增加其行气活血作用）　炙甘草以上各二分　五味子九个

上件同㕮咀，都作一服（都算作一付剂量），水二盏，煎至一盏，去渣，稍热服，食远或空心服之。忌酒、湿面、大料物之类及过食冷物。

如心下痞闷，加黄连[3]二分或三分（加黄连二分或三分苦寒清利湿热）。

如胃脘当心痛（如果正好就在胃脘处冷痛），减大寒药[4]（减少苦寒药物黄柏的用量），加草豆蔻仁[5]五分（加草豆蔻五分温胃散寒止呕）。

如胁下痛，或缩急（胁下收缩拘急），加柴胡二分或三分。

如头痛，目中溜火（眼睛往外冒火），加黄连[6]二分或三分，川芎三分（加黄连二分或三分清心肝经火热，加川芎三分活血止痛）。

如头痛，目不清利（眼睛不清亮），上壅上热（头胀头热），加蔓荆子、川芎以上各三分（加蔓荆子、川芎各三分散风止痛），藁本、生地黄[7]以上各二分（藁本、生地各二分，散风凉血止痛），细辛一分。

如气短，精神如梦寐之间（精神恍惚），困乏无力，加五味子[8]九个。

如大便涩滞，隔一二日不见一者，致食少，食不下，血少（这是血液亏虚导致的），血中伏火而不得润也（因为血中有伏火耗伤血液，血液不能濡润大肠导致大便干燥难解）。加当归身、生地黄、麻子仁泥以上各五分（加当归身、生地黄、麻子仁泥各五分以养血润肠通便），桃仁三枚，汤泡去皮尖，别研（桃仁三枚，用热水泡后去掉外皮和尖部，另外要研碎，润肠通便）。

如大便通行，所加之药[9]勿再服（前药如当归、生地、麻子仁、桃仁就不要再服用了）。

如大便又不快利，勿用别药，少加大黄煨[10]五分。

如不利者，非血结血秘[11]而不通也（这不是上述的血燥血少证导致的大便不通）。是热则生风（这

[1] 无汗更加五分：苍术辛燥发散，有发汗解表作用，故无汗时加量。

[2] 救水之源：黄柏清泻下焦肝肾病理之相火（阴火），阴火不耗竭肺肾阴液，故称救水之源。

[3] 加黄连：胃脘有湿热导致痞闷，故加黄连。

[4] 大寒药：指黄柏。

[5] 草豆蔻仁：辛温散寒，芳香化湿，主入脾胃，祛寒除中焦湿，又温中止呕，适于寒湿中阻所致病证。

[6] 黄连：入心经，清心火。心者，肝木之子也，清心则可清肝。肝开窍于目，故黄连擅长明目，治疗目中溜火、目痛、眦伤泪出、爆发火眼等。

[7] 生地黄：其用有四，凉心火之血热，泻脾土之湿热，止鼻中之衄热，除五心之烦热。性寒沉降，故可清上壅之热，治疗目不清利。

[8] 五味子：有补元气、收敛元气、生津止渴、滋补肝肾、强精神之功。

[9] 所加之药：指前药如当归、生地、麻子仁、桃仁。

[10] 煨：wēi，将药材用湿润面粉包裹，在炒热的滑石粉锅内加热至外皮焦黄色为度。

[11] 血结血秘：由于血燥血少导致的血液瘀滞。

是由于胃肠湿热，又招惹了外来之风），其病人必显风证（患者一定有外来之风的表现，如肛门口瘙痒、全身皮肤瘙痒、外阴瘙痒、关节疼痛、恶风、自汗、舌淡苔白、脉缓），单血药不可复加之（单纯养血润燥的药物不能再加用了），止[1]常服黄芪人参汤，药只用羌活、防风[2]以上各五钱，二味㕮咀以水四盏，煎至一盏，去渣，空心服之，其大便必大走[3]也（大便一定会很通畅），一服便止（煎服一剂大便通畅后就停止服药）。

如胸中气滞加青皮皮薄清香可爱者，一分或二分，并去白橘皮倍之（并且去内白皮的陈皮要加倍用），去其邪气（以理气去邪）。此病本元气不足，惟当补元气，不当泻之（不应该损害元气，所以青皮、陈皮不宜过用久用）。

如气滞大甚（如果气机阻滞太厉害），或补药大过，病人心下有忧滞郁结之事（病人胃口处因为忧思导致胀闷郁结不通），更加木香、缩砂仁以上各二分或三分，白豆蔻仁[4]二分，与正药[5]同煎。

如腹痛不恶寒者，加白芍药五分，黄芩二分（方中加白芍五分、黄芩二分，缓急止痛、清利湿热），却减五味子（反而减少用五味子的量，防止过分收敛不利于湿热的治疗）。

夫脾胃虚弱，遇六七月间河涨霖雨[6]（遇到六七月间连绵大雨河水暴涨），诸物皆润（所有物件都是湿漉漉的），人汗沾衣，身重短气，甚则四肢痿软（甚至四肢软弱无力，不能随意运动），行步不正（走起路来倾斜不正），脚敧[7]（脚歪向一边），眼黑欲倒（眼前昏黑，头晕欲倒），此肾水与膀胱俱竭之状也（这是肾阴亏虚、膀胱气化功能都衰竭的表现），当急救之。滋肺气，以补水之上源（以补养肾水的上源肺金）；又使庚[8]大肠不受邪热（又使大肠不受湿热的熏蒸），不令汗大泄也。汗泄甚则亡津液（汗液大泄厉害，就会导致津液消亡），亡津液则七神[9]无所依（津液消亡了，七神则无所依存）。《经》[10]云：津液相成，神乃自生（精神自然产生）。津者，庚大肠所主（为大肠所主管），三伏[11]之义（三

[1] 止：停止。

[2] 羌活、防风：能祛风胜湿，风湿去则气机畅，故大便通畅。应以风寒湿郁结胃肠者为宜。风湿热者，酌情配伍黄连、黄芩、黄柏等为宜。

[3] 大走：通畅。

[4] 白豆蔻仁：辛温，归肺脾胃经，具有化湿行气，温中止呕之功。擅长行气理气，治疗湿邪阻滞的脘腹胀满、不思饮食。

[5] 正药：指黄芪人参汤。

[6] 霖雨：lín yǔ，连绵大雨。

[7] 敧：qī，倾斜，歪向一边。

[8] 庚：gēng，秋天万物皆肃然更改，故曰庚。

[9] 七神：指魂、魄、精、神、意、智、志等精神活动。

[10]《经》：指《素问·六节藏象论》第九。

[11] 三伏：初伏（头伏）、中伏和末伏的统称，一年中最热的时节。伏表示阴气受阳气所迫藏伏地下。每年出现在阳历7月中旬到8月中旬。其气候特点是气温高、湿度大。

伏的含义，就是湿气受阳气所迫藏伏地下），为庚金受囚[1]也（庚金在三伏天受到湿热之气的束缚克制）。若亡津液，汗大泄，湿令亢甚（暑湿之气又非常亢盛），则清肃之气甚（那么，肺气湿热之邪亢盛），燥金受囚（肺金受到了束缚克制），风木无可以制（金克木，金受到束缚克制，则风木肝无所束缚克制而生风）。故风湿相搏，骨节烦疼，一身尽痛，亢则害承乃制[2]是也（这就是通常所说的亢害承制）。

孙思邈[3]云：五月常服五味子[4]，是泻丙火[5]（是通过五味子酸敛心火而达到清泻小肠之火的效果），补庚大肠（是通过酸敛津液达到补养大肠的效果），益五脏之元气（是通过酸敛元气达到补益五脏元气的效果）。壬[6]膀胱之寒已绝于巳[7]，癸[8]肾水已绝于午[9]，今更逢湿旺（现在更逢夏季湿气旺盛），助热为邪（湿邪助火热为虐），西方[10]、北方[11]之寒清绝[12]矣（湿热伤耗气阴，导致肺肾功能低下甚至衰竭）。圣人[13]立法（古代医学学术造诣高深的人确立治疗大法），夏月宜补者（夏天需要补养者），补天元之真气[14]（要补助肺气），非补热火也（不要助火热邪气），令人夏食寒是也（如果有上火的情况，夏天就让人吃些寒凉的东西）。为热伤元气（因为暑热耗伤了元气），以人参、麦门冬、五味子生脉[15]（用人参、麦门冬、五味子补元气）。脉者，元气也；人参之甘，补元气、泻热火也；麦门冬之苦寒，补水之源（滋补肺金之阴津），而清肃燥金也（而有助于清肃肺金火热）；五味子之酸以泻火（五味子酸敛元气而清泻火热），补庚大肠与肺金也（滋补大肠与肺的津液）。

当此之时（在暑湿季节），无病之人（即使身体健康的人），亦或有二证（也可能会患下面两个病证）；

或避暑热（有的人为了躲避暑热），纳凉于深

[1] 囚：qiú，禁锢。

[2] 亢则害承乃制：亢，即亢盛；承，抵御；制，节制。六气中如有一气过极，就会害物，必须抵御这种亢盛之气，令其节制，方能维持事物的正常生发。

[3] 孙思邈：唐代著名医学家，被后人尊称为“药王”，著有《千金要方》《千金翼方》等书。

[4] 五味子：酸敛，可以收敛心火，即可以泻小肠火。五味子具有清心安神、生津养阴、壮旺元气之功。

[5] 泻丙火：泻小肠火。

[6] 壬：代表膀胱寒水。

[7] 巳：指上午9–11点。此时脾脏功能旺盛。脾属土，土克水。膀胱受到脾脏的克制最强，也是膀胱功能最为低下的时候。

[8] 癸：代表肾水。

[9] 午：上午11点–下午1点。此时心脏功能旺盛。心脏属火，火能耗水。此时肾水受到心火的耗伤最多，也是肾功能最为低下的时候。

[10] 西方：指金，在人为肺。

[11] 北方：指水，在人为肾。

[12] 清绝：清少断绝。

[13] 圣人：道德高尚学术造诣高深者。

[14] 天元之真气：指肺气。肺主呼吸，摄取自然环境中新鲜空气，故曰天元之真气。

[15] 脉：此处为元气的代名词。

堂大厦[1]得之者（在屋宇深处的厅堂和高大的房子里乘凉），名曰中暑。其病必头痛恶寒，身形拘急，肢节疼痛而烦心，肌肤大热无汗，为房屋之阴寒所遏（这是房屋的阴寒之气困遏了体内的阳气），使周身阳气不得伸越（使周身卫外的阳气不能畅达于肌表），世多以大顺散[2]主之是也。

若行人或农夫，于日中劳役得之者（在烈日当空、天气炎热时劳动受到暑热的侵袭），名曰中热。其病必苦[3]头痛，发躁热，恶热，扪之肌肤大热，必大渴引饮，汗大泄，无气以动（少气乏力、无力动作），乃为天热外伤肺气（这是天气炎热，从外入内损伤肺气所致），苍术白虎汤[4]主之。

洁古[5]云（金代医学家张元素说）：动而得之为中热（在劳动时候感受暑热之邪的称为中热），静而得之为中暑（在避热于阴凉中感受阴寒之邪叫中暑）。中暑者阴证，当发散也。中热者阳证，为热伤元气，非形体受病也。

若虚损脾胃（如果因为某种原因损伤了脾胃），有宿疾[6]之人，遇此天暑，将理失所（调理不当），违时伐化（违反四时的客观规律，伤伐天地的自然气化），必困乏无力（必然困倦疲乏无力），懒语气短，气弱气促，似喘非喘（气短促导致气喘，但这种喘和哮喘不同，似哮喘非哮喘），骨乏无力（骨节痿软无力），其形如梦寐（身体摇摇晃晃像在睡梦中），朦朦[7]如烟雾中，不知身所有也（不知自己身子在什么地方），必大汗泄。

若风犯汗眼[8]（如果风邪趁着汗孔空疏而侵犯肌表），皮肤必搐[9]，项筋（颈部的筋脉拘急不舒），皮枯毛焦，身体皆重，肢节时有烦疼[10]，或一身尽痛，或渴或不渴，或小便黄涩，此风湿相搏也。

头痛或头重，上热壅盛（头上热气壅盛），口鼻气短（口鼻气息短促），气促（呼吸短促），身心

[1] 深堂大厦：屋宇深处的厅堂和高大的房子。

[2] 大顺散：由甘草、干姜、杏仁、肉桂组成。

[3] 苦：困扰于。

[4] 苍术白虎汤：即白虎汤加苍术。

[5] 洁古：张元素，金代医学家，河北易县人，著有《医学启源》《珍珠囊》等书。

[6] 宿疾：旧病。这里指平素脾胃虚弱。

[7] 朦朦：昏花。

[8] 汗眼：汗孔。

[9] 搐：chù，抽搐收缩。

[10] 烦疼：酸痛。

烦乱（内心烦躁不能安宁），有不乐生之意（有不想活着的心思和想法），情思惨凄（心情忧郁感伤），此阴盛阳之极也（这是湿邪亢盛火热也亢盛之证）。

病甚则传肾肝为痿厥（如果疾病严重就会下传肝肾导致痿证和厥证）。厥者，四肢如在火中为热厥，四肢寒冷者为寒厥。寒厥则腹中有寒，热厥则腹中有热，为脾主四肢故也（因为脾与四肢的关系密切呀）。

若肌肉濡渍[1]（如果暑湿之邪侵渍四肢肌肉），痹而不仁[2]（阻塞经络导致麻木不知痛痒），传为肉痿证（传为肌肉萎缩证）。证中皆有肺疾（肌肉萎缩证中多伴有肺部疾病），用药之人当以此调之（医生在治疗过程中要注意调理肺脏）。

气上冲胸（病人如果有逆气上冲胸部，导致胸闷、眩晕不能站立、四肢逆冷，甚至昏仆、不醒人事），皆厥证也。痿者，四肢痿软而无力也，其心烦冤不止。厥者，气逆也（其本质就是气机逆乱），甚则大逆（甚至就是气机大逆，表现为手足逆冷、不醒人事），故曰厥逆。其厥痿多相须[3]也。

于前已立黄芪人参五味子麦门冬汤[4]中，每服加白茯苓二分，泽泻四分，猪苓、白术以上各一分。

如小便快利不黄涩者（如果小便通畅，既不黄又不短涩者），只加泽泻二分，与二术[5]上下分消其湿。

如行步不正（如果行走步履倾斜不正），脚膝痿弱（两脚和两膝盖痿软无力），两足欹侧[6]者（两脚歪斜），已中痿邪（这是已经感受了导致痿证的湿热之邪），加酒洗黄柏、知母三分或五分，令二足涌出气力矣。

如汗大泄者，津脱[7]也，急止之，加五味子六枚，炒黄柏五分，炒知母三分。不令妨其食（但是要注意不能让吃药妨碍吃饭），当以意斟酌（应当根据病情斟酌服用药物）。若妨食则止（如果妨碍进食，就停

[1] 濡渍：浸渍。

[2] 不仁：麻木不知痛痒。

[3] 相须：本指相互配伍，可以增强疗效。此处指同时出现。

[4] 黄芪人参五味子麦门冬汤：即黄芪人参汤。

[5] 二术：苍术、白术。

[6] 欹侧：qī cè，倾斜，歪斜。

[7] 津脱：津液大量脱失。

止服药），候食进（等又能吃饭了），则再服。三里、气街，以三棱针[1]出血（同时用三棱针针刺上述两穴出血）。若汗不减不止者，于三里穴下三寸上廉穴出血（再在三里穴下三寸上巨虚穴用三棱针点刺出血）。禁酒、湿面（禁止喝酒、吃湿面）。

夫痿者，湿热乘肾肝也，当急去之。不然，则下焦元气竭尽而成软瘫，必腰下不能动，心烦冤而不止也。若身重减，气不短，小便如常，及湿热之令退时（以及湿热节令开始消退的时候），或所增之病气退者（或者所增加的病邪开始消退的），不用五味子、泽泻、茯苓、猪苓、黄柏、知母、苍术、白术之药（治疗的时候就不要再用五味子、泽泻、茯苓、猪苓、黄柏、知母、苍术、白术之类的药物健脾燥湿、清热利湿、收敛元气了），只依本病中证候加减（只是根据本病当前的证候应用黄芪人参汤加减就行了）；常服药亦须用酒黄柏二分或三分（如果仍有湿热的话，常服药物中也须要注意配伍黄柏二分或三分）。如更时令（如果时令发生了变化），清燥之气大行（清凉干燥之气大加盛行），却加辛温泻之（再加辛温药物温散凉燥之气）。若湿气胜，风证不退（感受风邪引起的风证也没有消退），眩运[2]、麻木[3]不已[4]，除风湿羌活汤主之。

除风湿羌活汤

羌活一两　防风去芦　苍术酒浸，去皮　黄芪以上各一钱　升麻七分　炙甘草　独活　柴胡以上各五分　川芎去头痛　黄柏　橘皮　藁本以上各三分　泽泻去须，一分　猪苓去黑皮　茯苓以上各二分　黄连去须，一分

上㕮咀，每服称[5]三钱或五钱，水二盏，煎至一盏，去渣，稍热服，量虚实施用（根据病人的虚实情况应用）。如有不尽证候[6]，依加减法用之。

夫脉弦[7]、洪[8]、缓[9]，而沉按[10]之中、之下得时一涩，其证四肢满闷，肢节烦疼，难以屈伸，

[1] 三棱针：即锋针，针体圆、针尖呈三棱状，有刃。

[2] 眩运：眩晕。

[3] 麻木："气不至则麻，血不至则木"，四肢肌肉的气血不通畅而失去知觉。

[4] 不已：不停止、不停歇。

[5] 称：秤。

[6] 不尽证候：指本文没有记述的各种症状。

[7] 弦：端直而长、如按琴弦的脉象。多见于肝胆病、气滞血瘀、痰饮、胃气衰败。

[8] 洪：脉来极大，如波涛汹涌，来盛去衰。多见热证。久病、失血、久泄等病症见洪脉，多属正气虚脱之危象。

[9] 缓：一息四至，来去弛缓松懈的脉象。多见于湿证或脾胃虚弱。

[10] 沉按：重按。

身体沉重，烦心不安，忽肥忽瘦（面部忽然肿胀忽然消退），四肢懒倦，口失滋味，腹难舒伸（脘腹拘挛收缩难以舒张伸展），大小便清利而数（大便清稀、小便清白，而且次数多），或上饮下便（或者刚喝了水就去小便），或大便涩滞不行（或者大便排泄不通畅），一二日一见（一两天才排一次大便），夏月飧泄（夏天大便泄泻清稀），米谷不化（大便中夹有没有消化的食物），或便后见血、见白脓，胸满短气，膈咽不通，或痰嗽稠黏，口中沃沫[1]，食入反出（刚吃进去食物就又吐了出来），耳鸣耳聋，目中流火，视物昏花，努肉红丝[2]，热壅头目，不得安卧，嗜卧[3]无力，不思饮食，调中益气汤主之。

调中益气汤

黄芪一钱　人参去芦头，有嗽者去之　甘草　苍术以上各五分　柴胡一味为上气[4]不足，胃气与脾气下溜，乃补上气，从阴引阳[5]也　橘皮如腹中气不得运转，更加一分　升麻以上各二分　木香一分或二分

上件锉[6]麻豆[7]大，都作一服，水二大盏，煎至一盏，去渣，带热（服用的药液要温），宿食消尽服之（且在早晨空腹服用，经过一晚上宿食基本消化殆尽）。宁心绝思（如果能够保持心神宁静），药必神效[8]。盖病在四肢、血脉，空腹在旦[9]是也（所以在早晨空腹服药，有利于药物在四肢、血脉发挥作用）。

如时显热躁（如果头面和肌表时不时地感到燥热），是下元[10]阴火蒸蒸发也（这是下焦肝肾中的阴火向上向外蒸发所导致的），加真生地黄二分，黄柏三分，无此证则去之（黄柏三分，如果头面和肌表无燥热感则去掉黄柏）。

如大便虚坐[11]不得，或大便了[12]而不了（或者大便解完了但是仍有没有解干净彻底的感觉），腹中常逼迫[13]，血虚血涩也，加当归身三分。

如身体沉重，虽小便数多，亦加茯苓二分，苍

[1] 沃沫：黏沫。
[2] 努肉红丝：目内眦的瘀肉和血丝。
[3] 嗜卧：经常困倦欲睡，或喜好睡眠。
[4] 上气：此处指中气。
[5] 从阴引阳：中气下陷，治从下焦阴分引阳气上升。
[6] 锉：cuò，用锉磨东西。
[7] 麻豆：豌豆。
[8] 神效：取效很快。
[9] 旦：清晨。
[10] 下元：肝肾。
[11] 虚坐：时时欲解大便但又解不出。
[12] 了：liǎo，完结，结束。
[13] 逼迫：窘迫。

术一钱，泽泻五分，黄柏三分，暂时从权而祛湿也，不可常用，兼足太阴已病，其脉亦络于心中，故显湿热相合而烦乱（调中益气汤中加茯苓、泽泻、苍术、黄柏四味药物，目的是暂时采用灵活变通的方法来祛湿，不可长期应用。因为兼有足太阴脾也受到湿热邪气的侵袭，足太阴脾之经络也联络于心中，所以导致了心中烦乱）。

如胃气不和（如果伴有胃气不和，表现为恶心呕吐等），加汤洗半夏五分（调中益气汤中加热水洗过的半夏五分降胃气），生姜三片（加生姜三片，一方面止恶心呕吐，一方面制约半夏的毒性），有嗽加生姜、生地黄二分（如果伴有咳嗽加生姜、生地黄二分，加生地黄以润肺止咳），以制半夏之毒（加生姜以制约半夏的毒性）。

如痰厥[1]头痛（如果伴有痰气上逆导致的头痛，表现为头痛剧烈、呕吐痰涎、天旋地转、舌苔厚腻、脉滑等），非半夏不能除（调中益气汤中加半夏降逆化痰，因为该种头痛除了半夏其他药物是不能消除的），此足太阴脾所作也。

[1] 痰厥：痰气逆上，四肢冷厥。

如兼躁热（如果兼有心中烦躁、肌肤发热），加黄柏、生地黄以上各二分（调中益气汤中加黄柏、生地，以上各二分。黄柏清降阴火，生地滋养肾阴）。

如无以上证，只服前药[2]。

[2] 前药．调中益气汤。

上件锉如麻豆，都作一服，水一大盏，去渣，带热食远服之（药液要热服，要离开吃饭时间较远时服药，以便有利于补益脾胃）。

如夏月[3]，须加白芍药三分（则须在调中益气汤中加白芍三分，清热养阴敛汗）。

[3] 夏月：指农历的四、五、六月。

如春月[4]，腹中痛，尤宜加（尤其适合加白芍药缓急止痛）。

[4] 春月：指农历的一、二、三月。

如恶热而渴，或腹痛者，更加芍药五分（更要加白芍药五分清热养阴生津止渴、缓急止痛），生黄芩二分（生黄芩二分清热泻火）。

如恶寒，腹中痛，加中桂[1]三分（加去皮的桂枝三分解表散寒止痛），去黄芩，谓之桂枝芍药汤，亦于前药中加之同煎（也加到调中益气汤方中共同煎煮）。

如冬月[2]腹痛，不可用芍药，盖大寒之药也（因为白芍药是非常寒凉的药物），只加干姜二分（只可加干姜二分温胃散寒止痛），或加半夏五七分，以生姜少许制（如果胃气上逆见恶心呕吐的话，可加半夏五七分，再少加点生姜制约半夏的毒性）。

如秋冬之月，胃脉四道[3]为冲脉所逆（足阳明胃经的气冲穴处为冲脉中寒气所逆），并胁下少阳脉二道[4]而反上行（并连带着足少阳胆经分布在两胁的两条路线上气血也反而上逆），病名曰厥逆。《内经》[5]曰：逆气上行（厥逆之气向上冲击，气血上涌），满脉[6]去形[7]（就可能会导致血脉壅滞胀满，甚至神气浮越去离形骸的昏迷）。明[8]七神[9]昏绝（如果圣明的七神断绝了），离去其形而死矣（七神就会浮越，去离其形骸而死亡）。其证气上冲咽不得息（其证逆气上冲咽喉不得正常呼吸），而喘急有音不得卧（故喘息有声，不能正常平卧），加吴茱萸五分或一钱五分，汤洗去苦（调中益气汤加吴茱萸五分或一钱五分散寒降逆，用热汤洗目的是去掉其苦味），观厥气多少而用之（根据寒厥逆气的多少而确定吴茱萸的用量）。

如夏月有此证（如果夏天有厥逆这种证候），为大热也（则为暑热亢盛导致的）。盖此病随四时为寒、热、温、凉也（四时季节不同，产生的厥证也不同，有寒热温凉之分），宜以酒黄连、酒黄柏、酒知母各等分（热厥，应该用酒黄连、酒黄柏、酒知母各等分清热利湿养阴、清降阴火、降泄冲逆），为细末（三药共为细末），热汤为丸（用热水糊成丸），梧桐子大，每服二百丸，白汤[10]送下，空心[11]服。仍多饮热汤，服毕少时[12]，便以美饮食[13]压之（就

[1] 中桂：桂枝去皮。

[2] 冬月：指农历的十、十一、十二月。

[3] 胃脉四道：足阳明胃经气冲穴，亦名气街；街，四通的道路。

[4] 少阳脉二道：足少阳经脉循两胁，出气街。

[5]《内经》：指《素问·阴阳应象大论》第五。原文为“厥气上行，满脉去形”。

[6] 满脉：喻气血上涌，气满脉内。多因怒气太过，厥逆之气上行所致。

[7] 去形：注家见解不一，如唐代王冰认为，去形是指“神气浮越，去离形骸”。清代张志聪则认为，去形是指五脏之气“离脱真脏之形”。

[8] 明：圣明，洞明。

[9] 七神：指魂、魄、精、神、意、智、志等精神活动。

[10] 白汤：白开水。

[11] 空心：空腹，空着肚子。

[12] 少时：shǎo shí，一会儿。

[13] 美饮食：富于营养适合口味的食物。

吃点富于营养适合口味的食物将药汤压在下面），使不令胃中留停（使药液不在胃中停留过长时间），直至下元（使药液直接到达下焦），以泻冲脉之邪也（以降泄冲脉逆气之邪）。大抵治饮食、劳倦所得之病（大抵治疗饮食失节、劳倦过度所导致的疾病），乃虚劳[1]七损[2]证也，当用温平（治疗的药物当用温性平和的药物），甘多辛少之药治之（用药时甘味药物要多辛散的药物要少，防止辛散耗伤元气），是其本法也。

如时上见寒热（如果随着四时节令发生恶寒发热性疾病），病四时也（这是四时外感性疾病），又或将理不如法（或者休养调理不得法导致疾病），或酒食过多（或者饮酒吃饭过多导致疾病），或辛热之食作病（或者过食辛辣温热之品过多导致疾病），或寒冷之食作病（或者过食寒凉食品过多导致疾病），或居大热大寒之处（或者居住在太热太冷的地方导致疾病），盖其病（上述这些疾病），当临时制宜[3]（应当根据不同情况制定相应的治疗方法），暂用大寒大热治法而取效（暂时用大寒大热的方法给予治疗而取得疗效），此从权也。不可以得效之故而久用之，必致难治矣。

《黄帝针经》云：从下上者（病根在下导致上部发病的），引而去之（可以用向上引导的方法给予治疗以祛除邪气）。上气不足（上焦心肺元气亏虚不足），推而扬之（要用向上推举发散的方法加以治疗）。盖上气者，心肺上焦之气，阳病在阴（上焦心肺之气不足的原因在于中焦脾胃虚弱和下焦肝肾阴火上逆，这就是所谓的阳病在阴），从阴引阳（治疗的方法是从下焦向上焦引导），宜以入肾肝下焦之药（应该用能入肝肾清降下焦阴火的药物如黄柏、知母），引甘多辛少之药（配伍甘味多的药物如生黄芪、人参、炙甘草，辛味少的药物如柴胡、升麻），使升发脾胃之气，又从而去其邪气于腠理皮毛也（又从而能补助营卫之

[1] 虚劳：又称虚损。以五脏虚证为主要临床表现的多种慢性虚弱证候的总称。

[2] 七损：简称五损，如一损于皮毛，皮聚而毛落；二损于血脉，血脉不营于脏腑；三损于肌肉，饮食不为肌肤；四损于筋，筋缓不能自收持；五损于骨，骨痿不能起于床。

[3] 制宜：根据不同情况制定相应的方式方法。

气而祛除腠理皮毛的邪气）。又云：视[1]前痛者（身体后部疾病，但探察其相对应的前面部位有疼痛感的），常先取之（常常是先取前面部位的疼痛加以治疗）。是先以缪刺[2]泻其经络之壅者（这是先用缪刺的方法，后病治前，疏通其前面经络的血液壅滞），为血凝而不流（因为前面经络的血液凝滞而不流通，导致了身体后部的疾病），故先去之（故先祛除前面经络中的血液凝滞），而后治他病（而后根据具体情况再治疗其他疾病）。

[1] 视：视察，探察。

[2] 缪刺：左痛刺右，右痛刺左，即左病取右，右病取左的针刺法。

【入门导读】

在脾胃虚弱病证的基础上，随着四时季节的不同，发生的疾病也有所不同。因此，必须根据当前的疾病创制不同的方剂。所以，李东垣将本篇命名为“脾胃虚弱随时为病随病制方”。如在夏季容易发生脾胃虚弱、气津亏虚、湿热内蕴、阴火上冲证，在秋季容易发生风湿证。

一、脾胃虚弱、气津亏虚、湿热内蕴、阴火上冲证

脾胃虚弱，一方面不能生化元气和阴津，导致气津亏虚；一方面不能运化津液导致湿邪内蕴，湿邪下注下焦肝肾，导致肝肾中相火演变为阴火，阴火又耗伤气津。到了夏季天气炎热，会进一步损耗气津。最后形成脾胃虚弱、湿热内蕴、阴火上冲的复杂病机，导致变证丛生。

1. 常见病证

（1）临床表现

身体懒惰、经常困倦欲睡或喜好睡眠、四肢无力收缩抬举、精神困倦、无精打采，吃饭没有味道、完全不想吃东西、饮食不能下咽、食入胃中即觉饱胀，眼睛疼痛、眼里往外冒火花、视物昏暗甚至目盲，小便频数、大便燥结难解，胃脘正当心窝处疼痛、两胁下疼痛或有紧缩不舒，肚脐周围像绳索束缚一样拘急，甚至像刀割一样刺痛，腹痛剧烈、胸中懑闷、作呕作哕，咳嗽有痰、口吐白沫、舌强硬，腰后背肩胛疼痛，头痛间时发作，自汗出不止，皮肤经常有怕冷的感觉。

上述这些症状，有的是脾胃虚弱的表现，有的是元气亏虚的表现，有

的湿热蕴脾的表现，有的是湿热阻胃的表现，有的是湿热阻滞经络的表现，有的是阴火上冲的表现，有的是津液亏虚的表现，更多的是上述复合病机的共同表现。

（2）治疗方药

李东垣创制黄芪人参汤治疗。正如他说："当先助元气，理治庚辛之不足，黄芪人参汤主之。"

黄芪人参汤由黄芪、当归、人参、白术、升麻、橘皮、麦门冬、苍术、黄柏、炒曲、炙甘草、五味子组成。该方可以看作是补中益气汤、生脉饮、二妙散三方的合方。方中黄芪、当归、人参、白术、升麻、橘皮、炙甘草、神曲为补中益气汤去柴胡加神曲而成，具有补益脾胃、壮旺元气之功；麦冬、五味子合前药人参，为生脉饮，具有壮旺元气、收敛元气、养阴生津、滋补肝肾之功；苍术、黄柏为二妙散。黄柏苦以燥湿，寒以清热，其性沉降，长于清下焦湿热；苍术，辛散苦燥，长于健脾燥湿。两药相配，正如徐大椿《医略六书·卷5》所赞："苍术燥湿升阳，阳运则枢机自利；黄柏清热燥湿，湿化则真气得行。"

（3）加减变化

由于该方治疗的病证较多，所以李东垣对其加减变化给予了详细说明。这些加减都是李东垣毕生临床用药经验的体现，我们应该认真学习研究。

如果心下痞闷堵塞，加黄连清利湿热除痞；如果胃脘处冷痛，加草豆蔻温胃散寒止痛；如果胁下疼痛或胁下收缩拘急，加柴胡；如果头痛、眼睛往外冒火，加黄连、川芎清心肝经火热、活血止痛；如果头痛、眼睛不清亮、头胀头热，加蔓荆子、川芎、藁本、生地黄、细辛疏散风热、凉血活血止痛；如果大便排泄不畅、隔一二日不解大便，加当归、生地黄、麻子仁、桃仁养血润肠通便；如果大便又不通畅了，少加些煨大黄泻下通便；如果大便还是不通畅，伴有外来风邪如肛门口瘙痒、全身皮肤瘙痒、外阴瘙痒、恶风等，则只用羌活、防风两味药物临时治疗，祛风散寒通便，大便通畅后就停止服药；如果胸闷，临时多用点青皮、陈皮疏肝理气；如果胃口处胀闷郁结不通，加木香、砂仁、白豆蔻仁行气消胀。

2. 特殊病证

（1）痿证

痿证是指肢体痿弱无力，不能随意运动的一类病证。病因有外感与内伤两类。外感多由温热毒邪或湿热浸淫，耗伤肺胃津液而成。内伤多为饮食或久病劳倦等因素，损及脏腑，导致脾胃虚弱、肝肾亏损。本病以虚为本，或虚实错杂。临床虽以肺热津伤、湿热浸淫、脾胃虚弱、肝肾亏损、瘀阻络脉等证型常见，但各种证型之间常相互关联。治疗时要结合标本虚实传变，扶正重在调养脏腑和补益气血阴阳，祛邪重在清利湿热与清热泻火。在治疗过程中还要兼顾运行气血，以通利经脉，濡养筋脉。

李东垣阐释痿证，将外感与内伤有机地联系起来，加以综合分析。他从内伤脾胃虚弱入手，把脾胃虚弱作为痿证的核心病机，兼顾外感湿热，对我们今后分析认识痿证的病因具有重要的启发意义。正如他说："夫脾胃虚弱，必上焦之气不足，遇夏天气热盛，损伤元气，怠惰嗜卧，四肢不收，精神不足，两脚痿软"，"夫脾胃虚弱，遇六七月间河涨霖雨，诸物皆润，人汗沾衣，身重短气，甚则四肢痿软，行步不正，脚欹，眼黑欲倒，此肾水与膀胱俱竭之状也，当急救之。"

在病机方面，李东垣阐明了痿证的主要病机为脾胃虚弱、肝肾亏虚、肺气阴两伤、大肠热盛津伤、湿热浸淫、肝风内动的复合病机。正如他说："行步不正，脚欹，眼黑欲倒，此肾水与膀胱俱竭之状也，当急救之。滋肺气，以补水之上源；又使庚大肠不受邪热，不令汗大泄也。汗泄甚则亡津液，亡津液则七神无所依。《经》云：津液相成，神乃自生。津者，庚大肠所主，三伏之义，为庚金受囚也。若亡津液，汗大泄，湿令亢甚，则清肃之气甚，燥金受囚，风木无可以制"，"若肌肉濡渍，痹而不仁，传为肉痿证。证中皆有肺疾，用药之人当以此调之"，"夫痿者，湿热乘肾肝也，当急去之。不然，则下焦元气竭尽而成软瘫，必腰下不能动，心烦冤而不止也。"

李东垣所论痿证的临床表现是全身痿软无力，尤其可见下肢痿软，严重者可见肌肉萎缩，伴有疲倦乏力、纳呆、精神不振、筋骨疼痛、足膝红肿疼痛、带下黄稠、下部湿疮湿疹脚气、小便短赤、舌淡红胖齿痕苔根黄厚腻、脉濡弱无力等。

李东垣治疗痿证应用黄芪人参汤加减。要特别注意应用黄柏和知母两味药物，因为这两味药物既可滋养肾阴，又能清利肾经湿热，有助于迅速提高疗效。正如李东垣所说："如行步不正，脚膝痿弱，两足欹侧者，已中痿邪，加酒洗黄柏、知母三分或五分，令二足涌出气力矣。"但是，当湿热之邪有所减轻时，要及时调整治疗方法，正如他说："若身重减，气不短，小便如常，及湿热之令退时，或所增之病气退者，不用五味子、泽泻、茯苓、猪苓、黄柏、知母、苍术、白术之药，只依本病中证候加减。”

具体到临床，可再加怀牛膝、生薏米。牛膝能补肝肾、强筋骨；薏苡仁能渗湿，且能舒筋缓急。如果肝肾亏虚明显，可酌情选加女贞子、生石斛、何首乌、桑寄生、续断、骨碎补、生地等；如果津液不足，可酌情选加葛根、知母、天花粉、元参、芦根、沙参等；如果痰瘀明显，可酌情选加僵蚕、地龙、土元、石菖蒲、浙贝母、丹参、郁金、姜黄、海风藤、络石藤、鸡血藤等。

（2）厥证

我们通常所说的厥证是指四肢逆冷、甚至突然昏倒、不省人事为主要临床表现的一种病证。其病因为饮食不节、情志内伤、体虚劳倦、亡血失精等导致的阴阳不相顺接。证有虚实之分。凡是肝郁气滞、痰浊壅滞、瘀血阻滞、火热阻滞、湿热阻滞导致的气机闭塞者，为厥之实证；凡是气虚、血虚、阳虚、阴虚导致的气机闭塞，为厥之虚证。

李东垣所论的厥证，与我们通常所说的厥证不同。通常所说的厥证，在没有治愈之前其四肢是逆冷的，不是一会冷一会热。李东垣在本篇中所描述的厥证，其四肢冷是暂时的，是一会冷一会热，应该称作寒热往来可能更为恰当。正如李东垣所说：“夫脾胃虚弱，必上焦之气不足，遇夏天气热盛，损伤元气……遇早晚寒厥，日高之后，阳气将旺，复热如火。乃阴阳气血俱不足，故或热厥而阴虚，或寒厥而气虚……”“厥者，四肢如在火中为热厥，四肢寒冷者为寒厥。寒厥则腹中有寒，热厥则腹中有热，为脾主四肢故也。”

李东垣所论的厥证病机在于脾胃虚弱、气津亏虚、湿热内蕴、阴火上冲证。因为脾胃虚弱，所以有时表现为四肢冷；因为阴津亏虚、湿热内蕴、阴火上冲，所以有时表现为四肢热，李东垣治疗厥证仍然用黄芪人参汤加减。

需要注意的是，本论中有些地方论述的厥证似乎又和我们通常所说的厥证是一致的。如李东垣说：“气上冲胸，皆厥证也……厥者，气逆也，甚则大逆，故曰厥逆。其厥痿多相须也。于前已立黄芪人参五味子麦门冬汤中，每服加白茯苓二分、泽泻四分，猪苓、白术以上各一分。”

（3）中暑

李东垣在本篇中论述的中暑与我们通常所说的中暑截然不同。他所说的中暑是指在暑夏季节因气候炎热而吹风纳凉，以致风寒之邪乘虚侵袭而为病。正如他说："或避暑热，纳凉于深堂大厦得之者，名曰中暑。"该中暑，通常称之为"阴暑"，正如明代大医学家张景岳指出："阴暑者，因暑而受寒者也……故名阴暑。"

阴暑的临床表现为发热恶寒、无汗、身重疼痛、神疲倦怠、舌淡苔薄白润，脉弦紧。正如李东垣所说："其病必头痛恶寒，身形拘急，肢节疼痛而烦心，肌肤大热无汗，为房屋之阴寒所遏，使周身阳气不得伸越，世多以大顺散主之是也。"

李东垣主张用大顺散治疗。本方由干姜、肉桂、杏仁、甘草组成。方中干姜、肉桂散寒燥湿；杏仁、甘草，宣肺利气。如果有发热恶寒、无汗、身重疼痛者，可配伍生麻黄、荆芥、防风、羌活等；如果有脾胃虚弱者，可配伍党参、白术、茯苓、生黄芪、当归等。

（4）中热

李东垣在本篇中论述的中热与我们通常所说的中暑是相同的。是指长时间暴露在高温环境中或在炎热环境中进行体力活动感受暑热导致的疾病。正如李东垣所说："若行人或农夫，于日中劳役得之者，名曰中热。"

中暑的临床表现为面赤、发热、大汗、口渴、头晕眼花、恶心、心慌气短，甚至可见面色潮红、头痛、嗜睡、舌红苔白腻、脉濡数等。正如李东垣所说："其病必苦头痛，发躁热，恶热，扪之肌肤大热，必大渴引饮，汗大泄，无气以动，乃为天热外伤肺气，苍术白虎汤主之。"

李东垣主张用苍术白虎汤治疗。由苍术、生石膏、知母、粳米、炙甘草组成。方中生石膏辛甘大寒，入肺胃二经，功善清解，透热出表，以除阳明气分之热，故为君药；知母苦寒质润，一助生石膏清肺胃热，一滋阴润燥。佐以粳米、炙甘草益胃生津。苍术辛苦性温，具有燥湿健脾之功，与白虎汤配伍一侧重清里热炽盛，一侧重健脾燥湿，共奏清热除湿之功。适合湿热炽盛的中暑证。

李东垣所说的中热（通常所说的阳暑）要与李东垣所说的中暑（通常所说的阴暑）进行鉴别。中热属于热证，为感受外来的火热之邪；中暑属于寒证，为感受外来的风寒之邪。正如李东垣所说："洁古云：动而得之为中热，静而得之为中暑。中暑者阴证，当发散也。中热者阳证，为热伤元气，非形体受病也。"

二、脾胃虚弱、湿热内蕴、外感风邪证

风湿病的病因有内因和外因两方面。内因为素体蕴有湿热或素体正气不足，外因为风寒湿热等邪侵袭。

李东垣非常重视脾胃虚弱、湿热内蕴、外受风邪侵袭这种类型。该证型可见关节肿胀、麻木疼痛、头晕目眩、面色萎黄、疲倦乏力、脘腹胀满、大便黏滞、舌淡红舌苔黄厚腻、脉沉濡数无力。

李东垣创制了除风湿羌活汤治疗该病，正如他说："若湿气胜，风证不退，眩运、麻木不已，除风湿羌活汤主之。"

除风湿羌活汤由黄芪、炙甘草、升麻、柴胡、橘皮、泽泻、猪苓、茯苓、苍术、黄连、黄柏、羌活、独活、防风、川芎、藁本组成。该方可看作是补中益气汤、五苓散、二妙散等方剂化裁而来。方中黄芪、炙甘草健脾益气，升麻、柴胡升发清阳，橘皮理气运脾，苍术、泽泻、猪苓、茯苓燥湿利湿健脾，黄连、黄柏清热利湿、清降阴火，羌活、独活、防风、川芎、藁本祛风胜湿、通络除痹。全方共奏健脾益气、升发清阳、理气运脾、利湿健脾、燥湿健脾、清热利湿、清降阴火、祛风胜湿、通络除痹之功。

如果关节冷痛兼夹寒邪者，可配伍麻黄、桂枝、制川乌、细辛温经散寒止痛；关节热痛、身热不扬属湿郁化热、湿热蕴蒸者，可配伍木瓜、薏苡仁、防己清化湿热；如果关节肿胀疼痛者，可配伍秦艽、威灵仙、桑枝、海桐皮、海风藤、络石藤、鸡血藤、僵蚕、地龙、土元等祛风活血通络；如果心悸少寐者，加酸枣仁、柏子仁、龙骨等养心宁神。

三、脾胃虚弱、湿邪困脾证

脾胃虚弱、湿邪困脾证是指因素体虚弱、饮食不节、劳累过度、过分思虑、年老体弱、久病耗伤等，导致脾运化水湿功能低下形成的，简称脾虚湿困证。

脾虚湿困证的表现纷繁复杂。李东垣对其进行了系统的总结，如四肢憋胀、四肢关节酸痛、难以收缩和伸展、身体沉重、心烦不安、面部忽然肿胀忽然消退、四肢酸懒疲倦、不想吃饭或吃饭不香、脘腹拘挛收缩难以舒张伸展、大便清稀次数多、小便清白次数多、刚喝了水就去小便、大便排泄不通畅、大便一两天才排一次、夏天大便泄泻清稀、大便中夹有没有消化的食物、大便后见出血、大便见白色的脓、胸中满闷、短气不足呼吸、

胸膈咽喉不通畅、咳嗽痰黏稠、刚吃进去食物就又吐了出来、口中吐黏沫、耳鸣耳聋、眼睛中往外冒火、视物模糊、目内眦的瘀肉努出和血丝缕缕、热邪上壅头部和眼目、不能安稳卧息、经常困倦欲睡或喜好睡眠、疲倦乏力，脉可见弦脉、洪脉、缓脉，重按时而可见涩脉。

虽然上述病证表现繁多，但只需注意从脾气虚和水湿盛两个关键点着眼。脾气虚可见饮食减少、腹胀食后尤甚、身倦无力、气短懒言、面色萎黄、舌质淡嫩、脉缓而弱；水湿盛可见脘腹痞闷胀痛、泛恶欲吐、口黏不渴、头身困重、肢体浮肿、小便短少、大便溏稀，妇女黄白带下、舌苔厚腻、脉缓等症。湿热盛可见腹中痞满、大便黏稠不畅、口中干苦、小便黄赤、舌苔黄腻、脉濡数等症。

李东垣创制调中益气汤健脾利湿。该方由黄芪、人参、甘草、升麻、柴胡、苍术、橘皮、木香组成。方中黄芪、人参、甘草甘温益气，柴胡、升麻升发清阳，苍术运脾燥湿，橘皮健胃调中，加少量木香运转肠机，促使清升浊降而病除。

如果头面和肌表时不时地感到燥热，加生地黄、黄柏清降阴火；如果时时欲解大便但又解不出，或大便解完了但是仍有没有解干净解彻底的感觉，加当归养血润燥；如果身体沉重，加茯苓、泽泻、苍术、黄柏清热利湿；如胃气不和见恶心呕吐等，加半夏、生姜；如果咳嗽痰黏者，加生地黄、半夏、生姜养阴化痰；如果痰厥头痛，加半夏；如果心中烦躁、肌肤发热，加黄柏、生地黄养肾阴、清降阴火；如果是在夏天，加白芍清热养阴敛汗；如果是在春天，腹中疼痛，加白芍药缓急止痛；如果怕热而渴，或腹中痛，加黄芩、芍药清热泻火、养阴生津止渴；如果伴有怕冷，腹中疼痛，加桂枝解表散寒止痛；如果冬天腹部疼痛，加干姜温胃散寒止痛；如果冲脉中寒气上逆，喘息不能正常平卧，加吴茱萸；如果夏天冲脉中热气厥逆，加酒黄连、酒黄柏、酒知母清热利湿养阴、清降阴火、降逆冲逆。

四、关于五味子

五味子酸甘温，归肺心肾经，具有敛肺、滋肾、生津、收汗、涩精等功效，擅长治疗肺虚喘咳、口干作渴、自汗、盗汗、劳伤羸瘦、梦遗滑精、久泻久痢等。

五味子具有补益元气的作用。如《神农本草经》曰："主益气、咳逆上气、劳伤羸瘦、补不足。"《本草经疏》阐释说："五味子主益气者，肺主诸气，酸能收，正入肺补肺，故益气也。其主咳逆上气者，气虚则上壅而不归元，酸以收之，摄气归元，则咳逆上气自除矣。”唐代著名医家孙思邈对五味子补益元气的作用给予很高的评价：“五月常服五味子以补五脏气。遇夏月季夏之间，困乏无力，无气以动，与黄芪、人参、麦门冬，少加黄檗煎汤服，使人精神顿加，两足筋力涌出。”

五味子具有滋补肝肾的作用。如《本经》称五味子：“强阴，益男子精。”《日华子本草》称五味子：“明目，暖水脏……壮筋骨。”《本草经疏》称“劳伤羸瘦，补不足，强阴，益男子精……《别录》养五脏，除热，生阴中肌者，五味子专补肾，兼补五脏，肾藏精，精盛则阴强，收摄则真气归元，而丹田暖，腐熟水谷，蒸糟粕而化精微，则精自生，精生则阴长，故主如上诸疾也。”

五味子具有滋养津液之功。《本草汇言》称五味子曰：“五味子，敛气生津之药也。故《唐本草》主收敛肺虚久嗽耗散之气。凡气虚喘急，咳逆劳损，精神不足，脉势空虚，或劳伤阳气，肢体羸瘦，或虚气上乘，自汗频来，或精元耗竭，阴虚火炎，或亡阴亡阳，神散脉脱，以五味子治之，咸用其酸敛生津，保固元气而无遗泄也。然在上入肺，在下入肾，入肺有生津济源之益，入肾有固精养髓之功。”

五味子具有清热泻火之功。如《别录》曰：“养五脏，除热，生阴中肌。”五味子性偏温，其清热泻火之功似乎很难理解。但古代医家从其酸敛降火加以解释。如《丹溪心法》说：“黄昏嗽者，是火气浮于肺，不宜用凉药，宜五味子、五倍子敛而降之。”《本草衍义补遗》说得更为恳切：“五味子，今谓五味，实所未晓，以其大能收肺气，宜其有补肾之功，收肺气非除热乎？补肾非暖水脏乎？食之多致虚热，盖收肾之骤也，何惑之有？火热嗽必用之。”

李东垣临证善用五味子，认为其具有补益元气、收敛元气、滋养津液、清热泻火、收敛止汗作用。正如他说：“孙思邈云：五月常服五味子，是泻丙火，补庚大肠，益五脏之元气。壬膀胱之寒已绝于巳，癸肾水已绝于午，今更逢湿旺，助热为邪，西方、北方之寒清绝矣。圣人立法，夏月宜补者，补天元之真气，非补热火也，令人夏食寒是也。为热伤元气，以人参、麦门冬、五味子生脉……五味子之酸以泻火，补庚大肠与肺金也”，“如汗大泄者，津脱也，急止之，加五味子六枚，炒黄柏五分，炒知母三分。不令妨其食，当以意斟酌。若妨食则止，候食进，则再服。三里、气街，以三棱针出血。若汗不减不止者，于三里穴下三寸上廉穴出血”。

五、关于白芍药

李东垣说:“如冬月腹痛，不可用芍药，盖大寒之药也，只加干姜二分，或加半夏五七分，以生姜少许制。”我们认为，李东垣将白芍药成为大寒之药，有些欠妥当。

白芍味苦、酸，性微寒，归肝、脾经。其性微寒，实非大寒药，有养血调经、敛阴止汗、柔肝止痛、平抑肝阳的功用。在春，如肝气不伸，加芍药有和肝的作用；在夏，如肝木生火，有泻肝的作用；在秋，如木火刑金，有制肝的作用；在冬，如阴火上乘，有敛肝作用。

长夏湿热胃困尤甚用清暑益气汤论

《刺志论》云：气虚身热（气虚的人，在炎热天气而身体发热的），得之伤暑，热伤气故也（这是暑热伤耗元气的缘故）。《痿论》云：有所远行劳倦（在暑热季节长途旅行，身体劳累），逢大热而渴（又逢大热天气，汗泄口渴），渴则阳气内伐（口渴体内津液耗伤，进而耗损人体的阳气），内伐则热舍[1]于肾（阳气在内受到克伐削弱，抵抗力差，暑热之邪乘虚侵入于肾）。肾者水脏也（肾为水脏而藏精），今水不能胜火（暑热亢盛灼伤肾水，使肾水不能胜暑热），则骨枯而髓虚（导致骨骼枯萎骨髓空虚），足不任[2]身（两足痿软不能支撑身体），发为骨痿。故《下经》[3]曰，骨痿者，生于大热也（生于大热伤耗肾阴）。此湿热成痿（这是暑湿之邪，侵入脾胃，导致脾胃湿热，湿热之邪乘虚侵入肾脏耗伤肾水，形成骨痿），令人骨乏无力（令人骨骼枯萎骨髓空虚，疲乏无力支撑身体），故治痿独取于阳明（故治疗骨痿要重视从阳明脾胃湿热入手加以治疗）。

时当长夏（节气正当农历六月长夏），湿热大胜，蒸蒸而炽（湿热蒸腾像火烤一样），人感之多四肢困倦，精神短少（精气神不足），懒于动作，胸满气促，肢节沉疼，或气高而喘，身热而烦，心下膨痞[4]（心下胃脘处既感到胀满又感到堵塞不通），小便黄而数，大便溏而频，或痢出黄如糜[5]，或如泔[6]色，或渴或不渴，不思饮食，自汗体重或汗少者，血先病而气不病也（这是血液先郁滞为病而气机还尚未明显郁滞为病的表现），其脉中得洪缓（其

[1] 舍：shè，居住，引申为侵袭。

[2] 任：rèn，负担，引申为支撑。

[3]《下经》：上古的医经名，见《素问·痿论》王冰注。

[4] 膨痞：既感胃脘胀满又感堵塞不通。

[5] 糜：mí，粥。

[6] 泔：gān，淘米水，洗过米的水。

脉象中取应指洪大而缓）。若血气相搏（假如血液也郁滞，气机也郁滞，气血相搏结），必加之以迟（必然兼现迟脉）。迟，病虽互换少差[1]（如果兼见迟脉，虽然疾病相互变换稍微有所差异不同），其天暑湿令则一也（但这个时候天气炎热潮湿则是一致的）。宜以清燥之剂治之（宜用清热燥湿的方剂加以治疗）。

《内经》曰：阳气者，卫外而为固也（阳气运行于肌表而起到保卫肌表固护肌表的作用，这种气称为卫气）。炅[2]则气泄（天气炎热则导致腠理开放，津液外泄，汗出不止，进而损伤卫气）。今暑邪干[3]卫（现在暑热邪气侵犯人体肌表之卫气），故身热自汗，以黄芪甘温补之为君；人参、橘皮、当归、甘草甘微温，补中益气为臣；苍术、白术、泽泻渗利而除湿；升麻、葛根甘苦平，善解肌热，又以风胜湿也（而且因为两味药物归属风药而能胜湿）。湿胜则食不消而作痞满[4]（湿胜困脾，运化功能障碍，故饮食不消化，胸脘堵塞满闷），故炒曲甘辛（故用炒六神曲味甘辛），青皮辛温，消食快气[5]。肾恶燥（肾是恶燥的），急食辛以润之（急当用味辛的药以滋养），故以黄柏苦辛寒，借甘味泻热补水（借助人参、黄芪、当归、炙甘草等甘味药物补益脾胃的同时，清泻火热以补水），虚者滋其化源[6]（肾阴虚应当滋养母肺生化的源泉），以人参、五味子、麦门冬酸甘微寒，救天暑之伤于庚[7]金为佐（救治暑热侵害庚金肺脏的津液作为佐助）。名曰清暑益气汤（以上药物组成的方剂，名叫清暑益气汤）。

清暑益气汤

黄芪汗少减五分（黄芪，出汗少后少用五分）苍术泔浸，去皮（淘米水漂浸，去掉皮）升麻以上各一钱　人参去芦　泽泻　神曲炒黄　橘皮（陈皮）白术以上各五分　麦门冬去心　当归身　炙甘草以上各三分　青皮去白，二分半　黄柏酒洗，去皮，二分或三分（黄柏，酒洗去其

[1] 少差：shǎo chà，细微的差异。

[2] 炅：jiǒng，炎热。

[3] 干：gān，侵犯。

[4] 痞满：由于脾胃功能失调，升降失司，胃气壅塞，出现以脘腹满闷不舒为主要的病证。以自觉满闷，触之无形，按之柔软，压之无痛为临床特点。西医学的慢性胃炎、功能性消化不良、胃下垂等，可参考本证辨证论治。

[5] 快气：利气。

[6] 化源：生化的源泉。

[7] 庚：gēng，象秋时万物庚庚有实也；万物皆肃然更改，秀实新成。在五行与肺金相对应。

寒性，去皮，二分或三分）　葛根二分　五味子九枚

上件同㕮咀，都作一服，水二大盏，煎至一盏，去渣大温服（去渣比较热时服用），食远。剂之多少，临病斟酌。

此病皆由饮食劳倦（这种病都是由于饮食不节、劳倦过度），损其脾胃，乘天暑而病作也（趁着天气暑热侵害身体而发病的）。但药中犯泽泻、猪苓、茯苓、灯心草、通草、木通淡渗利小便之类（但处方中忌讳过用泽泻、猪苓、茯苓、灯芯、通草、木通等淡渗利小便的药物），皆从时令[1]之旺气（即使暂时应用这些药物也都是为了顺从长夏时令湿热旺盛），以泻脾胃之客邪[2]，而补金水[3]之不及也（而补肺之气阴和肾水的不足）。此正方[4]已[5]是从权而立之（此方清暑益气汤终归是根据当前的病情临时订立的方剂）。若于无时病湿热脾旺之证（如果没有感受长夏时令湿热蕴阻脾胃的病证），或小便已数，肾肝不受邪者误用之（肾肝还没有受到湿热侵袭而误用该方清暑益气汤），必大泻真阴（必然极大地损耗肝肾的真阴），竭绝肾水（使肾精竭绝），先损其两目也。复立变证加减法于后。

心火乘脾（心火乘侮脾土），乃血受火邪（脾胃生化的气血受火热侵袭），而不能升发（不能升发下陷的阳气），阳气伏于地中[6]（脾胃生化的阳气不能升发而只能郁伏在脾胃），地者人之脾也（地代表着脾胃），必用当归和血（必须用当归入脾以滋阴血），少用黄柏以益真阴（用少量的黄柏泻上乘的阴火，阴火下降，有助于肾脏真阴的滋生）。

脾胃不足之证，须少用升麻，乃足阳明太阴引经之药也（因为升麻是足阳明胃、足太阴脾两经的引经药）。使行阳道（升麻能使脾胃下陷的阳气转行阳道），自脾胃中右迁[7]（自脾胃中右侧上升上注于肺脉），少阳行春令（少阳主行春令升发的阳气），

[1] 时令：这里指长夏季节。

[2] 客邪：湿热病邪。

[3] 金水：指肺肾。

[4] 正方：指清暑益气汤。

[5] 已：yǐ，最终，终归。

[6] 地中：指脾。

[7] 右迁：即右升，指脾胃中清阳之气上升，自脾胃中右侧上升上注于肺脉。

生万化[1]之根蒂也（少阳是生长万物的根本）。更少加柴胡（更加少量柴胡疏泄肝胆之气），使诸经[2]右迁（使脾胃中清阳之气自右侧上升），生发阳明之气（以升发脾胃的阳气），以滋春之和气也（以滋养少阳春天般的阳气）。

[1] 万化：万物。

[2] 诸经：指足太阴脾和足阳明胃经。

脾虚，缘[3]心火亢甚而乘其土也（由于心火亢甚而侵侮脾土导致的）。其次，肺气受邪，为热所伤，必须用黄芪最多，甘草次之，人参又次之，三者皆甘温之阳药也。脾始虚，肺气先绝，故用黄芪之甘温，以益皮毛之气而闭腠理，不令自汗而损其元气也；上喘、气短、懒语，须用人参以补之；心火乘脾，须用炙甘草以泻火热，而补脾胃中元气，甘草最少，恐资[4]满也（唯恐助长胸脘的满胀）。若脾胃之急痛（如果脾胃发生骤然疼痛），并脾胃大虚，腹中急缩，腹皮急缩者，却宜多用之（反而应该多用炙甘草以缓和腹部急痛和紧缩的状态）。《经》[5]云：急者缓之。若从权（如果要从权变的方法施治），必加升麻以引之，恐左迁[6]之邪坚盛（惟恐胃中浊气坚盛不能左降），卒[7]不肯退，反致项上及臀尻[8]肉消而反行阴道（反致后项部及臀部、尾骶部的肌肉消瘦，脾胃中清阳之气下陷于肝肾阴道），故使引之以行阳道（所以用升麻引下陷的清阳之气从肝肾阴道右升转行心肺的阳道），使清气之出地[9]（使下陷的清阳之气从下焦肝肾出来），右迁而上行（从右侧上升），以和阴阳之气也。若中满者（若腹中胀满），去甘草；咳甚者，去人参；如口干、嗌[10]干者（如口干咽喉干的），加干葛（加葛根鼓舞胃气上行以行津液）。

[3] 缘：由于。

[4] 资：助长。

[5]《经》：此处指《素问·至真要大论》第七十四。

[6] 左迁：左降。指脾胃中浊阴之气下降。

[7] 卒：骤然。

[8] 臀尻：臀，tún，两股上端与腰相连的部分。尻，kāo，尾骶部分。

[9] 地：下焦肝肾。

[10] 嗌：咽喉。

脾胃既虚，不能升浮（脾胃生化的气血不能升发输布），为阴火伤其生发之气（又为下焦离位的阴火侵侮损伤），荣血大亏，荣气伏于地中[11]（气血不能升发输布反而下陷于下焦肝肾），阴火炽盛（下

[11] 地中：指下焦肝肾。

焦肝肾中离位的阴火更加炽盛），日渐煎熬（阴火逐渐煎熬气血），血气亏少，且心包与心主血，血减则心无所养，致使心乱而烦，病名曰悗[1]。悗者，心惑而烦闷不安也。是清气不升，浊气不降，清浊相干[2]（清阳之气和浊阴之气相互牵扯混淆），乱于胸中，使周身血逆行而乱。《内经》[3]云：从下上者（病从下而上的），引而去之（当引清阳之气上行以去其邪）。故当加辛温、甘温之剂生阳（所以，应当加苍术、白术、人参、生黄芪等辛温、甘温药物生发阳气），阳生则阴长（阳气生就能推动阴血的生长）。已有甘温三味[4]之论（前面已经有甘温三味药物黄芪、人参、炙甘草生发阳气的论述）。或曰：甘温何能生血（甘温益气的药物怎么能够生阴血呢？），又非血药也（它们又不是血分药物）。曰：仲景之法，血虚以人参补之（血虚用人参以补阳气），阳旺则能生阴血也，更加当归和血，又宜少加黄柏以救肾水（又宜于加少量黄柏以泻阴火，救治肾水的耗损）。盖甘寒泻热火（因为甘温和苦寒可以泻阴火），火减则心气得平而安也（阴火得泻则不上扰心神，那就心气得平而心神自安）。如烦乱犹不能止，少加生地黄补肾水，盖将补肾水（只有滋补肾阴），使肾水旺而心火自降（使得肾水旺盛而心中阴火自然下降），扶持地中阳气矣（阴火下降消退，就如同扶助了下陷于下焦中的气血，有助于其复升于脾胃之位）。

如气浮[5]心乱，则以朱砂安神丸[6]镇固[7]之，得烦减，勿再服，以防泻阳气之反陷也（以防止镇固沉降太过，反而迫使阳气下陷）。如心下痞，亦少加黄连（也可以加少量黄连以消热痞）。气乱于胸，为清浊相干（这是清浊之气相互牵扯混淆导致的），故以橘皮理之，又能助阳气之升而散滞气（又能帮助升麻、柴胡引阳气上升，又能疏散滞气），又助诸甘辛为用也（又能辅助人参、黄芪、白术、苍术、炙

[1] 悗：mán，烦闷。

[2] 干：gān，关联、牵扯。

[3]《内经》：指《黄帝内经·灵枢·官能》。

[4] 三味：指黄芪、人参、炙甘草。

[5] 气浮：阴火上浮。

[6] 朱砂安神丸：由朱砂、黄连、当归、生地黄、甘草组成。

[7] 镇固：镇静之意。

甘草等甘温、辛温药物增强补中益气的作用）。

长夏湿土客邪[1]大旺（农历六月长夏季节，外界湿气很旺），可从权加苍术、白术、泽泻（根据病情可以从权用药，加苍术燥湿发汗，加白术、泽泻健脾利湿），上下分消其湿热之气也。湿气大胜（湿气太盛阻滞脾的运化），主食不消化（脾主运化饮食却不能消化），故食减，不知谷味，加炒曲以消之（加炒六曲清除湿热）。复加五味子、麦门冬、人参泻火（再加五味子、麦冬、人参即生脉散泻肺火），益肺气，助秋损[2]也（弥补秋天肺气之不足）。此三伏中长夏正旺之时药[3]也（这是长夏三伏时节补助肺气阴损伤的时令药物）。

[1] 客邪：外感六淫。此处指湿气之邪。

[2] 秋损：肺应秋令燥金的节气，长夏湿热太盛，损害了肺气，至秋肺气不足。

[3] 时药：指人参、麦门冬、五味子。

【入门导读】

本论阐述了长夏暑湿侵袭机体病因、病机、治法、方药和加减变化，对我们认识暑湿为病的规律具有重要的帮助。在本节中对痿证的病因病机治法方药也做了一定的阐释，虽然内容不多，但其重要性却不容忽视。

一、暑湿为病的病因、病机、治法、方药

1. 病因

李东垣认为，感受暑湿的原因首先是内伤脾胃虚弱，在此基础上暑湿乘虚侵入。如他说："《刺志论》云：气虚身热，得之伤暑，热伤气故也。"

2. 病机

暑湿的病机是脾胃虚弱、清阳不升、肺气阴两虚、湿热内阻、阴火上冲、暑湿外侵。

3. 治法

暑湿为病的治法是补益脾胃、升发清阳、滋养肺气和肺阴、清热利湿、潜降阴火、解表清暑。

4. 方药——清暑益气汤

李东垣创制清暑益气汤治疗暑湿疾患。清暑益气汤由生黄芪、人参、炙甘草、升麻、葛根、苍术、白术、泽泻、神曲、橘皮、青皮、黄柏、麦冬、五味子、当归组成。

主治平素脾胃虚弱、气阴两虚又感受暑湿，或者平素脾胃虚弱，感受暑湿后耗伤气阴，临床见精神短少、心慌气短、胸满气促、气高而喘、脘腹胀满、不思饮食、大便溏薄或痢出黄如糜或如泔色、身热而烦、胸闷、四肢困倦、懒于动作、渴或不渴、自汗体重或汗少、小便黄而数、舌淡红苔白腻或黄腻干燥，脉或洪缓，或洪迟，或沉弱无力。

方中人参、黄芪益气生血、健脾固表；苍术燥湿解表；白术、泽泻健脾除湿；陈皮、青皮行气运脾；升麻、葛根清暑解表、升发清阳；黄柏清泻阴火；麦冬、五味子泻火生津；当归养血和阴；炙甘草益气和中。全方共奏清暑解表、益气健脾、燥湿化湿、生津养血之功。

该方特点：因为脾虚生湿，又感暑湿。故该方侧重从脾胃虚弱、湿邪停滞入手治疗本病，但清暑热药物尚不足。故李东垣称此方为权变之方，具体到临床，尤其是暑湿重或暑湿不重时，要注意加减变化。他说："此正方已是从权而立之。若于无时病湿热脾旺之证，或小便已数，肾肝不受邪者误用之，必大泻真阴，竭绝肾水，先损其两目也。复立变证加减法于后。"

二、清暑益气汤的加减变化

清暑益气汤是治疗脾胃虚弱感受暑湿的常法。在清暑益气汤的基础上，作者又立变法六则，旨在说明常法中又有变法，反映了补脾胃、益元气、升阳气、补肺气、养肺津、除湿热、泻阴火、清心火等之间的变化规律。

1. 心火乘脾、阴血不足之轻证

心中阴火亢盛，乘侮脾土，不能生化阴血，表现为心悸、失眠多梦、健忘、头晕眼花、面色淡白或萎黄、唇舌色淡、脉细无力等。增加黄柏、当归的用量，一方面用黄柏泻心中阴火，一方面用当归滋补阴血。临床还可酌情选加山萸肉、五味子、酸枣仁、柏子仁、远志、合欢花、夜交藤等药物养血安神。

2. 脾胃不足、清气下陷

脾气虚损，升举无力，清阳不升，浊气不降，故可见饮食减少、体倦

肢乏、少气懒言、面色萎黄、头晕眼花、大便稀溏、便意频频、舌质淡、脉虚，以及胃下垂、肾下垂、脱肛、子宫脱垂、久泻久痢、脱肛、阴挺等。加重升麻用量，再少加柴胡助升麻升发诸经的阳气。

3. 肺气亏虚

脾胃虚弱，不能生化气血滋养肺气；阴火亢盛，耗伤肺气；暑热亢盛，也可耗伤肺气。肺气虚表现为咳喘无力、痰液清稀、畏风自汗等。加用黄芪、人参、炙甘草健脾补益肺气；脘腹胀满者，则少用或去掉炙甘草，恐壅滞气机；脘腹急痛者，则多用炙甘草缓急止痛；中气下陷者，加升麻；咳嗽剧烈者，去人参防止助肺火；如口干、咽喉干者，加重葛根用量。

4. 心火乘脾、阴血不足之重证

重用苍术、白术、人参、生黄芪、炙甘草等辛温、甘温药物生发阳气，更加当归和血，又宜加黄柏泻阴火。如肾阴虚者，少加生地黄补肾水。

5. 心火乘脾、阴血不足见惊悸证

心火乘脾、阴血不足，如果见惊悸怔忡、失眠多梦、心烦神乱、舌尖红、脉细数者，可用朱砂安神丸镇心安神、清热养血。

朱砂甘寒质重，专入心经，寒能清热，重可镇怯，既能重镇安神，又可清心火，治标之中兼能治本，是为君药。黄连苦寒，入心经，清心泻火，以除烦热为臣。君、臣相伍，重镇以安神，清心以除烦，以收泻火安神之功。佐以生地黄之甘苦寒，以滋阴清热；当归之辛甘温润，以补血，合生地黄滋补阴血以养心。使以炙甘草调药和中，以防黄连之苦寒、朱砂之质重碍胃。

6. 脾失健运、肺气阴两亏

长夏湿旺，湿热阻滞脾胃的气机，运化失职，增用二术、泽泻、神曲分消湿邪，助益运化。肺气阴两亏者，重用人参、麦冬、五味子，补益气阴。

三、李东垣清暑益气汤与王孟英清暑益气汤的鉴别

清代温病大家王孟英也有一个清暑益气汤。为了区分，可以称之为王氏清暑益气汤。李东垣的清暑益气汤可以称之为李氏清暑益气汤。

王氏清暑益气汤由西洋参、石斛、麦冬、黄连、淡竹叶、知母、荷叶、生甘草、粳米、西瓜翠衣组成。主治暑热气津两伤证。临床见身热多汗、咽干口渴、心烦失眠、食纳不佳、小便短赤、大便燥结、体倦少气、精神

不振、舌红绛、脉弦细数等。方中以西洋参益气生津，合西瓜翠衣清热解暑，共为君药。荷叶可以解暑清热，又可理气宽胸；石斛、麦冬助西洋参养阴生津，共为臣药。黄连苦寒，其功专于泻火，以助清热祛暑之力。知母苦寒质润，滋阴泻火；竹叶清热除烦，为佐药。甘草、粳米益胃和中，为使药。

王氏清暑益气汤和李氏清暑益气汤同名，均有清暑益气的作用。李氏之方适用于脾胃元气先虚、暑湿之邪乘虚侵袭致病，重在健脾燥湿，清暑生津之力不足。王氏清暑益气汤适用于暑热亢盛、伤津耗气证，重在益气养阴生津。

王孟英清暑法是对李东垣清暑法的补充和发展。有是证用是方，不必拘泥何方，也不必拘执于孰是孰非，各有千秋，各有长处。

四、李东垣对骨痿的认识

李东垣认为痿证的原因在过分劳倦导致内伤脾胃，在此基础上又感受暑湿之邪。阳明脾胃湿热内蕴，一方面不能运化气血津液，则骨骼失养而成骨痿；另一方面耗伤气阴，则骨骼失养而成骨痿；再一方面湿热直接侵入肾脏，耗伤肾水导致骨痿。暑湿之邪内侵肾脏，耗伤肾水，导致骨髓空虚，发为骨痿。其中，内伤脾胃是发病的根本原因，所以要从补养脾胃入手加以治疗，在此基础上清热利湿、滋补肝肾。如他说：“《痿论》云：有所远行劳倦，逢大热而渴，渴则阳气内伐，内伐则热舍于肾。肾者水脏也，今水不能胜火，则骨枯而髓虚，足不任身，发为骨痿。故《下经》曰，骨痿者，生于大热也。此湿热成痿，令人骨乏无力，故治痿独取于阳明。”治疗方药，可仿照治疗暑湿的清暑益气汤加以化裁。举一反三，不独骨痿如此，皮毛、肌肉、筋脉等萎缩的病因病机、治法方药也与上面的情况是相通的。

随时加减用药法

浊气[1]在阳（脾胃运化不足所产生的湿邪、痰邪、饮邪等浊邪，属于阴邪，上逆于胸中阳位），乱于胸中，则䐜满[2]闭塞（则胸中憋胀痞塞），大便不通（浊气逆乱于胸中，肺气不能宣降，津液不能下达，大便闭结不通）。夏月宜少加酒洗黄柏[3]大苦寒之味（夏天季节气候炎热，宜在清暑益气汤的基础上再少加酒洗黄柏苦寒清胸中的湿热或痰热），冬月宜加吴茱萸大辛苦热之药以从权（冬天气候寒冷，灵活地在清暑益气汤的基础上少加辛苦温药物吴茱萸以温散胸中的寒饮），乃随时用药，以泄浊气之不降也（以泄胸中浊邪逆乱于胸中而不下降）。借用大寒之气于甘味中（湿热或痰热逆乱于胸中，借助黄柏大寒药物配伍在人参、黄芪、炙甘草等甘味药物中），故曰甘寒泻热火也，亦须用发散寒气辛温之剂多（但也要注意须多配伍辛温发散寒气的药物升阳除湿），黄柏少也（少用苦寒清热的黄柏防止损伤阳气）。

清气[4]在阴者（脾胃运化的水谷精气下陷于下焦阴分），乃人之脾胃气衰，不能升发阳气（不能升发阳气于上焦心肺），故用升麻、柴胡助辛甘之味（故用升麻、柴胡帮助人参、黄芪、炙甘草等辛甘药物），以引元气之升，不令飧泄也。

堵塞咽喉，阳气不得出者曰塞（清阳之气不得升浮上出，胸膈梗阻者称作塞）；阴气不得下降者曰噎（浊阴之气不得沉降下行，吞咽困难称作噎）。夫噎塞[5]，迎逆[6]于咽喉胸膈之间（阳气和浊阴遏阻于咽喉胸膈之间），令诸经不行（致令诸经脉不能运行气血），则口开、目瞪、气欲绝（则导致口唇张开、

[1] 浊气：脾胃运化不足所产生的湿邪、痰邪、饮邪。

[2] 䐜满：chēn mǎn，胀满。

[3] 酒洗黄柏：用酒洗可增加黄柏上升之性，有助于清除胸中的湿热。

[4] 清气：脾胃运化的水谷精气。

[5] 噎塞：又名噎膈。指食物吞咽受阻，或食入即吐的一种疾病。噎是吞咽之时，梗噎不顺，食物哽噎而下；膈是胸膈阻塞，食物下咽即吐。噎可单独出现，是膈的前驱症状，而膈常由噎发展而成，临床常噎膈并称。

[6] 迎逆：迎接。

双目直视、呼吸气短欲绝之病证）。当先用辛甘气味俱阳之药（首先，当用人参、黄芪、升麻、葛根等辛甘益气升阳药），引胃气以治其本（引脾胃中元气上行，以固后天的根本），加堵塞之药以泻其标也（加用橘皮、青皮、炒六曲等，以泻堵塞在咽喉胸膈内的浊气）。寒月[1]阴气大助阴邪于外（冬寒季节，自然界阴气亢盛，内在的阴寒之邪得到资助也相对亢盛），于正药[2]内加吴茱萸大热大辛苦之味（应在主方清暑益气汤中内加吴茱萸这样大辛大苦的药物），以泻阴寒之气（以温散阴寒之气）。暑月阳盛，则于正药中加青皮、陈皮、益智、黄柏，散寒气（用益智仁等温散因热贪凉所感受的寒气），泄阴火之上逆（用黄柏等泻上逆的阴火）；或以消痞丸[3]合滋肾丸[4]（或者用消痞丸配合滋肾丸，消痞丸驱散积滞之邪，滋肾丸泻上逆的阴火），滋肾丸者，黄柏、知母，微加肉桂（配伍少量的肉桂以助阳化气），三味是也（滋肾丸是由这三味药物组成的）；或更以黄连别作丸（或者另用黄连做成丸子配合服用），二药[5]七八十丸（消痞丸和滋肾丸两种丸药，每次共服七十到八十粒），空心约宿食消尽服之（大约胃中食物消尽后，空腹服）。待少时（丸药服后，待一小会儿），以美食压之（吃点适合口味的食物压住丸药以有助于其运行下移），不令胃中停留也（不使其在胃中停留过久，以加快其发挥药力作用）。

如食少不饥（如果饮食减少不知饥饿，是胃纳阻滞），加炒曲（加炒六曲消积导滞）。

如食已心下痞（如果饮食以后，心下痞塞不通），别服橘皮枳术丸[6]（另服橘皮枳术丸健脾导滞消痞）。

如脉弦，四肢满闭，便难而心下痞，加甘草、黄连、柴胡（加柴胡疏肝理气、消胀通便，加黄连、甘草消除湿热所致的痞满）。如腹中气上逆者，是冲脉逆也，加黄柏三分，黄连一分半以泄之（少加黄柏、

[1] 寒月：冬月。

[2] 正药：主方，指清暑益气汤。

[3] 消痞丸：人参、白术、炙甘草、陈皮、半夏、枳实、厚朴、姜黄、砂仁、炒六神曲、猪苓、泽泻、黄连、黄芩、干姜。具有健脾益气、清热利湿、理气化痰、消积导滞之功。

[4] 滋肾丸：由知母、黄柏、肉桂组成。具有清热滋肾、化气通关之功。用于湿热蕴结膀胱，小腹胀满，尿闭不通。

[5] 二药：指消痞丸和滋肾丸。

[6] 橘皮枳术丸：橘皮、白术、枳实、荷叶裹烧饭为丸。

黄连泻湿热阴火降冲气上逆）。

如大便秘燥，心下痞（心下堵塞），加黄连、桃仁（加黄连清除湿热消痞，加桃仁润燥通便），少加大黄、当归身（少加大黄泻下通便和当归身养血通便）。

如心下痞夯闷[1]者（如果心下痞满如有物压迫憋闷感），加白芍药、黄连（加白芍收敛元气，加黄连清利湿热消痞）。

如心下痞腹胀，加五味子、白芍药、缩砂仁（如果心下痞满如有物压迫憋胀，更兼有腹胀者，加白芍、五味子收敛元气，加砂仁理气消胀）。

如天寒（如果天气寒冷、心下痞满），少加干姜或中桂[2]（加少量干姜、去皮桂枝，温散胃脘的寒邪）。

如心下痞中寒者（如果心下痞满，胃中有寒冷感觉者），加附子、黄连（加炮附子温阳散寒，加黄连清热消痞）。

如心下痞呕逆者（如果心下痞满，时时上逆呕吐的），加黄连、生姜、橘皮（加生姜、橘皮降逆止呕，加黄连清热消痞）。

如冬月不加黄连（如因冬季天气寒冷，心中痞满，时时上逆呕吐的，不宜加黄连），少入丁香、藿香叶（可以少加丁香、藿香叶芳香散、止呕消痞）。

如口干、嗌干，加五味子、干葛（如果痞塞伴有口干和咽喉干燥的，加五味子滋养肺津，加葛根鼓舞胃气上行津液）。

如胁下急或痛甚，俱加柴胡、甘草（如果腹侧两胁满急或胁下痛甚，是肝气郁滞的表现，均加入柴胡、甘草疏肝理气、缓急止痛）。

如胸中满闷郁郁[3]然（如果胸中胀满憋闷不舒畅，经常长吁短叹），加橘红、青皮、木香少许（橘红、青皮、木香少许疏肝理气）。

如头痛有痰，沉重懒倦者（头身沉重，懒于动作，

[1] 夯闷：hāng mēn，如有物压迫憋闷感。此元气亏虚、气机郁滞之征，重在滋补元气和收敛元气。

[2] 中桂：去皮桂枝。

[3] 郁郁：不舒畅，可伴有叹息。

精神困倦者），乃太阴痰厥头痛（此是太阴脾不能运化水湿生痰，痰气上逆所致的头痛），加半夏五分，生姜二分或三分（加半夏五分、生姜二三分化痰降逆）。

如腹中或周身间有刺痛（如果腹中刺痛，或是周身肌肉间有刺痛），皆血涩不足（都是血液亏少导致血瘀的表现），加当归身（加当归身养血活血）。

如哕（如果胃脘痞塞伴有干呕），加五味子多（多加五味子敛降胃气），益智少（配少量益智仁温胃散寒止呕）。

如食不下（如果饮食不下），乃胸中胃上有寒（这是胸膈胃脘蕴有寒邪，寒凝气滞不通所致），或气涩滞（或者肝气郁结，气滞不通所致），加青皮、陈皮、木香（加青皮、陈皮、木香畅达气机），此三味为定法[1]。如冬天（如在冬天气候寒冷，饮食不下），加益智仁、草豆蔻仁（加益智仁、草豆蔻温胃散寒）。

如夏月少用（如果是在夏季天气炎热时，饮食不下，少用益智仁、草豆蔻），更加黄连（更要加黄连以清利湿热）。

如秋月气涩滞（如果在秋天气候凉爽，感觉胃脘气不顺），食不下，更加槟榔、草豆蔻仁、缩砂仁（更要加槟榔、草豆蔻、缩砂仁温胃散寒导滞），或少加白豆蔻仁（还可以加少量白豆蔻助砂仁、草豆蔻温胃散寒）。

如三春之月食不下（如在春三月气候温暖时，饮食不下），亦用青皮少、陈皮多（也用陈皮和少于陈皮分量的青皮理气疏肝降胃），更加风药以退其寒覆其上（更加风药如升麻、柴胡、葛根之类解散裹束胃脘的外寒）。

如初春犹寒（如果春初气候尚冷时，饮食不下），更少加辛热（更要加少量辛温热药如草豆蔻、白豆蔻、益智仁、砂仁、吴茱萸、干姜等药物），以补春气之不足，以为风药之佐（佐助风药柴胡、升麻、葛根等

[1] 定法：固定的方法。

药物升发阳气），益智、草豆蔻皆可也。

如脉弦者，见风动之证（见肝风内动证表现为头旋目眩、四肢抽搐等症状），以风药通之（当用天麻、钩藤、白蒺藜、菊花、蜈蚣、全蝎等药物平肝息风、疏通气机）。

如脉涩觉气涩滞者（如果脉象涩滞，感觉气不通畅者），加当归身、天门冬、木香、青皮、陈皮（加当归身、天门冬养血润燥，加木香、青皮、陈皮化滞行气）；有寒者（寒冷怕风者），加桂枝、黄芪（加黄芪、桂枝益气温阳固表）。

如胸中窒塞（如果胸中憋闷不通），或气闭闷乱者（或者气闭、烦闷、烦乱的），肺气涩滞而不行（是由于肺气郁滞不利），宜破滞气，青皮、陈皮（可以用青皮、陈皮破滞气），少加木香、槟榔。

如冬月（如果在冬季胸中窒塞），加吴茱萸、人参（加吴茱萸、人参。吴茱萸辛苦大热通阳，人参益气补阳）。或胸中窒塞，闭闷不通者，为外寒所遏（这是感受外寒侵袭，阻遏肺气不能宣发），使呼出之气不得伸故也（使呼气困难不得舒畅之故）。必寸口脉弦，或微紧，乃胸中大寒也，若加之以舌上有白苔滑者，乃丹田[1]有热，胸中有寒明矣（这是下焦丹田有热，上焦胸中有寒的明显特征）。丹田有热者，必尻臀[2]冷（必然表现为臀部有冷感），前阴间冷汗（阴囊部潮湿出冷汗），两丸冷（两睾丸不温），是邪气乘其本而正气走于经脉中也（是火热侵犯丹田，迫使阳气走散于其他经脉之中）。遇寒（遇到外感寒邪侵袭），则必作阴阴[3]而痛（则必然脐下隐隐作痛），以此辨丹田中伏火也（根据这种表现判断丹田潜有伏火），加黄柏、生地黄（加黄柏、生地黄清泻丹田中的伏火），勿误作寒证治之（不可因臀冷、前阴冷汗、睾丸冷等寒凉症状，错误地当做寒证给予治疗）。

[1] 丹田：脐下三寸，为精气汇聚的部位，又叫气海。

[2] 尻臀：kāo tún，屁股，脊骨的末端。

[3] 阴阴：隐隐。

如秋冬天气寒凉而腹痛者（如在秋冬两季，天气寒冷而感觉腹痛的），加半夏，或益智，或草豆蔻之类（加半夏，或是益智仁，或是草豆蔻等温胃散寒止痛）。

如发热，或扪之而肌表热者（或者用手扪病人肌肤发热），此表证也（这是外感风寒表证），只服补中益气汤一二服（只要服补中益气汤一到两剂），亦能得微汗（也能取得遍身微汗），则凉矣（则热退身凉）。

如脚膝痿软，行步乏力，或疼痛（或下肢疼痛），乃肾肝中伏湿热（这是肝肾两经潜伏有湿热），少加黄柏，空心服之，不愈，更增黄柏，加汉防己五分，则脚膝中气力如故也（脚膝中的气力就会恢复如初）。

如多唾，或唾白沫者，胃口上停寒也（是胃脘内停有寒饮所致），加益智仁（加益智仁温胃摄津而止唾）。

如少气不足以息者（如果气短不能维持呼吸者），服正药二三服（服用清暑益气汤二至三剂），气犹短促者（服后呼吸仍短促不够用的），为膈上及表间有寒所遏（这是膈上和肌表被寒邪所侵袭困遏），当引阳气上伸（当引导阳气向上和向外伸张敷布，以祛除寒邪），加羌活、独活（方中加羌活、独活解表散寒），藁本最少（用少量藁本解表散寒），升麻多（用多量升麻升发阳气解表），柴胡次之（用柴胡配合升麻升发阳气解表），黄芪加倍（黄芪加倍扶助阳气散寒解表）。

【入门导读】

本文承上“长夏湿热胃困尤甚用清暑益气汤”，分析四时加减用药的法则。由此可知，清暑益气汤虽是清暑的方剂，但不专为暑季应用的方剂。即便不是夏季，只要病人是饮食劳倦损伤脾胃导致脾胃虚弱，然后又感受湿热，均可选用本方加减治疗。他说："夏月宜少加酒洗黄柏大苦寒之味，冬月宜加吴茱萸大辛苦热之药以从权，乃随时用药，以泄浊气之不降也。"观其冬月加减用药，就可推断该方的适应范围是非常广泛的。

作者强调根据四时加减用药，目的是要读者重视春夏秋冬、风寒暑湿等自然环境因素对机体病理变化的影响。治疗疾病要因时制宜，不可忽视。但在具体治疗疾病时，也不能完全根据时令机械用药，这也是要注意的。

为了读者能够充分掌握李东垣加减用药的规律和经验，我们根据部位将其加减法分为头部疾病、胸膈疾病、胁肋疾病、胃脘疾病、腹部疾病、下肢疾病、肌表疾病等七大类来加以总结梳理。

一、头部疾病

脾胃虚弱，不能运化水湿生痰，痰气上逆所致的头痛，见呕吐痰涎、头身沉重，懒于动作、精神困倦者，酌情选加半夏、生姜化痰降逆。

如果肝阳化风见头痛头晕、脉弦者，酌情选加风药如天麻、钩藤、白蒺藜、菊花、蜈蚣、全蝎等药物平肝息风。

二、胸膈疾病（主要是噎膈病）

内伤脾胃，脾胃不能正常运化，导致湿邪、痰邪、饮邪等浊阴之邪痹阻于胸中咽膈，形成噎膈。其临床表现为胸中憋胀闭塞、口开目瞪、呼吸困难、食物吞咽受阻或食入即吐、大便不通。西医学中的食管炎、食管狭窄、食管溃疡、食管癌及贲门痉挛等可归属本病范畴。

根据李东垣的论述，脾胃虚弱、阳气下陷、津血枯竭、浊气凝结、升降失调是噎膈的重要病机。治疗方法重在健脾升阳、生津养血、消积导滞、降泄阴火。方剂可用清暑益气汤配伍消痞丸（人参、白术、炙甘草、陈皮、半夏、枳实、厚朴、姜黄、砂仁、炒六神曲、猪苓、泽泻、黄连、黄芩、干姜）、滋肾丸（知母、黄柏、肉桂）化裁。该治疗思路和方法对我们今天治疗消化系统疾病尤其是食道肿瘤具有重要的启发作用。湿热重者，可酌情选加酒洗黄柏、黄连等苦寒清热燥湿、潜降阴火；寒饮重者，可酌情选加吴茱萸温散寒饮；咽喉堵塞者，酌情选加橘皮、青皮、炒六曲等；胃寒喜唾者，酌情选加益智仁。

其他，如胸闷善太息或气闭闷乱者，酌情选加橘红、青皮、木香、槟榔疏肝理气；胸中窒塞因气虚寒饮者，酌情选加人参、吴茱萸益气散寒化饮；胸中窒塞因上寒下热，见寸口脉弦或微紧、舌面白滑苔、尻臀冷、前阴间冷汗、两丸冷、遇冷脐下隐隐作痛等，酌情选加黄柏、生地黄、人参、吴茱萸清泻下焦湿热和益气散寒化饮；如果气短因气虚者，酌情重用生黄芪；如果气短者因外感风寒者，酌情选加羌活、独活、藁本、升麻、柴胡解表散寒。

三、胁肋疾病

如果胁下急或痛甚，酌情选加柴胡、甘草疏肝理气、缓急止痛。

四、胃脘疾病（主要是痞证）

胃脘痞塞因为脾虚气滞者，酌情选加橘皮枳术丸（橘皮、白术、枳实、荷叶）健脾理气消痞；胃脘痞塞因湿热阻滞者，酌情选加黄连清热燥湿消痞；胃脘痞满伴有四肢胀闭、大便困难、脉弦者，为肝气犯胃之征，酌情选加柴胡；胃脘痞塞伴有大便秘燥，因为湿热伤耗津血所致者，酌情选加黄连、大黄、桃仁、当归清热利湿、养血润燥；胃脘痞塞如有物压迫者，为湿热阻滞、元气亏虚之征，酌情选加黄连、白芍清利燥湿、收敛元气；胃脘痞塞如有物压迫更兼有腹胀者，加白芍、五味子收敛元气，加砂仁理气消胀；胃脘痞塞、胃脘有寒冷感觉因脾阳肾虚者，酌情选加干姜、桂枝、炮附子等温阳散寒；胃脘痞塞伴有呕吐因湿热所致者，酌情选加黄连、生姜、橘皮清热消痞、降逆止呕；胃脘痞塞伴有呕吐因寒湿所致者，酌情选加丁香、藿香叶、益智仁温胃散寒止呕，酌情选加五味子敛降胃气；如果胃脘痞塞伴有口干、嗌干，酌情选加五味子、葛根养阴生津；如果食少或食不下因食积者，酌情选加炒神曲消积导滞；如果食少或食不下因胃寒者，酌情选加草豆蔻、白豆蔻、益智仁、砂仁、吴茱萸、干姜、肉桂等温胃散寒；如果食少或食不下因肝郁气滞者，酌情选加青皮、陈皮、木香、槟榔畅达气机；如果食少或食不下因感受外寒者，酌情选加升麻、柴胡、葛根、桂枝等解表散寒；如果食少或食不下因津血亏虚者，酌情选加当归身、天门冬养血润燥。如果唾液增多或者口中唾出白沫，这是胃脘内停有寒饮所致，加益智仁温胃摄津而止唾。

五、腹部疾病

如果腹中有气上逆者，此乃湿热阴火导致的冲气上逆，酌情选加黄柏、黄连泻湿热阴火降冲气上逆；如果腹中刺痛，或是周身肌肉间有刺痛，为血虚血瘀，加当归养血活血；如果腹中冷痛因寒者，酌情选加清半夏、益智仁、草豆蔻温胃散寒止痛。

《素问·阴阳应象大论》第五指出："清气在下，则生飧泄；浊气在上，则生䐜胀。"浊气逆乱于阳位，不能下行，则导致胀满痞塞。清气下陷于阴位，不能上升，则导致泄泻。腹泻者，由于脾胃虚弱、阳气下陷者，酌情选加柴胡、升麻。

六、下肢疾病

如果脚膝痿软、行步无力或下肢疼痛，这是肝肾两经潜伏有湿热，酌情选加黄柏、汉防己、怀牛膝等清热利湿、强健筋骨。

七、肌表疾病

如果外感风寒见全身发热、用手扪病人肌肤发热，可酌情服用补中益气汤补气升阳解表。

肠澼下血论

《太阴阳明论》云：食饮不节，起居不时者阴受[1]之（起居没有规律者，太阴脾就会受到影响而发病），阴受之则入五脏（太阴脾发病后进而会影响到五脏），入五脏则䐜满闭塞（影响到五脏后，上为胸膈胃脘胀满痞塞），下为飧泄，久为肠澼[2]。夫肠澼者，为水谷与血另作一派[3]（是水谷杂有脓血，另外变成一股脓血黏液），如泖桶涌出[4]也（然后就像水泵内的水一样阵阵涌出来）。今时值长夏，湿热大盛（天地湿热之气交蒸正盛），正当客气[5]胜而主气[6]弱也（正是外感湿热亢盛而脾胃之气虚弱），故肠澼之病甚，以凉血地黄汤主之。

凉血地黄汤

黄柏去皮，锉，炒　知母锉，用盐水炒，以上各一钱　青皮不去皮穰[7]　槐子[8]炒　熟地黄　当归以上各五分

上件㕮咀，都作一服，用水一盏，煎至七分，去渣，温服。

如小便涩，脐下闷，或大便则后重（或大便时肛门下坠），调木香、槟榔细末各五分（在药液里加木香、槟榔细末各五分），稍热服（药液要稍热服下），空心或食前（空腹时或饭前服下以理气导滞）。

如里急后重，又不去者（服用木香、槟榔细末后没有好转），当下之（当加大黄、牵牛子、白芍等泻下药物通便导滞）。

如有传变，随证加减。

如腹中动摇有水声，而小便不调者（而小便短少不通调的），停饮也（这是水饮停留所致），诊显何脏之脉，以去水饮药泻之（用导水利湿药泻其水

[1] 阴受：太阴脾受病。

[2] 肠澼：痢疾。

[3] 一派：yī gū，一股水流。派，古代河流名。

[4]泖桶涌出：泖乃唧之误。意即唧筒内之水一阵阵地涌出来。唧筒，水泵。

[5] 客气：外感湿热邪气。

[6] 主气：脾胃之气。

[7] 穰：ráng，瓤。

[8] 槐子：即槐角。

饮）。假令脉洪大，用泻火利小便药之类是也。

如胃虚不能食，而大渴不止者，不可用淡渗之药止之（这是脾胃气虚而不能化生津液所致，不可再用猪苓、泽泻、车前子、滑石、通草等淡渗利湿药治疗），乃胃中元气少故也，与七味白术散[1]补之（当用七味白术散补益脾胃元气为宜）。

如发热、恶热、烦躁、大渴不止，肌热不欲近衣，其脉洪大，按之无力者，或兼目痛、鼻干者，非白虎汤证也。此血虚发躁（这是阴血亏少导致的烦躁），当以黄芪一两，当归身二钱，㕮咀，水煎服。

如大便闭塞，或里急后重，数至圊[2]而不能便，或少有白脓（或者大便中带有白色脓液），或少有血（或带有少量血液），慎勿利之（不要滥用泻下药），利之则必致病重，反郁结而不通也。以升阳除湿防风汤，举其阳则阴气自降矣（升举下陷的阳气，则阴气自然下降，大便就会通利）。

升阳除湿防风汤

苍术泔浸[3]，去皮，净，四两　防风二钱　白术　白茯苓　白芍药以上各一钱

上件㕮咀，除苍术另作片子（除了苍术要单独另作药物），水一碗半，煮至二大盏（先煎煮苍术，煎煮药液到剩下两大杯），内[4]诸药，同煎至一大盏（再共同煎煮到药液剩下一大杯），去渣，稍热服，空心食前（空腹服用或在饭前服用）。

如此证飧泄不禁（如果大便泄泻有完谷不化的食物残渣，肛门又收禁不住），以此药导其湿（用本方导湿运脾，泄泻可止）。如飧泄及泄不止，以风药升阳（用升散风药如葛根、升麻、柴胡升举阳气）。苍术益胃去湿（苍术健脾祛湿）；脉实、䐜胀、闭塞不通（若脉表现为浮中沉三候都有力的实脉，加上胸腹间胀满、痞塞不通畅），从权以苦多甘少药泄之（应采用灵活的用药方法，用多量苦味药物如大黄、黄

[1] 七味白术散：人参、白术、茯苓、葛根、藿香叶、木香、炙甘草七味药组成。

[2] 圊：qīng，厕所。

[3] 泔浸：用淘洗米的水浸泡。

[4] 内：nà，通纳，纳入之意。

连之类，少量甘味药如甘草，缓缓泻下）。如得通，复以升阳汤[1]助其阳（再用升阳除湿防风汤升阳），或便以升阳汤中加下泄药（直接在升阳除湿防风汤中加大黄等泻下药，升降并举）。

[1] 升阳汤：升阳除湿防风汤。

【入门导读】

李东垣从病因、病机、临床表现、治法、方药、加减变化、传变、证候鉴别等方面，论述他对湿热痢疾的系统而又深刻的认识。

一、湿热痢疾的病因

平素由于内伤饮食、起居没有规律，导致脾胃虚弱。脾胃虚弱，不能运化饮食，产生痰湿饮等浊邪。浊邪可以影响五脏，上泛胸膈胃脘，导致胸膈胃脘胀满痞塞，下流下焦肝胆、肾膀胱、大小肠，导致腹泻、小便不利、小腹胀满、腰膝酸软、胁肋胀满等。在这种脾胃虚弱、内生浊邪的基础上，如果正当夏季天地湿热交蒸之时，更容易招致湿热之邪的侵袭。李东垣将痢疾的根本病因归于内伤，外感通过内伤而发病，对我们今天认识痢疾的病因病机具有重要的启发作用。正如他说："今时值长夏，湿热大盛，正当客气胜而主气弱也，故肠澼之病甚，以凉血地黄汤主之。"

二、湿热痢疾的基本病机

湿热痢疾的基本病机为：脾胃虚弱、湿热蕴阻。

三、湿热痢疾的临床表现

湿热痢疾的主要临床表现为：痢下脓血、里急后重、苔黄厚腻、脉濡数。

四、湿热痢疾的治法

湿热痢疾的基本治法为：补养脾胃、清热利湿。

五、治疗湿热痢疾的主方——凉血地黄汤

凉血地黄汤由炒黄柏、炒知母、熟地黄、当归、青皮、炒槐角六味药物组成。方中炒黄柏、炒知母清热燥湿，为君药；熟地、当归滋阴和血，

为臣药；青皮理气导滞，为佐药；炒槐角入肠凉血止血，引诸药入经，为使药。

方中为什么要配伍炒知母、熟地黄、当归、青皮、炒槐角？这是因为湿热内蕴，容易伴有下面三种情况：①湿热阻滞气机导致大肠中气血郁滞；②一方面热入血分导致大肠出血；③湿热耗伤津液和血液导致血亏津燥。所以，除了清热燥湿外，伴有气血郁滞者要注意理气活血，伴有脓血者要凉血止血；伴有血亏津燥者要养血生津。因此，李东垣除了用黄柏清热燥湿，配伍熟地、当归养血活血，配伍知母滋养津液，配伍槐角凉血止血，配伍青皮理气导滞，这是该方组方的奥妙之处，值得我们学习。方中不用生地而用熟地，主要是为了养血。具体到临床，可以生地、熟地并用，一个侧重凉血止血、滋养津血，一个侧重养血补血，相得益彰。

既然痢疾的基本病机为脾胃虚弱、湿热蕴阻，那么该方中为什么不配伍补益脾胃、升阳举陷的药物呢？这是因为当前的主要病机是湿热内蕴，故首先以解决主要病机为主。该方主要针对痢病的初期湿热内蕴而设，尤其是痢疾中伴有脓血者。其临床表现当为舌质红或红绛，舌苔黄厚腻干燥，脉濡数有力。如果伴有舌淡胖、舌苔黄厚腻干燥、脉濡数无力等症状，就需要在该方中配伍补养脾胃、升阳举陷的药物了。治疗痢病需要分析是初期还是中后期，当前的主要病机是什么，不能机械刻板、刻舟求剑。

六、凉血地黄汤的加减变化

如果腹胀或大便里急后重明显，加木香、槟榔理气消胀、消导积滞；如果服用木香、槟榔里急后重仍不能好转者，再加大黄、牵牛子、白芍通便导滞、缓急止痛。

七、湿热痢疾的传变

证变法变。如果病情发生了变化，就要根据辨证的结果采用不同的治疗方法。李东垣说："如有传变，随证加减。"

1. 水饮内停

湿热内蕴日久，可以损伤脾肾阳气，导致水饮内停。临床表现为腹内摇动有水声、小便不调、脉弦等。当用导水利湿法泻去其水饮。李东垣没有给出具体的方药，可用苓桂术甘汤、五苓散、真武汤等方剂化裁。

2. 阳明经证

湿热内蕴日久，可以火热亢盛，导致阳明经证。临床表现为大热、大渴、大汗、脉洪大等。当用清泻火热为主治疗，兼以配合利小便导热下行。李东垣没有给出具体的方用，可用白虎汤、竹叶石膏汤、六一散等方剂化裁。

3. 脾胃虚弱

湿热内蕴日久，损伤脾胃，导致脾胃虚弱。临床表现为纳呆、腹胀、便溏、口大渴不止、少气懒言、倦怠乏力、面色萎黄、舌淡胖、脉弱无力。李东垣明确指出可用七味白术散化裁治疗。七味白术散由人参、白术、茯苓、炙甘草、葛根、藿香叶、木香七味药组成。

4. 脾虚寒湿证

湿热内蕴日久，不但损伤脾胃，还会导致向寒湿转化。临床表现为痢疾、里急后重、大便夹有白脓或血、甚至大便不通、舌淡胖苔白腻而润、脉沉弱无力。李东垣明确指出用补脾胃燥寒湿的升阳除湿防风汤化裁治疗。

升阳除湿防风汤是本论中李东垣创制的第二首处方，由苍术、防风、白术、白茯苓、白芍药五味药物组成。主治寒湿困阻、清阳不升、脾胃虚弱之痢疾。本方与凉血地黄汤形成了鲜明的对比。一个偏重治疗湿热，一个偏重治疗寒湿。两方相互补充，是治疗痢疾的两个主要方剂。

方中苍术温燥寒湿。白术、茯苓健脾祛湿。防风可助苍术燥湿，可助白术、茯苓健脾除湿升阳。芍药既可缓急止痛，又可助白术、茯苓健脾利湿，还可益阴防止苍术、防风辛燥伤阴。全方共具温燥寒湿、健脾除湿、升发阳气、滋阴润燥之功。

方中为什么重用苍术四两呢？因为当前的病机为寒湿困阻脾胃，脾胃不能正常运化，寒湿之邪下注导致痢疾。苍术温燥寒湿，寒湿去，脾胃才能摆脱其束缚困遏，也才能恢复其运化的正常功能。所以，当前的主要矛盾在于寒湿困遏，而不在于脾胃虚弱。所以，首先重用苍术扫清脾胃不能正常运化的障碍。待寒湿去，脾胃虚弱会上升为主要矛盾。那时，就该重用白术、茯苓了。该方重用苍术的奥妙之处，值得我们学习。

5. 血虚火旺证

湿热内蕴日久，可以耗伤阴血，导致血虚火旺证。临床表现为发热、恶热、烦躁、大渴不止，肌热不欲近衣，其脉洪大，按之无力者，或兼目痛、鼻干。李东垣明确指出用当归补血汤治疗。

八、阳明经证、脾胃虚弱证、血液亏虚证口大渴不止的鉴别

本论中脾胃虚弱证、阳明经证、血虚火旺证都可见大渴不止，但是其病机却有着根本的不同，临床要注意鉴别。阳明经证所致的大渴不止，是阳明火热亢盛耗伤津液所致，其临床表现为大热、大渴、大汗、大便干燥、小便短赤、面色红赤、舌红绛、脉洪大有力；脾胃虚弱证所致的大渴不止，是由于气虚不能载津上承所致，其临床表现为纳呆、腹胀、便溏、口大渴不止、少气懒言、倦怠乏力、面色萎黄、舌淡胖、脉弱无力。血虚火旺证所致的大渴不止，是由于阴血亏虚、虚火上炎所致，临床表现为发热、恶热、烦躁、大渴不止、肌热不欲近衣、舌淡白少苔或无苔、其脉洪大按之无力。阳明经证之大渴不止，可用白虎汤、竹叶石膏汤等方剂加减；脾胃虚弱之大渴不止，可用七味白术散、补中益气汤等方剂加减；血虚火旺证的大渴不止，可用当归补血汤、四物汤、青蒿鳖甲汤等方剂化裁。

脾胃虚不可妄用吐药论

《六元政纪论》云：木郁则达之者，盖木性当动荡轩举[1]（树木的本性应当是高举飘扬摇荡的），是其本体（也是木的本性）。今乃郁于地中无所施为（现在木的本体郁阻在土地中，不能发挥其作用），即是风[2]失其性（也就是木失去了其条达舒畅的性能）。人身有木郁之证者（如果人体有肝气郁滞之证），当开通之（应当用开发疏通的方法加以治疗），乃可用吐法以助风木（可以用吐法开通来帮助肝木条达舒畅），是木郁则达之之义也。

又说，木郁达之者，盖谓木初失其性郁于地中（就是树木刚开始失去它的生发性能，郁阻于地中），今既开发行于天上（现在只要用开通的方法，使树木恢复其高举飘扬于天空的性能），是发而不郁也（就达到了使树木生发而不郁结的目的），是木复其性也（就是恢复了树木生发条达的本性），有余也（肝气郁结在人体为气有余之实证），有余则兼[3]其所胜（肝气郁结则容易兼有其所克的脾土疾病），脾土受邪（脾土受到肝郁邪气的侵袭，而出现腹胀纳呆等症状），见之于木郁达之条下（该论见于《素问·六元正纪大论》第七十一）“木郁达之”条下），不止此一验也（肝郁容易兼有脾病，不仅仅应验于“木郁达之”这一条）。又厥阴司天（又一根据在《素问·至真要大论》第七十四“厥阴司天”条下，条中所述胃脘当心而痛，并且连及两胁疼痛、食入作呕、腹内作胀等症状），亦风木旺也（也是肝旺乘脾证之表现），厥阴之胜（又一根据在《素问·至真要大论》第七十四“厥阴之胜”条下，条中所述耳内鸣响、头昏目眩、上涌欲吐、背腹

[1] 动荡轩举：飘摇高举，形容木性条达。

[2] 风：指木。

[3] 兼：兼有，合并，伴有。

连胁下气阻疼痛、小便黄赤等症状），亦风木旺也（也是肝旺乘脾证之表现）。俱是脾胃受邪（都是肝旺乘脾，脾胃受到肝郁邪气的侵袭），见于上条（见之于上述不同的条文），其说一同（但其道理则是相同的）。

或者不悟“木郁达之”四字之义（有的人不理解“木郁达之”的真正内在含义），反作“木郁治之”（反而将“木郁达之”误解为“木郁治之”，用滋补肝脏等方法给予治疗），重实其实（再次助长肝气的郁结），脾胃又受木制（脾胃再次受到肝郁的乘袭克伐），又复其木（然后又去误治肝木，形成恶性循环），正谓补有余而损不足也（正是大家常说的补有余而损不足）。既脾胃之气先已不足（既然脾胃元气先前就已经不足了），岂不因此而重绝乎？（误用滋补肝脏的方法加以治疗，肝气更加郁结，脾胃更加受到克伐，岂不是因此导致脾胃的元气重新更加败绝吗？）

再明胸中窒塞当吐（再次阐明胸中滞塞当吐的机制），气口[1]三倍大于人迎（气口脉约有三倍大于人迎脉的脉象），是食伤太阴（是饮食积滞停滞于足太阴脾，进而窒塞于手太阴肺所导致的）。上部有脉（《难经·十四难》指出，上部寸关脉应指浮大弦滑明显旺盛），下部无脉（与上部寸关脉相比较，下部尺脉应指沉凹），其人当吐（应当用吐法，把阻滞胸脘的食物完全吐出，肝气就条达了），不吐则死（如果不把窒塞于胸脘的食物积滞吐出来，肝气郁滞于下焦，就容易导致昏厥死亡）。以其下部无脉（因为下部尺脉应指沉凹），知其木郁在下也（所以知道肝气郁结在下焦）。塞道不行（食物积滞阻塞脉道，气血不得流行），而肝气下绝矣（从而肝气郁结于下焦不得流通，下部尺脉应指沉凹）。兼肺金主塞而不降（同时，肺气被窒塞而不能清肃下降），为物所隔（肺金被食物积滞等邪物所阻隔），金能克木，肝木受邪（肝木受到肺金邪气的侵袭而更加郁滞），食塞胸咽，故曰：

[1] 气口：即寸口，在右手桡骨内侧动脉的寸部。

在上者因而越之（病在胸膈之上，必因势而散越，即用吐法吐出胸中的食物）。

仲景云：实烦以瓜蒂散[1]吐之。如经汗下（倘若经过汗法和下法之后，有形之邪被祛除，只剩下无形的邪气扰动心神），谓之虚烦，又名懊憹[2]，烦躁不得眠，知其木郁也（便知道这是肝气郁结、木郁化火证），以栀子豉汤[3]吐之（当用栀子豉汤吐法以除其虚烦）。昧者（不明医学道理的人），将膈咽不通，上支两胁（上连两胁），腹胀胃虚不足（腹胀的脾胃虚弱之证），乃浊气在上（误诊为是有形浊邪停留在胸膈和胃脘所致），则生䐜胀之病吐之（所以用吐法误治这种胸膈和胃脘胀闷之病）。况胃虚必怒[4]（何况脾胃虚弱的人，因为多伴有肝郁气滞，所以情志多易怒），风木已来乘陵胃中（肝郁已经来乘凌脾胃），《内经》以铁落镇坠之（《内经》用生铁落镇坠肝气的上逆），岂可反吐，助其风木之邪？（岂能反用吐法，损伤脾胃而助肝气郁滞之证？）不主吐而吐（不当用吐法而用吐法），其差舛[5]如天地之悬隔[6]（其差错之大就像天地离得那么远呀）。大抵胸中窒塞烦闷不止者（一般来说，胸中窒塞、烦闷不安者），宜吐之耳（才适宜于用吐法的）。

[1] 瓜蒂散：瓜蒂、赤小豆等分，研末，香豉煮汁冲服。

[2] 懊憹：ào nǎo，心中热闷。又称之为懊侬。

[3] 栀子豉汤：栀子、豆豉组成。

[4] 胃虚必怒：木克土，肝克脾。脾胃虚弱的原因，大都是因肝郁气滞乘脾导致。所以，脾胃虚弱之人，大都伴有肝郁气滞证。怒为肝之志，故说胃虚必怒。

[5] 差舛：chà chuǎn，差错。

[6] 悬隔：离得很远。

【入门导读】

在本文中李东垣对《黄帝内经》“木郁达之”给予了新的阐释，丰富和发展了《黄帝内经》理论。在此理论指导下，他强调治疗肝郁证和肝郁乘脾证，不可用滋补肝脏的方法加以治疗，更不能用吐法加以治疗，而是应该采用疏肝解郁和滋补脾胃的方法治疗，对我们今天治疗肝郁证和肝郁脾虚证具有重要的指导价值。

一、古代医家用吐法来阐释“木郁达之”

在本论中，李东垣首先解释了古代医家对“木郁达之”的认识。肝的生理特点是疏达调畅；如果肝气郁滞，则不能发挥其正常的生理功能。如何治疗肝气郁滞呢？《素问·六元正纪大论》第七十一说："木郁达之。"达是什么？肯定是疏达开通之意。但是，如何疏达开通？仁者见仁，智者见智。其中，有一种最主要的说法就是用吐法来达到疏达肝气的目的。李东垣对这种给予了肯定。他说："人身有木郁之证者，当开通之，乃可用吐法以助风木，是木郁则达之之义也。"

二、李东垣认为用吐法治疗肝郁有其适用范围

在本论中，李东垣认为用吐法治疗肝气郁滞证有其适用范围，不是所有肝郁气滞证都适用本法。其适用范围必须是实证，不能伴有虚证，多在疾病的初期。主要用于两种情况：

1. 有形饮食积滞停滞于胸膈和胃脘导致的窒塞

饮食积滞停滞于胃脘，进而可以上逆于胸膈。有形之邪气停留，就会阻滞气血的正常运行，导致肝气郁滞。同时，有形邪气停留胸膈，还会影响到肺气的肃降。金克木。肺气不能正常宣发肃降，则肝气也不能正常流通，从而也会导致肝气郁滞。正如李东垣所说："塞道不行，而肝气下绝矣。兼肺金主塞而不降，为物所隔，金能克木，肝木受邪，食塞胸咽。"

该证的临床表现为胸中窒塞、胃脘胀闷窒塞、舌苔厚腻、脉弦滑有力。李东垣特别指出，该证容易见到右手寸关部应指浮大弦滑明显旺盛、下部尺脉应指沉凹的脉象。这是因为饮食积滞产生于脾胃，然后滞留于上中二焦，故右手上部寸关脉更加明显旺盛。肝肾位于下焦。饮食积滞阻滞气机，肝郁气滞，故右手尺脉应指沉凹。李东垣用脉象诊断饮食积滞停留于上中焦胸膈和胃脘的方法，是对《黄帝内经》理论的新的丰富和发展，对我们今天诊断上中焦疾病具有重要的指导价值，应该引起高度的重视。正如他说："再明胸中窒塞当吐，气口三倍大于人迎，是食伤太阴。上部有脉，下部无脉，其人当吐，不吐则死。以其下部无脉，知其木郁在下也。"

因为邪气在上中二焦，所以治疗的方法可以用吐法。正如《黄帝内经》所说："在上者因而越之。"通过吐出胸膈和胃脘的饮食积滞，调畅气机，则肝郁气滞不治自愈。方药可选仲景《伤寒论》瓜蒂散。李东垣说："仲景云：实烦以瓜蒂散吐之。"

2. 无形火热郁结于胸膈导致的窒塞

肝气郁结，日久化火，火热郁结于胸膈导致心烦懊恼、胸中窒塞。当

然，如果先有胸中火热郁结，也可以进而导致肝气郁结。因为，火热可以阻遏气机，导致气机郁滞，进而导致肝气郁结。同时，胸中火热郁结，肺气不得宣发肃降，也容易导致肝气郁结不得疏达调畅。可见，火热郁结在胸膈，很容易伴有肝气郁结。

该证的临床表现为胸中窒塞、舌红苔薄黄、脉弦数有力。

治疗的方法可以用吐法。李东垣主张用栀子豉汤吐之。正如他所说："如经汗下，谓之虚烦，又名懊憹，烦躁不得眠，知其木郁也，以栀子豉汤吐之。……大抵胸中窒塞烦闷不止者，宜吐之耳。"

笔者认为，栀子豉汤不能归属于吐剂。服用栀子豉汤后，大部分患者不会出现呕吐。即使个别患者出现呕吐，那属于特殊现象。栀子豉汤治疗该病的根本还在于其清透胸膈郁热，属于清法。郁热去，气机畅，肝郁舒。如果一定要将其归属吐剂，那它属于广义的吐法，就是通过清透郁热从而疏达气机，肝气郁结得到了疏达开通，肝气能够恢复其升发向上的生理特性了。栀子豉汤能够恢复肝脏升发疏达之功能，其方法就可以称之为广义之吐法，栀子豉汤就可以称之为广义之吐剂。

三、李东垣对"木郁达之"的新认识

李东垣发展了古代医家对"木郁达之"的认识。他认为，木郁不仅要看到有肝气郁结，更要考虑兼有脾胃虚弱。因为，肝气郁结，很容易克伐脾胃导致脾胃虚弱。这既是对《黄帝内经》理论的丰富完善和发展，又是对《金匮要略》"夫治未病者，见肝之病，知肝传脾，当先实脾"的继承和发展。正如他说："又说，木郁达之者，盖谓木初失其性郁于地中，今既开发行于天上，是发而不郁也，是木复其性也，有余也，有余则兼其所胜，脾土受邪，见之于木郁达之条下，不止此一验也。又厥阴司天，亦风木旺也，厥阴之胜，亦风木旺也。俱是脾胃受邪，见于上条，其说一同。"

对于"肝郁脾虚型"之木郁，李东垣反对应用吐法。如果再应用吐法，就会更加损伤脾胃元气。脾胃元气损伤，脾升胃降之功能减退，全身气机流通减退，肝气郁结则会更加严重。最终，形成恶性循环。正如他说："昧者，将膈咽不通，上支两胁，腹胀胃虚不足，乃浊气在上，则生䐜胀之病吐之。况胃虚必怒，风木已来乘陵胃中，《内经》以铁落镇坠之，岂可反吐，助其风木之邪？不主吐而吐，其差舛如天地之悬隔。"这就是他将本文命名为"脾胃虚不可妄用吐药论"的关键所在。

对于“肝郁脾虚型”之木郁，李东垣反对应用补肝脏法。滋补肝脏则会加重肝气郁滞，进而更会导致脾胃虚弱。脾胃虚弱，肝气郁滞会更加严重。最终，也会形成恶性循环。正如他说:“或者不悟‘木郁达之’四字之义，反作‘木郁治之’，重实其实，脾胃又受木制，又复其木，正谓补有余而损不足也。既脾胃之气先已不足，岂不因此而重绝乎?”

对于“肝郁脾虚型”之木郁，应该用什么方法治疗呢？李东垣在本文中没有明确阐释。既然不能补肝、不能用吐法，就应该用疏肝健脾的方法，一方面疏肝，一方面健脾，两者相辅相成，形成良性循环。临床可选用逍遥散加减治疗，也可用柴胡疏肝散和补中益气汤两方化裁。

安养心神调治脾胃论

《灵兰秘典论》云：心者君主[1]之官，神明出焉。凡怒、忿、悲、思、恐惧，皆损元气。夫阴火之炽盛，由心生凝滞，七情[2]不安故也。心脉者神之舍，心君不宁，化而为火（可以耗损元气，导致脾胃虚弱，进而产生阴火），火者七神[3]之贼也（阴火损伤七神，是七神的贼邪）。故曰阴火太盛，经营之气[4]不能颐养[5]于神（阴火炽盛耗伤营养物质，营养物质不能保养心神），乃脉病也（这是心之血脉发生了疾病）。神无所养（精神得不到营养物质的滋养），津液不行（津液亏虚不能正常运行），不能生血脉也（不能化生滋养血脉）。心之神，真气之别名也（是由心脏元气产生的，也可以说心神是心脏元气的别称）。得血则生（心神依赖心血而生），血生则脉旺（心血产生则血脉旺盛）。脉者神之舍（心脏及其血脉是产生精神意识思维活动之处），若心生凝滞（如果心情不舒畅），七神离形（就会导致神气离开形体而消失），而脉中唯有火矣（而血脉中只有阴火残存了）。

[1] 君主：这里指的是心为一身之主宰。

[2] 七情：喜、怒、忧、思、悲、恐、惊。

[3] 七神：指“魂、魄、精、神、意、智、志等精神活动”。“五脏具七神”见《难经三十四难》。

[4] 经营之气：指营养物质。

[5] 颐养：yí yǎng，保养。

善治斯疾[6]者，惟在调和脾胃，使心无凝滞，或生欢欣，或逢喜事，或天气暄和[7]，居温和之处，或食滋味[8]，或眼前见欲爱事（或者接触一些喜闻乐见的事物），则慧然[9]如无病矣（那么就会顿时心里开朗清爽得好像没有疾病了），盖胃中元气得舒伸故也（这是因为通过治疗和养生调摄，脾胃中的元气得到舒展的缘故啊）。

[6] 斯疾：这种疾病。

[7] 暄和：xuān hé，指暖和，温暖。

[8] 滋味：美味。

[9] 慧然：顿时开朗清爽。

【入门导读】

本文阐释了心理与生理之间不可分割的密切联系。七情内伤可以损伤脾胃。一旦脾胃损伤，不能生化气血安养心神，再加以阴火扰动心神，又会导致心神不安的病变。

一、七情内伤损伤脾胃

喜怒忧思悲恐惊等情志过极刺激或长期持久地刺激，超过了人体承受的限度，人体就会得病。李东垣认为，七情内伤可以损伤元气，元气损伤进而会导致脾胃损伤，最终形成脾胃虚弱。如李东垣所说："凡怒、忿、悲、思、恐惧，皆损元气。"

二、脾胃损伤影响心神

脾胃虚弱，可以有两种情况导致肝肾中相火不能正常流通：一种是脾胃虚弱，脾升胃降功能失常，脾气无力升举，胃气无力降浊，导致全身气机无力流通，当然也会导致肝肾中相火无力流通；另一种是脾胃虚弱，不能运化水湿，水湿下注于下焦，阻滞肝肾气机，导致肝肾中相火不得流通。后者更为常见。

肝肾中相火不得流通，则变生为病理之相火。李东垣将这种病理之相火称作阴火。阴火炽盛，循经上扰，扰动心神，则心神不安。阴火炽盛，还会灼伤津液。津液亏虚，则血液亏虚。血液亏虚，不能安养心神，则心神也不安。最终，形成了脾胃虚弱、阴火炽盛、津液亏虚、血液亏虚、心神不安的复杂病机。正如李东垣所说："心者君主之官，神明出焉……夫阴火之炽盛，由心生凝滞，七情不安故也。心脉者神之舍，心君不宁，化而为火，火者七神之贼也。故曰阴火太盛，经营之气不能颐养于神，乃脉病也。神无所养，津液不行，不能生血脉也。心之神，真气之别名也。得血则生，血生则脉旺。脉者神之舍，若心生凝滞，七神离形，而脉中唯有火矣。"

三、脾胃虚弱、阴火炽盛、津液亏虚、血液亏虚、心神不安证的临床表现

脾胃虚弱，则表现为少气懒言、倦怠乏力、舌胖齿痕、脉弱无力。

阴火炽盛、津液亏虚、血液亏虚、心神不安，则表现心烦而乱、怔忡、懊恼、面部潮红、头痛头晕、口干口渴、失眠多梦等表现。

如果伴有湿邪，则见舌根厚腻而干燥、口黏口味、大便黏腻不爽等。

四、心神疾病的治疗

如何治疗脾胃虚弱、阴火炽盛、津液亏虚、血液亏虚、心神不安证呢？李东垣从补养脾胃作为最根本的入手点和出发点。因为脾胃是元气升发的根本，也是制服阴火的关键。李东垣没有明确提出如何具体治疗。我们临床可以用补中益气汤补养脾胃，可以用黄连解毒汤、知柏地黄丸降阴火，可以用四物汤滋养阴血，可以用增液汤、生脉饮滋养津液，可以用朱砂安神丸镇心安神。

李东垣非常重视通过养生调理脾胃。养生调摄包括让患者心情愉快、吃喜欢吃的食物、看喜欢看的事物、居住暖和之处等，有利于脾胃的正常运化。正如他说："善治斯疾者，惟在调和脾胃，使心无凝滞，或生欢欣，或逢喜事，或天气暄和，居温和之处，或食滋味，或眼前见欲爱事，则慧然如无病矣，盖胃中元气得舒伸故也。"

凡治病当问其所便

《黄帝针经》云：中热消瘅[1]则便寒（中焦有热发生的消谷善饥的中消证，则喜欢吃寒凉的食物），寒中之属则便热（中焦有寒，得了腹中胀满、食物不消化的寒中证，就喜欢吃温热的食物）。胃中热则消谷（中焦胃中有热就吃得多），令人悬心[2]善饥（使人感到心中慌乱，易于饥饿），脐以上皮热。肠中热则出黄如糜（大肠中有热，则排出黄色稀糜状的大便），脐以下皮寒。胃中寒则腹胀，肠中寒则肠鸣飧泄（肠中有寒，主要症状表现为肠鸣辘辘，大便中夹有没有消化的食物）。

一说，肠中寒则食已窘迫[3]（肠中有寒，则觉得饮食完毕急欲大便），肠鸣切痛（肠鸣辘辘，小腹疼痛剧烈），大便色白。肠中寒，胃中热，则疾饥[4]，小腹痛胀。肠中热，胃中寒，则胀而且泄。非独肠中热则泄，胃中寒传化亦泄（胃中有寒传化到肠内也能发生泄泻）。

胃欲热饮（胃是需要热饮的），肠欲寒饮（肠是需要冷饮的），虽好恶不同（虽然胃肠的喜好和厌恶的特性不同），春夏先治标（春生夏长的阳气在体表，如果有病，先治体表的标病，然后再治体内本病），秋冬先治本（秋收冬藏的阳气在体内，如果有病，先治疗体内的本病，然后再治疗体表的标病）。衣服寒无凄怆（衣服的更换，遇到寒冷的气候要增添衣服，不使身体振寒战栗），暑无出汗（在暑热天气要相应地减少衣服，不使汗出太多），热无灼灼（天气炎热时身体无灼热感），寒无凄凄（天气寒冷时身体无冷

[1] 消瘅：消渴病中的中消证。

[2] 悬心：心中慌乱。

[3] 窘迫：急于大便。

[4] 疾饥：很快饥饿。

得发抖感），寒温中适（穿着要保持身体不寒不热），故气将持[1]（这样就能把胃气将养扶持起来），乃不致邪僻[2]也（就不至于受到邪气的侵袭了）。

此规矩[3]法度（这种防治疾病的准则和法度），乃常道也，正理也。揆度也（如果判断疾病不按常规发生发展），当临事制宜（就应当在临证时根据病情制定相应的方法），以反常合变[4]也（以随机应对反常的复杂情况）。

[1] 将持：扶持。

[2] 邪僻：不正之气的侵袭。

[3] 规矩：规以成圆形、矩以成方形的工具。此言法度、准则的意思。

[4] 反常合变：事物向常的反面发展就是反常。合变就是随机应变。

【入门导读】

中医有望问问切四诊。问诊在四诊中占据重要的位置。本文通过问诊胃肠寒热的好恶，来判断脾胃的寒热虚实，进而说明“临证病人问所便”的重要意义。同时，通过问诊，既要判断出一般情况的病情，也要判断出特殊情况的病情。一般情况的病情，就用一般常理和常法给予治疗。特殊情况的病情，就要通权达变，运用因时制宜、因病制宜的变法。

一、胃肠病的问诊症状

1. 胃热证

胃热证的主要临床表现是胃脘灼痛、消谷善饥、心中慌乱、肚脐以上的皮肤有热感。治疗方法是清胃火。

2. 胃寒证

胃寒证主要临床表现是胃脘冷痛胀满、食物不消化、肚脐以上的皮肤有凉感。治疗方法是温胃寒。

3. 大肠热证

泻下黄色黏稠稀糜状的大便、肚脐以上的皮肤有凉感。治疗方法是清利大肠湿热。

4. 大肠寒证

大肠寒证主要临床表现为肠鸣辘辘、小腹冷痛剧烈、大便中夹有没有消化的食物、饮食完毕急欲大便、泻下清稀呈白色的大便。治疗方法是温化大肠寒湿。

5. 胃热肠寒证

胃热肠寒证主要临床表现为消谷善饥、小腹冷痛、泻下清稀呈白色的大便等。治疗方法是清胃热温肠寒。

6. 肠热胃寒

肠热胃寒证的主要临床表现是排出黄色黏稠稀糜状的大便、胃脘冷痛胀满、食物不消化。治疗方法是清利大肠湿热和温胃寒。

要注意的是，无论是大肠寒证还是大肠的热证，都可以导致泄泻。只是其大便的形状不同，要注意鉴别。大肠寒证的大便特点是泻下清稀呈白色的大便，大肠热证的大便特点是泻下黄色黏稠稀糜状的大便。故李东垣说："是非独肠中热则泄，胃中寒传化亦泄。"

需要探讨的是，大肠热证其皮肤的感觉症状。李东垣说大肠热证其肚脐以下的皮肤有凉感。我认为可能是笔误。既然胃热证其表现是肚脐以上的皮肤有热感，那么大肠热证其表现也应该是肚脐以下的皮肤有热感，大肠寒证其表现应该是肚脐以下的皮肤有凉感。这是一般情况和规律。如果特殊情况下，胃脘火热郁结、大肠火热郁结导致气机不通，肚脐以上的皮肤和肚脐以下的皮肤出现凉感也是可能的，但毕竟不是常见症状。

二、胃肠病标本先后的处理原则

李东垣说："春夏先治标，秋冬先治本。"如果素有胃肠病，在不同的季节又增添了新的疾病，处理方法的先后是不同的。如果是在春夏季节增添了新的疾病，可以借助春夏的阳气先治疗新病标病；如果是在秋冬季节增添了新病，可以借助秋冬阳气内藏内敛先治疗胃肠本病，然后再治疗新病标病。

当然这只是一个总的指导原则，我们对李东垣胃肠病的治疗原则要有一个正确的认识。如果是在春夏季节感受了新病，而胃肠病尚不重的情况下，可以先治疗新病标病。如果是胃肠病很重，又有新病，那就得同时治疗，或者先治胃肠病本病。同样，如果是在秋冬季节感受了新病，如果新病不重而胃肠病很重，那就先治疗胃肠病；如果胃肠疾病不重而新病很重很急，就得先治疗新病标病或标本同治。

三、胃肠病的预防方法

李东垣说："胃欲热饮，肠欲寒饮，虽好恶不同……衣服寒无凄怆，暑无出汗，热无灼灼，寒无凄凄，寒温中适，故气将持，乃不致邪僻也。”可见，李东垣非常重视胃肠病的预防。

首先，从饮食上预防胃肠病。饮食要温和，即不热不凉，这样就能满足胃喜欢热饮、肠喜欢寒饮的矛盾体。其次，从保暖上预防胃肠病。衣服要保暖，使身体感到既不冷也不热。所以，要及时添加或减少衣服。遇到寒冷的气候要增添衣服，不使身体振寒战栗；在暑热天气要相应地减少衣服，不使汗出太多。只有这样，才能保养胃气，不容易受到邪气的侵袭了。

四、防治胃肠病的原则

通过问诊诊断胃肠病、胃肠病标本先后的处理原则、胃肠病的预防方法，上述这些方法都是常规性的防治胃肠病的原则方法。如果判断疾病不按常规发生发展，就应当在临证时根据病情制定相应的方法，以应对反常的复杂情况。这体现了李东垣辨证论治的精神。正如他说：“此规矩法度，乃常道也，正理也。揆度也，当临事制宜，以反常合变也。”

胃气下溜五脏气皆乱其为病互相出见论

黄帝[1]曰：何谓逆而乱？岐伯曰：清气在阴，浊气在阳，荣气顺脉（本来营气顺着血脉循环以供给全身脏腑的营养需要），卫气逆行（本来精气所产生的慓悍滑利的卫气行于脉外以温肌肉充皮肤），清浊相干（如果清营和浊卫二气违反脉道运行的规律），乱于胸中，是为大悗[2]（这就叫大悗，胸中极其烦闷不安）。故气乱于心（故逆气干犯于心），则烦心密嘿[3]（则导致胸中烦闷、沉默不语），俯首静伏；乱于肺，则俯仰喘喝（则表现为一俯一仰地喘息），按手以呼（要用手按着胸部呼吸）；乱于肠胃，则为霍乱（则形成霍乱，表现为挥霍撩乱、上吐下泻）；乱于臂胫，则为四厥[4]；乱于头，则为厥逆（则导致昏厥、不省人事），头重眩仆（头重目眩甚至仆倒）。

大法[5]云：从下上者引而去之（疾病从下向上逆行者，要采用向上引导的方法加以治疗）。又法云：在经者宜发之（邪气郁滞体表经脉的，当用辛甘发散之剂宣通玄府腠理以发散郁滞的邪气）。

黄帝曰：五乱者（心、肺、肠胃、臂胫和头发生了清浊相干的五乱），刺之有道[6]乎（用针刺治疗五乱的话，有针刺的经络道路吗）？岐伯曰：有道以来（五乱有经络道路而来），有道以去（消除五乱，自然也有经络道路而去），审知其道（如果诊察是从那支经络道路而来，善于应用针刺方法再使病从那支经络道路而去），是谓身宝[7]（这就是治身的法宝）。黄帝曰：愿闻其道。岐伯曰：气在于心者（清浊逆乱

[1] 黄帝：指《灵枢·五乱》。

[2] 悗：mán，烦闷。

[3] 密嘿：沉默不语。嘿，mò，古同“默”，不作声。

[4] 四厥：手足逆冷。

[5] 大法：指《灵枢·官能》。

[6] 道：气血周流的经络道路。

[7] 身宝：治身的法宝。

之气侵袭心脏的），取之手少阴心主之输[1]神门、大陵（当取手少阴心经的输穴神门穴和手厥阴心包络经的输穴大陵给以针刺）。

滋以化源（在用药方面，要用脾胃运化的水谷精气这一源泉给予滋养），补以甘温（当用人参、黄芪、炙甘草等甘温药物滋补元气），泻以甘寒（用麦冬、天冬等甘寒药物养津泻火），以酸收之（用五味子、乌梅、白芍等药物酸敛精气），以小苦通之（用小量的黄连、黄芩等苦寒药物通泻心火），以微苦辛甘轻剂（用升麻、柴胡等微苦辛甘的轻剂升发阳气），同精导气[2]（这和针刺“同精导气”的方法是一样的，不仅要注意补养脾胃运化气血，还要注意清除邪气疏导气机），使复其本位[3]（使五脏六腑恢复其正常的生理功能活动）。

气在于肺者（清浊逆乱之气侵袭肺脏的），取之手太阴荥[4]、足少阴[5]输鱼际并太渊输（当取手太阴肺经的荥穴鱼际和手太阴肺经的输穴太渊）。

太阴以苦甘寒（在用药方面，清浊之气逆乱肺脏的，用苦寒如黄芩、知母泄肺火，用甘寒如麦冬、沙参养肺阴），乃乱于胸中之气，以分化之味去之（用苦寒和甘寒的药物分化肺中的邪气）。若成痿者（倘若清浊不分，湿热下侵肝肾导致下肢痿软无力的），以导湿热。若善多涕，从权治之辛热（应当暂且权宜地用辛热药物如细辛、白芷之类），仍引胃气前出阳道[6]（仍引下陷的胃气上行于心肺的阳道），不令湿土克肾，其穴在太溪（应针刺足少阴肾经的太溪穴预先补益肾气）。

气在于肠胃者（清浊相干的逆气乱于肠胃的），取之足太阴、阳明（取足太阴经募穴章门和足阳明经的募穴中脘给以针刺治疗），不下者（如果针刺后病邪不退的），取之三里章门、中脘、三里（再针刺足阳明的合穴足三里，也可针刺脾的募穴章门、胃的募穴中

[1] 输：“所注为俞”，脉气至此已较强盛。

[2] 同精导气：针刺术语。导气，用徐入徐出之法，引导气血往来贯注，复其常态。同精和导气含义基本一致。

[3] 本位：正常的生理功能活动。

[4] 荥：十二经各有一荥穴。

[5] 足少阴：疑为手太阴之误。

[6] 阳道：上焦心肺部位。

脘、胃的合穴足三里）。

因足太阴虚者，于募穴[1]中导引之于血中（针刺脾的募穴章门引导精气行于血脉中）。有一说，腑输（针刺腑的俞穴），去腑病也。胃虚而致太阴无所禀者，于足阳明胃之募穴[2]中引导之（就应当针刺足阳明胃的募穴中脘以引导水谷精气上输于脾）。如气逆上而霍乱者，取三里（当针刺足阳明的合穴足三里），气下乃止（胃气上逆就会降下，霍乱也就好了），不下复始[3]（若胃气上逆仍不下降，再次针刺足三里）。

气在于头（清浊之气逆乱于头部，导致头重目眩、昏厥仆倒等疾病），取之天柱、大杼（取用针刺足太阳膀胱经的天柱穴、大杼穴，以导引足太阳膀胱经上攻的浊气下行），不知（如果仍然头重目眩、昏厥仆倒），取足太阳荥、输通谷深，束骨深（当取足太阳膀胱经的荥穴通骨和俞穴束骨，要深刺）。

先取天柱、大杼（先取足太阳膀胱经的天柱穴、大杼穴），不补不泻（既不要使用补法，又不使用泻法），以导气而已（而是用徐入徐出的导气方法而已）。取足太阳膀胱经中（如果仍然头重目眩、昏厥仆倒，当取足太阳膀胱经的荥穴通骨和输穴束骨），不补不泻（用不补不泻的方法），深取通谷、束骨。丁心火（水克火，并补“我克”的手少阴心经的输穴神门和手厥阴心包络经的腧穴大陵），已脾土（土克水，并泻“克我”的脾之募穴章门），穴中以引导去之（通过针刺这些穴位，以引导经络之气的流通，去掉清浊相干的邪气）。如用药于太阳引经药中（如在用药方面，就用足太阳膀胱经引经药如羌活、防风、藁本等），少加苦寒甘寒以导去之（少量配伍苦寒药物如黄连、黄芩、黄柏等，甘寒药物如生石膏、生地、麦冬、天冬等，以导去清浊相干的邪气），清凉为之辅佐及使（所用的这些清凉药物用量要少，作为辅助药和使药）。

气在于臂足（如果清浊相干的逆气乱于上肢和下

[1] 募穴：穴在胸腹部体表，为脏腑经气所结聚的穴位。此处指足太阴脾的募穴章门穴。

[2] 足阳明之募穴：指中脘穴。

[3] 复始：回到开始，指再次针刺足三里。

肢，发生痿证和厥证），取之先去血脉（首先考虑要通畅四肢血脉的瘀阻），后取其阳明、少阳之荣输二间、三间深取之，内庭、陷谷深取之（然后深刺手阳明经的荥穴二间和输穴三间，以疏通上肢手臂的气血；深刺足阳明经荥穴内庭和输穴陷谷，以疏通下肢足胫的气血。同时，也要深刺手少阳三焦经的荥穴液门、输穴中渚和足少阳胆经的荥穴侠溪、输穴临泣，以促进气血的流通）。

视其足、臂之血络尽取之（审查其上肢和下肢血脉痹阻的情况，尽可能用针刺方法给予治疗疏通），后治其痿厥（然后才有可能治好其四肢的痿软和手足厥逆），皆不补不泻，从阴深取（从阴引阳，应用深刺的方法），引而上之（引导气血由堵塞的深处流到浅处，有利于排出邪气）。上之者（气血由堵塞的深处流行到浅处），出也（清浊相干的邪气也随之而外出），去也（清浊相干的邪气也随之而去）。皆阴火有余（上肢和下肢气血脉痹阻的原因，都是由于阴火亢盛窜入经络中阻塞气血运行），阳气不足伏匿于地中[1]者（同时，又有脾胃阳气下陷伏藏于下焦所致）。血，荣也（血是由脾胃产生的营气所化生的），当从阴引阳（血脉不畅时，应当引导气血由堵塞的深处流到浅处，以有利于邪气的排除），先于地中升举阳气（治疗用药时，先要把陷于下焦的阳气升举上来），次泻阴火（然后用苦寒和甘寒药物清泻阴火），乃导气同精之法（这和针刺“同精导气”的方法是一样的，既要补养脾胃运化精微物质，又要清除邪气疏导气机）。

黄帝曰：补泻奈何？岐伯曰：徐入徐出谓之导气（进针的时候，用徐入徐出的针刺手法，引导气血往来灌注，称之为导气），补泻无形[2]谓之同精（徐入徐出这种针刺方法，既不是补法也不是泻法，目的是促进气血的往来灌注，又称之为同精），是非有余不足也（这不是单纯实证和虚证的问题），乱气之相逆[3]也（这是气血紊乱相互干犯导致的气血阻滞）。帝曰：

[1] 地中：下焦。

[2] 补泻无形：既不是补法也不是泻法。

[3] 相逆：互相干犯。

允乎哉[1]道（这种道理很恰当啊），明乎哉论（这种理论令人很明白啊），请著之玉版[2]（请你刻成玉版珍藏起来），命曰[3]治乱也（称它名叫“治乱”，即《灵枢·五乱》）。

[1] 允乎哉：允，恰当。乎哉，语气助词。

[2] 玉版：古代珍藏的书籍。

[3] 命曰：称名。

【入门导读】

脾胃虚弱、中气下陷、湿邪下注、阴火亢盛，就会导致清气和浊气运行逆乱、干犯五脏六腑和经络，导致变证丛生。本文所讲的“五乱”只是临床常见的五种情况。李东垣就这五种常见逆乱的病因、病机、诊断、治疗进行了详细的阐释，尤其是侧重讲述了针刺的治疗方法，对我们今天针药并用治疗疑难杂病具有重要的启发意义。故李东垣将本文命名为“胃气下溜五脏气皆乱其为病互相出见论”。

一、何谓五乱

脾胃虚弱、中气下陷、湿邪下注、阴火亢盛，就会导致气血运行逆乱，干犯心、肺、肠胃、臂胫、头部者，则称为“五乱”。正如李东垣说：“黄帝曰：何谓逆而乱？岐伯曰：清气在阴，浊气在阳，荣气顺脉，卫气逆行，清浊相干……”

二、五乱的临床表现

乱于心，则表现为胸中烦闷不安、沉默不语、低头静处等；乱于肺，则患者用手按着胸部俯仰喘息；乱于肠胃，则为霍乱，表现为挥霍撩乱、上吐下泻；乱于臂胫，则表现为厥证或痿证；乱于头，则头重目眩甚至仆倒、昏厥不省人事。故李东垣说：“乱于胸中，是为大悗。故气乱于心，则烦心密嘿，俯首静伏；乱于肺，则俯仰喘喝，按手以呼；乱于肠胃，则为霍乱；乱于臂胫，则为四厥；乱于头，则为厥逆，头重眩仆。”

三、五乱总的治疗原则

一方面治疗五乱的根本，滋养脾胃、升举阳气、清除湿热、潜降阴火。正如李东垣说：“皆阴火有余，阳气不足伏匿于地中者。血，荣也，当从阴引阳，先于地中升举阳气，次泻阴火，乃导气同精之法。”一方面给逆气以出路。应用向上引导和向外引导的方法，因势利导，将上干的逆气发散出去。故李东垣说："大法云：从下上者引而去之。又法云：在经者宜发之。"另一方面，应用针刺治疗。应用针刺可以治疗五乱。针刺的方法总的就是用徐入徐出的针刺手法，既不用补法也不用泻法，引导气血往来灌注。正如李东垣说："黄帝曰：五乱者，刺之有道乎？岐伯曰：有道以来，有道以去，审知其道，是谓身宝"，"黄帝曰：补泻奈何？岐伯曰：徐入徐出谓之导气，补泻无形谓之同精，是非有余不足也，乱气之相逆也"。

四、五乱的针刺治疗

本文的重点是叙述针刺方法，特别强调了针刺对调整营卫、调畅气血、疏通经络的重要性。这些针灸的宝贵经验值得我们高度重视，对我们今天用针刺治疗疑难杂症具有重要的指导价值。

1. 乱于心

取手少阴心经的输穴神门穴和手厥阴心包络经的输穴大陵穴给以针刺。李东垣说："岐伯曰：气在于心者，取之手少阴心主之输神门、大陵。"李东垣在上文把大陵也归属到手少阴心经输穴，是有些欠缺的。大陵属手厥阴心包经，故应当给予明确，不得模糊笼统。

2. 乱于肺

取手太阴肺经的荥穴鱼际和手太阴肺经的输穴太渊穴给以针刺。

3. 乱于肠胃

取足太阴经募穴章门和足阳明经的募穴中脘给以针刺治疗。如果针刺后病邪不退的，当针刺足阳明经的合穴足三里。

4. 乱于头

取足太阳膀胱经的天柱穴、大杼穴，以导引足太阳膀胱经上攻的浊气下行。如果效果不好，再取足太阳膀胱经的荥穴通骨和输穴束骨，要深刺。

5. 乱于臂足

深刺手阳明经的荥穴二间和输穴三间，以疏通上肢手臂的气血；然后深刺足阳明经荥穴内庭和输穴陷谷，以疏通下肢足胫的气血。李东垣说"气在于臂足，取之先去血脉，后取其阳明、少阳之荥输"，反映了引导脾阳升举，阴精随同上滋，赖于少阳升发之机制。可是，取穴方面，只提出了手阳明大肠经的荥穴二间穴和输穴三间穴，足阳明胃经的荥穴内庭穴和输穴陷谷穴，却遗手足少阳的荥输穴，有助浊气下降而无助清气上升。现依据明末马莳的《灵枢·注》，补入手少阳荥穴液门、手少阳输穴中渚、足少阳荥穴侠溪、足少阳输穴临泣四穴，以助少阳升发的清气。

六、五乱的中药治疗

五乱的中药治疗，李东垣在乱于心中论述最为详细。他说："滋以化源，补以甘温，泻以甘寒，以酸收之，以小苦通之，以微苦辛甘轻剂，同精导气，使复其本位。"该方法不仅仅是乱于心的中药治疗方法，也是整个五乱的中药治疗方法。

李东垣没有给出具体的方药。根据李东垣的用药规律和特点，滋以化源、补以甘温，应该用人参、黄芪、炙甘草等；以酸收之，应该用五味子、乌梅、白芍等；以微苦辛甘轻剂，应该用升麻、柴胡、羌活、防风、藁本等；以小苦通之，应该用小量的黄连、黄芩、黄柏等；泻以甘寒，应该用生石膏、生地、麦冬、天冬等。

然后，根据逆乱的不同病位，给予具体的加减变化。如逆乱在肺，则宜多用苦甘寒药物养阴清肺，如黄芩、知母、麦冬、沙参；如伴有流清涕，则解表散寒，临时可配伍细辛、白芷等；若伴有痿证，则可配伍黄柏、怀牛膝、生薏米、萆薢、土茯苓、木瓜等导化湿热，并同时针刺太溪预先补益肾气；如逆乱在头者，则宜酌情多用太阳引经药和苦寒甘寒，如羌活、防风、藁本、黄连、黄芩、黄柏、生石膏、生地、麦冬、天冬等。

七、关于"导气同精"解释的探讨

《灵枢·五乱篇》："徐入徐出，谓之导气，补泻无形，谓之同精。"关于导气，解释起来并不困难，也没有什么疑义。就是用慢进针和慢出针的针刺手法，引导气血往来灌注。关于同精，有些不同的认识。有的注者，认为同精是指营卫同生于胃中水谷的精气。这种解释难以和"徐入徐出，谓之导气"的语义上下连贯。无论是导气，还是同精，都应该指的是针刺的结果。笔者认为，徐入徐出，既不强调用补法，也不强调用泻法，也就是"补泻无形"，引导气血往来灌注。气机通畅了，营卫气血精津等营养物质同时灌注滋养，就是同精。所以，徐入徐出，就是补泻无形；谓之导气，就是谓之同精。这是上下文从不同角度的重复对仗。简单地说，"徐入徐出，谓之导气；补泻无形，谓之同精"，就是用慢进针和慢出针的针刺手法，导引气血精津等物质流通滋养。

阴病治阳 阳病治阴

《阴阳应象论》云：审其阴阳，以别柔刚[1]（用来判别用补法还是用泻法给予治疗），阳病治阴（阳证，不仅要治疗阳证自身的病变，还要考虑到是否需要治疗其对立面阴证的病变，因为该阳证很可能是因为阴证引起的），阴病治阳（阴证，不仅要治疗阴证自身的病变，还要考虑到是否需要治疗其对立面阳证的病变，因为该阴证很可能是因为阳证引起的），定其血气（只有这样全面考虑问题，才可以安定气血），各守其乡[2]（使气血各自维护滋养五脏六腑）。血实宜决[3]之（如果因为血瘀不通，就应当用活血逐瘀、疏决脉络的方法来治疗），气虚宜掣引[4]之（如果因为气虚下陷，就应当用补益并升举元气的方法来治疗）。

夫阴病在阳者（阴寒病邪侵袭肌表卫外的阳气），是天外[5]风寒之邪乘中而外入[6]（都是自然环境中风寒邪气，趁着人体体内正气亏虚而入侵），在人之背上腑腧[7]、脏腧[8]（风寒侵袭的途径多从人体后背五脏六腑的俞穴侵入）。是人受天外客邪（因此，人体遭受自然环境的风寒外邪所侵袭），亦有二说：

中于阳则流于经（一说，风寒侵袭肌表，就会流窜传变到足太阳经），此病始于外寒（此病刚开始受到外寒的侵袭），终归外热（最终由外入里而化热）。故以治风寒之邪，治其各脏之腧（要针刺各脏的俞穴，以清泻外感风寒所化的热邪），非止风寒而已（不单纯是解散风寒而已）。六淫湿、暑、燥、火（六淫邪气，不仅仅是风寒邪气，还包括湿邪、暑邪、燥邪、火邪），皆五脏所受（都能导致五脏受病），乃筋、骨、血、脉受邪（进而导致筋、骨、血、脉受到邪气损害而发病），

[1] 柔刚：柔指补法，刚指泻法。

[2] 乡：脏腑各部。

[3] 决：疏通。

[4] 掣引：chè yǐn，升举之意。

[5] 天外：自然环境。

[6] 乘中而外入：中，指体内正气亏虚。乘中而外入，指趁着体内正气亏虚而侵入。

[7] 腑腧：腧，即俞。腑腧即六腑各俞穴。

[8] 脏腧：五脏各俞穴。

各有背上五脏腧以除之（各刺背上的五脏俞穴以祛除疾病）。伤寒一说从仲景（外感风寒导致疾病这一学说，要遵从张仲景的《伤寒论》）。

中风者（另一说，感受风邪乘虚侵袭人体），有风论（《内经》有“风论篇”专文论述，这里就不多叙述了）；中暑者，治在背上小肠腧（针刺后背的小肠俞）；中湿者，治在胃腧（针刺后背的胃俞穴）；中燥者，治在大肠腧（针刺后背的大肠俞）；此皆六淫客邪有余之病（这都是六淫外邪侵袭的有余实证），皆泻在背之腑腧（都应该针刺泻背部的腑俞穴）。若病久传变，有虚有实，各随病之传变，补泻不定(补虚和泻实不能确定,如果是实证就用泻法,如果是虚证就用补法,不拘守一法),只治在背腑腧(只要根据病情变化针刺后背上相应的腑俞穴）。

另有上热下寒。经曰：阴病在阳（下焦的阴邪侵犯上焦心肺阳位），当从阳引阴（应当从上焦心肺的阳位，把上逆的阴邪引导下入下焦的阴分），必须先去络脉[1]经隧[2]之血（必须首先疏决大小经脉中阻滞的瘀血，血脉通则阳升阴降）。若阴中火旺（现在，如果下焦阴火亢盛），上腾[3]于天[4]（上逆于上焦心肺部位），致六阳[5]反不衰而上充者（进而导致手足三阳火热充盛上冲），先去五脏之血络（就应当首先疏决五脏血络中的瘀血），引而下行（引导阴火下行到下焦）。天气降下（上焦的阴火降下），则下寒之病自去矣（则下焦的阴寒也就自然消失了），慎勿独泻其六阳（注意千万不要单纯地清泻手足三阳中的火热）。此病阳亢（这种六阳亢盛之病），乃阴火之邪滋之（是阴火邪气资助了六腑的热邪），只去阴火（只有铲除阴火，才能消除六阳中之火热），只损血络经隧之邪（只有疏决血脉经络中的瘀阻，才能导引六阳中阴火下行），勿误也（请不要误治啊，切不可单纯用苦寒药物大泻六阳中的火热）。

[1] 络脉：细小之经脉。

[2] 经隧：粗大之经脉。

[3] 上腾：上逆。

[4] 天：指上焦的心肺部位。

[5] 六阳：指手太阳、手阳明、手少阳和足太阳、足阳明、足少阳。

阳病在阴者（阳气下陷于阴分者），病从阴引阳（治疗疾病应当从下焦阴分引导阳气上升于阳分），是水谷之寒热（这是由于饮食太热或太凉损伤了脾胃），感则害人六腑（脾胃虚弱以后，就能伤害及五脏六腑）。又曰：饮食失节，及劳役形质，阴火乘于坤土[1]之中，致谷气[2]、营气[3]、清气[4]、胃气[5]、元气[6]不得上升滋于六腑之阳气，是五阳[7]之气先绝于外[8]（这是脾胃虚弱，导致谷气、营气、清气、胃气、元气首先亏虚，不能上升于上焦心肺），外者天[9]也（外指的是上焦心肺），下流伏于坤土阴火之中（心肺的阳气下陷于中焦，与中焦脾胃的阴火相合，助长阴火上逆之势），皆先由喜、怒、悲、忧、恐为五贼所伤（上述疾病发生的原因，都是先由于喜、怒、悲、忧、恐五志过极成为五种贼邪伤害所导致的），而后胃气不行（而后胃气亏虚不能运行滋养），劳役、饮食不节继之（继之以劳倦过度、饮食失节），则元气乃伤（那么脾胃元气更伤）。当从胃合[10]三里穴中推而扬之[11]（当针刺胃的合穴足三里穴，用推而扬之的手法），以伸元气（升发脾胃下陷的元气）。故曰从阴引阳。

若元气愈不足（如果脾胃元气亏虚严重，导致六腑之气窒塞运行不畅的），治在腹上诸腑之募穴。若传在五脏（六腑之气室塞，如果进一步影响到五脏），为九窍不通（导致九窍闭塞不通的），随各窍之病治其各脏之募穴[12]于腹。故曰五脏不平（因此说，五脏的精气输布不平衡），乃六腑元气闭塞之所生也（是六腑元气运行室塞不畅导致的）。又曰：五脏不和，九窍不通，皆阳气不足（都是脾胃元气亏虚），阴气有余（阴火亢盛所造成的），故曰阳不胜其阴（所以说，这种情况就称作脾胃元气亏虚不能制约阴火）。凡治腹之募（凡属用针刺腹部的募穴），皆为元气不足（都是元气不足），从阴引阳勿误也（都是要从

[1] 坤土：脾胃。

[2] 谷气：脾胃运化水谷所产生的精气。

[3] 营气：运行于血脉中精气。

[4] 清气：谷气中轻清上举的精气。

[5] 胃气：脾胃运化饮食所产生的精微物质。

[6] 元气：人体最原始之气，由禀赋于父母的先天之精气和脾胃运化的后天之气共同构成的。

[7] 五阳：就是指上文提到的谷气、营气、清气、胃气、元气。

[8] 外：与后文的天意思相同，指心肺。

[9] 天：与上文的外意思相同，指心肺。

[10] 胃合：胃的合穴。合穴位于肘、膝关节部位，“所入为合”，足三里是胃的合穴。

[11] 推而扬之：引导阳气向上升发。

[12] 募穴：是脏腑之气输注于胸腹部的腧穴。募，有聚集、汇合之意。六脏六腑各有一募穴，共十二个。

腹部募穴中引阳气上行，是不能误治的）。

若错补四末之腧[1]（如果错误地在四肢腧穴上用补法），错泻四末之余[2]（如果错误地在四肢腧穴上用泻法），错泻者，差尤甚矣。按岐伯所说，况取穴于天上[3]（何况反取背上脏俞和腑俞各穴而用泻法），天上者，人之背上五脏六腑之腧（是指人的后背上的五脏六腑的俞穴），岂有生者乎？兴言及此（感慨地说到这里），寒心彻骨（令人心寒至极啊）。若六淫客邪及上热下寒（相反地，若风寒暑湿燥火六淫侵入致病或是上焦有热、下焦有寒），筋、骨、皮、肉、血、脉之病（以及筋、骨、皮、肉、血、脉受到外邪侵袭发病），错取穴于胃之合及诸腹之募者必危（假若错误地针刺胃的合穴足三里补助脾胃，错误地针刺腹上各募穴以畅通六腑之气，必然会转危重）。亦岐伯之言（这也和上述岐伯所说的一样，岂有生还的吗？），下工[4]岂可不慎哉（医术不高明的下工怎能不加慎重呢）？

[1] 四末：四肢。

[2] 四末之余：四肢的腧穴。

[3] 天上：后背之上。

[4] 下工：医术不高明者。

【入门导读】

本论阐述了阴阳对立统一和阴阳互根之间的关系，强调分析病证不仅要考虑其阴阳自身的病变，还要考虑到其对立面是否存在病变。只有这样，才能正确运用补泻的方法给予恰当的治疗。正如李东垣引证《素问·阴阳应象大论》说："审其阴阳，以别柔刚，阳病治阴，阴病治阳，定其血气，各守其乡。血实宜决之，气虚宜掣引之。"因此，李东垣将本篇命名为阴病治阳、阳病治阴。其根本目的是为了说明临床遇到阴火这个阳证时，不仅仅看到阳证阴火这个病变，还要透过现象看到本质，看到导致阴火的脾胃虚弱、中气下陷这个阴证病变。治疗的方法不仅仅是清降阴火，还要从补养脾胃、升举阳气这一根本上着手治疗，这就称作阳病治阴。

一、阴病在阳

李东垣所说的阴病在阳，主要是指外感风寒在人体正气亏虚的情况下侵袭肌表，尤其是多侵袭人体背部脏俞和腑俞穴，并从由此向里传变。李东垣说："在人之背上腑腧、脏腧。"阴是指外感风寒，阳是指肌表及其经络。李东垣说："夫阴病在阳者，是天外风寒之邪乘中而外入。"要注意的是，阴虽然主要是指外感风寒，但也包括其他外感邪气，如暑邪、湿邪、燥、火等。

另外，还有一种阴病在阳就是上焦有热、下焦有寒证。要注意的是，李东垣所指的上焦有热、下焦有寒，不是平常我们所说的上焦有热、下焦阳虚证。他指的是一种特殊的情况，就是脾胃虚弱、中气下陷、阴火上冲。阴火上冲，又导致五脏六腑的火热也随之上冲，火热上冲于上焦即为上焦有热。阴火以及五脏六腑的火热不能下降，自然下焦不能得到阳气的温煦，也就是下焦有寒。正如李东垣所说："另有上热下寒……若阴中火旺，上腾于天，致六阳反不衰而上充者，先去五脏之血络，引而下行。天气降下，则下寒之病自去矣，慎勿独泻其六阳。此病阳亢，乃阴火之邪滋之，只去阴火，只损血络经隧之邪，勿误也。"

1. 阴病在阳、邪气由表及五脏的治疗方法

外感寒邪或其他邪气，侵袭人体肌表。进而可侵入五脏导致五脏疾病，引起筋、骨、血、脉等损害。治疗方法是通过针刺五脏背俞穴给予治疗。正如李东垣所说："六淫湿、暑、燥、火，皆五脏所受，乃筋、骨、血、脉受邪，各有背上五脏腧以除之。"如肺病伤皮毛，当刺肺俞；肝病伤筋，当刺肝俞；肾病伤骨，当刺肾俞；心病伤血脉，当刺心俞。

李东垣并未描述其临床表现和治疗的方药。外感寒邪，表现为恶寒、无汗、头痛项强、肢节烦痛、咳嗽、吐清稀白痰、打喷嚏、流清涕、舌淡红苔薄白、脉浮紧者，可用麻黄汤加减；外感风邪，表现为恶风、自汗、头痛项强、肢节烦痛、咳嗽、吐清稀白痰、打喷嚏、流清涕、舌淡红苔薄白、脉浮缓者，可用桂枝汤加减；外寒内热，除表现为恶寒发热、头痛项强、肢节烦痛等症状外，内有心烦、口渴、口干、小便黄赤、大便干燥、舌红苔黄、脉浮紧数等症状，可用防风通圣散、大青龙汤、麻杏石甘汤等方剂加减。如果邪气侵袭五脏，引起筋、骨、血、脉等损害，则要根据具体情况给予具体的辨证论治。

2. 阴病在阳、邪气由表及六腑的治疗方法

外感寒邪或其他邪气，侵袭人体肌表，进而可侵入六腑导致六腑疾病。对于六腑的实证，应该用泻法针刺背部腑俞穴。如中暑导致小肠实证出现口舌生疮、尿赤涩疼痛等，可针刺背部的小肠俞；如中湿导致胃实证出现胃

脘痞满、嗳气吞酸等，可针刺背部的胃俞；如中燥导致大肠实证出现大便干燥、三五天一解等，可针刺背部的大肠俞。正如李东垣所说：“中风者，有风论；中暑者，治在背上小肠腧；中湿者，治在胃腧；中燥者，治在大肠腧；此皆六淫客邪有余之病，皆泻在背之腑腧。”如果六腑实证因病久发生了变化，就要根据具体的病情给予相应的治疗。如李东垣说：“若病久传变，有虚有实，各随病之传变，补泻不定，只治在背腑腧。”

上述病证的方药治疗，有表证者参照上面的外感寒邪、外感风邪、外寒内热等方药治疗；如果邪气侵袭六腑，导致大肠、小肠、胃等病变者，则要根据具体情况给予具体的辨证论治。

3. 阴病在阳、上热下寒的治疗方法

对于脾胃虚弱、中气下陷、阴火上冲、五脏六腑火热上逆所导致的上热下寒证，首先要清泻五脏六腑之火，但不要过分苦寒防止损伤脾胃；其次引降阴火。引降阴火的关键是活血化瘀，疏通血脉，给阴火以下降的通道。血脉通畅了、阴火下降了、下焦的阴寒自然就消散了。李东垣说：“另有上热下寒。经曰：阴病在阳，当从阳引阴，必须先去络脉经隧之血。若阴中火旺，上腾于天，致六阳反不衰而上充者，先去五脏之血络，引而下行。天气降下，则下寒之病自去矣，慎勿独泻其六阳。此病阳亢，乃阴火之邪滋之，只去阴火，只损血络经隧之邪，勿误也。”最后，滋补脾胃、升举阳气，以治疗根本。

李东垣没有给出具体的治疗方药。泻心火，可用黄连；泻肺火，可用黄芩、桑白皮；泻肝火，可用白芍；泻肾火，可用黄柏；泻胃火，可用石膏；泻三焦和少阳胆火，可用黄芩配柴胡；泻膀胱火，可用知母配黄柏。降阴火，重在活血通络，可用三棱、莪术、丹参、地龙、土元、五灵脂等；滋补脾胃、升举阳气可用党参、生黄芪、生白术、炙甘草、升麻、柴胡等。

二、阳病在阴

李东垣所指的阳病在阴，也是一种特殊情况。由于内伤七情、饮食失节、劳役过度，损伤脾胃，导致脾胃虚弱、清阳下陷于下焦所致。阳病，指的是脾胃虚弱、中气下陷；阴指的是下焦。正如李东垣所说：“皆先由喜、怒、悲、忧、恐为五贼所伤，而后胃气不行，劳役、饮食不节继之，则元气乃伤”，“是五阳之气先绝于外，外者天也，下流伏于坤土阴火之中”。

治疗的方法就是从阴引阳，通过补养脾胃、升举阳气，将下陷于下焦坤土中的阳气升举到脾胃，进而升举到上焦心肺，再布散全身。李东垣给出了针刺的治疗方法，就是针刺胃的合穴足三里穴补益脾胃、升举阳气。他说："当从胃合三里穴中推而扬之，以伸元气。故曰从阴引阳。"如果元气亏虚严重，导致六腑气滞不通的，要针刺肚腹上的诸六腑之募穴。如胆的募穴日月穴，胃的募穴中脘穴，小肠的募穴关元穴，大肠的募穴天枢穴，膀胱的募穴中极穴，三焦的募穴石门穴。若六腑之气窒塞，如果进一步影响到五脏，导致九窍闭塞不通的，那就随着九窍疾病针刺腹上相关的各脏募穴。如目病针刺肝脏的募穴期门穴，鼻病针刺肺脏的募穴中府穴，口腔针刺脾脏的募穴章门穴，舌病针刺心脏的募穴巨阙穴和心包的募穴膻中穴，耳和二阴疾病针刺肾脏的募穴京门穴。

三、阴病在阳和阳病在阴不能混淆

对于阴病在阳者，要针刺背部的俞穴，不应该针刺胃之合穴足三里和诸腹部之募穴。正如李东垣所说："若六淫客邪及上热下寒，筋、骨、皮、肉、血、脉之病，错取穴于胃之合及诸腹之募者必危。亦岐伯之言，下工岂可不慎哉？"

对于阳病在阴者，针刺胃的合穴、足三里穴补益脾胃、升举阳气。如果元气亏虚严重，导致六腑气滞不通的，要针刺肚腹上的诸六腑之募穴；如果进一步影响到五脏，导致九窍闭塞不通的，那就随着九窍疾病针刺腹上相关的各脏募穴。不能错误地在四肢腧穴上乱补乱泻，尤其是乱泻。也不能在背部俞穴上乱用针刺。正如李东垣所说："若错补四末之腧，错泻四末之余，错泻者，差尤甚矣。按岐伯所说，况取穴于天上，天上者，人之背上五脏六腑之腧，岂有生者乎？兴言及此，寒心彻骨。"

三焦元气衰旺

《黄帝针经》[1]云：上气不足（上焦的元气不足），脑为之不满（表现为头脑发空），耳为之苦鸣（耳鸣持续不断），头为之倾（头颅倾斜不举），目为之瞑（眼睛经常合着不睁）。中气不足（中焦的元气不足），溲便为之变（大小便发生异常变化），肠为之苦鸣（肠内鸣响不断）。下气不足（下焦元气不足），则为痿厥心悗[2]（则表现为下肢痿软、手足厥冷、心中烦闷）。补足外踝下[3]留之（在足太阳膀胱经申脉穴针刺，用补法留针）。

此三元[4]真气衰惫（上述三焦元气的衰败），皆由脾胃先虚（都是由脾胃首先虚弱），而气不上行之所致也（而导致元气不能升发布散所致的）。加之以喜、怒、悲、忧、恐，危亡速矣。

[1]《黄帝针经》：指《灵枢·口问》。

[2] 悗：mán，烦闷之意。

[3] 足外踝下：指足太阳膀胱经的申脉穴，位于外踝直下方凹陷中。主治头痛、眩晕、癫狂、痫证、失眠等神志疾患和腰腿酸痛。

[4] 三元：三焦的元气。

【入门导读】

本文是对前面各论的高度归纳总结，强调脾胃先虚是“三焦元气衰旺”的根本原因，而“三焦元气衰旺”又是百病产生的原因，体现了李东垣“内伤脾胃、百病由生”和“人以胃气为本”的学术思想。

一、脾胃虚弱的原因

李东垣认为，饮食不节、劳役过度、精神刺激是导致脾胃虚弱的主要原因，其中精神刺激对脾胃的损伤更为严重。所以，李东垣在本文说：“加之以喜、怒、悲、忧、恐，危亡速矣。”

二、脾胃虚弱是三焦元气衰败的先导

一旦脾胃虚弱，首先导致中焦元气亏虚。中焦元气亏虚以后，不能向上升发布散，进而导致上焦元气亏虚。中焦和上焦元气亏虚日久，就会累及下焦元气亏虚。最终，形成三焦元气亏虚。三焦元气皆亏虚，就标志着三焦元气的衰败，就标志着病情的危殆。所以，脾胃虚弱是三焦元气衰败的先导。正如李东垣所说："此三元真气衰惫，皆由脾胃先虚，而气不上行之所致也。"

三、三焦元气衰败的临床表现

上焦元气不足，表现为头脑发空、耳鸣持续不断、头颅倾斜不举、眼睛经常合着不睁，甚至健忘、神识呆钝模糊等。这是因为，脑为髓之海。脾胃虚弱以后，元气不能上达导致髓海空虚、神识衰减所致。

中焦元气不足，表现为大小便发生异常变化和肠内鸣响不断。例如腹胀、纳呆、泄泻、飧泄、肠鸣、痢疾等。这是因为，脾胃虚弱以后，脾不能正常升清，胃不能正常降浊，气机阻滞和水湿停留所致。

下焦元气不足，则表现为下肢痿软、手足厥冷、胸中喘闷。这是因为，脾胃虚弱以后，导致中焦元气亏虚。中焦元气亏虚以后，中气不能上升布散到上焦，导致上焦元气亏虚。上焦和中焦元气亏虚以后，日久就会累及下焦，导致下焦元气亏虚。下焦为肝肾主筋骨，肝肾精血亏虚，则表现为下肢痿软；下焦为元阳升发之处，下焦阳虚，则表现四肢厥逆甚至全身厥逆。肾主纳气，肾精亏虚，导致肺气不能下纳，则表现为胸中喘闷。肾主运化水液，肾阳亏虚，水饮上逆凌心犯肺，也可导致胸中喘闷。

四、三焦元气衰败的治疗

1. 针刺治疗

针刺申脉穴，用补法留针。这是因为足太阳经行身之表，上则从巅络脑，下则抵腰至足，贯通三焦。足外踝下，系足太阳经申脉穴，该穴具有补阳益气、疏导水湿的功能。因此，通过用补法针刺申脉穴，可以通补三焦元气的不足。故李东垣说："补足外踝下留之。"

2. 方药治疗

三焦元气的衰败，归根到底是脾胃虚弱、中气不足、清阳不升、阴火炽盛所导致的。脾胃虚弱、中气不足、清阳不升产生了阴火，阴火产生以后又反过来损伤脾胃和元气，阴火与元气不两立。要解决这种矛盾，首先必须甘温益气，通过元气升发达到阴火下降的目的。方药用补中益气汤化裁。根据阴火窜入的脏腑经络不同，用药也不同，如窜入心脏，配伍黄连、竹叶、苦参、朱砂、莲子心等；窜入肺脏，配伍黄芩、桑白皮、地骨皮等；窜入肝脏，配伍龙胆草、黄芩、栀子、白芍等；窜入肾脏，配伍知母、黄柏等。在清降阴火的同时，要注意疏通气机，以利于阴火的下降。如果有痰，则配伍石菖蒲、浙贝母等；如果有湿，则配伍薏米、萆薢等；如果有瘀血，则配伍丹参、郁金、三棱、莪术、桃仁、红花等；如果有饮，则配伍茯苓、泽泻等。李东垣非常重视疏通气机在降阴火中的作用，强调不要一味单纯苦寒清泻，对我们临床治疗阴火证具有重要的启发意义。正如李东垣在《卷中·阴病治阳、阳病治阴》篇中所说："另有上热下寒。经曰：阴病在阳，当从阳引阴，必须先去络脉经隧之血。若阴中火旺，上腾于天，致六阳反不衰而上充者，先去五脏之血络，引而下行。天气降下，则下寒之病自去矣，慎勿独泻其六阳。此病阳亢，乃阴火之邪滋之，只去阴火，只损血络经隧之邪，勿误也。"

大肠小肠五脏皆属于胃，胃虚则俱病论

《黄帝针经》[1]云：手阳明大肠，手太阳小肠，皆属足阳明胃。小肠之穴在巨虚下廉[2]，大肠之穴，在巨虚上廉[3]，此二穴皆在足阳明胃三里穴下也（两个穴位都在足三里下面，属于足阳明经）。大肠主津（大肠主管吸收偏稀的津液），小肠主液（小肠主管吸收偏稠的津液）。大肠、小肠受胃之荣气（大肠和小肠承受胃气转来的津液），乃能行津液于上焦（才能将津液输送到上焦心肺），溉灌[4]皮毛（心肺再将津液输注滋润皮毛），充实腠理。若饮食不节，胃气不及（导致胃气虚弱），大肠、小肠无所禀受[5]（大小肠没有可承受的津液），故津液涸竭[6]焉（则大小肠中的津液日久也就自然枯竭了）。《内经》云：耳鸣、耳聋，九窍不利，肠胃之所生[7]也。此胃弱不以滋养手太阳小肠、手阳明大肠（这是脾胃虚弱，不能滋养大小肠津液，导致大小肠运化功能失常所致）。故有此证。然亦止从胃弱而得之（然而耳鸣、耳聋、九窍不利等疾病，也最终根本只是从脾胃虚弱而发生），故圣人混言肠胃之所生也（所以古代医学家笼统地说发生于胃肠，而不明确具体地指出其根本在脾胃虚弱）。

或曰：子[8]谓混言肠胃所生亦有据乎（你讲的耳鸣、耳聋、九窍不利等病都认为是肠胃所导致的，有什么依据吗）？予[9]应之曰：《玉机真脏论》云：脾不及，令人九窍不通，谓脾为死阴[10]（病的本质

[1]《黄帝针经》：指《灵枢·本输》。

[2] 巨虚下廉：针灸穴名，在足三里下六寸。

[3] 巨虚上廉：针灸穴名，在足三里下三寸。

[4] 溉灌：输注滋润。

[5] 禀受：承受。

[6] 涸竭：枯竭。

[7] 所生：所生的疾病。

[8] 子：你。

[9] 予：我。

[10] 死阴：无用的阴脏。

不在于脾而在于胃，因为脾需要胃转输来的营养。如果没有胃受纳转输的营养，脾脏也就是个无用的阴脏），受胃之阳气（脾受胃的阳气鼓舞），能上升水谷之气于肺（能将胃受纳转输的水谷精微物质上升到肺），上充皮毛（肺再将精微物质外行充养皮肤和毫毛），散入四脏[1]（内行将营养输送给四脏心、脾、肝、肾）。今脾无所禀[2]（目前，脾得不到胃受纳转输的精微物质），不能行气于脏腑（就不能行气散精于各脏腑，导致脏腑精气不充），故有此证（所以出现耳鸣、耳聋、九窍不通利的病证）。此则脾虚九窍不通之谓也（这就是大家通常所说的脾气亏虚则九窍不通利）。虽言脾虚，亦胃之不足所致耳。此不言脾，不言肠胃，而言五脏者又何也？予谓，此说与上二说无以异也。盖谓脾不受胃之禀命[3]（如果脾得不到胃所供给的营养物质，不能将营养物质输布给五脏），致五脏所主九窍不能上通天气（导致五脏又不能将营养物质输送给九窍），皆闭塞不利也，故以五脏言之（这又是从五脏角度来说明）。此三者（与耳鸣、耳聋、九窍不利相关的肠、脾、五脏），止是胃虚所致耳。然亦何止于此，胃虚则五脏、六腑、十二经、十五络、四肢皆不得营运之气（胃气亏虚，则五脏六腑、十二经络、十五大络、四肢都得不到精微物质的供给），而百病生焉（而百病都会发生），岂一端[4]能尽之乎（难道耳鸣、耳聋、九窍不利等这些有限的病证能概括尽胃气亏虚所导致的疾病吗）。

[1] 四脏：心、脾、肝、肾。

[2] 无所禀：无所供给。

[3] 禀命：承受的营养物质。

[4] 端：头绪。

【入门导读】

“治病必求于本”，本，好比树木的根部，流水的源头，澄清水的源头而支流自洁，灌溉树木的根本而枝叶自茂，这是必然的道理。作者结合自己的临床经验，深刻认识脾胃在人体的重要性，举出耳鸣、耳聋、九窍不利为例证，阐明“大小肠受病”“脾脏受病”“五脏受病”，都不是疾病的根本所在，而“胃气虚弱”才是上述病证的根本原因，并进而升华为“然亦何止于此，胃虚则五脏、六腑、十二经、十五络、四肢皆不得营运之气，而百病生焉，岂一端能尽之乎”，体现了李东垣“内伤脾胃，百病由生”和治病求本的学术思想。

一、耳鸣、耳聋、九窍不利的三个环节

1. 大小肠发病

大肠主管吸收偏稀的津液，小肠主管吸收偏稠的津液。大肠和小肠承受胃气转来的津液，将津液输送到上焦心肺，心肺再将津液输注滋润皮毛、腠理和九窍。如果大小肠发病，津液亏虚，则导致耳鸣、耳聋、九窍不利等病证。正如李东垣所说：“大肠主津，小肠主液。大肠、小肠受胃之荣气，乃能行津液于上焦，溉灌皮毛，充实腠理。若饮食不节，胃气不及，大肠、小肠无所禀受，故津液涸竭焉。《内经》云：耳鸣、耳聋，九窍不利，肠胃之所生也。”

2. 脾虚发病

脾运化水谷精微物质上升到肺，肺再将精微物质充养皮肤、毫毛、九窍。如果脾气亏虚，则不能运化精微物质充养九窍，则导致耳鸣、耳聋、九窍不利。正如李东垣所说：“脾不及，令人九窍不通。”

3. 五脏发病

五脏精微物质匮乏，不能滋养九窍，就会导致耳鸣、耳聋、九窍不通的发生。正如李东垣所说：“五脏所主九窍不能上通天气，皆闭塞不利也。”

二、胃气亏虚是耳鸣、耳聋、九窍不利的根本原因

如果饮食不加以节制，过饥过饱地损伤了胃，导致胃气虚弱，大小肠没有可承受的津液，不能上输津液于九窍，则发生耳鸣、耳聋、九窍不利等疾病。可见大小肠病导致耳鸣、耳聋、九窍不利发病的根本原因在于胃气亏虚。正如李东垣所说：“若饮食不节，胃气不及，大肠、小肠无所禀受，故津液涸竭焉。《内经》云：耳鸣、耳聋，九窍不利，肠胃之所生也。此胃弱不以滋养手太阳小肠、手阳明大肠。故有此证。然亦止从胃弱而得之，故圣人混言肠胃之所生也。”

胃气亏虚，不能将精微物质转输给脾，脾也就无由将精微物质转输给九窍，则导致耳鸣、耳聋、九窍不利。正如李东垣所说：“脾不及，令人九窍不通。谓脾为死阴，受胃之阳气，能上升水谷之气于肺，上充皮毛，散

入四脏。今脾无所禀，不能行气于脏腑，故有此证。此则脾虚九窍不通之谓也。虽言脾虚，亦胃之不足所致耳。”

五脏滋养九窍的精微物质最终来源于胃气。胃气亏虚，则五脏精微物质匮乏，则导致耳鸣、耳聋、九窍不利。正如李东垣所说：“此不言脾，不言肠胃，而言五脏者又何也？予谓，此说与上二说无以异也。盖谓脾不受胃之禀命，致五脏所主九窍不能上通天气，皆闭塞不利也，故以五脏言之。”

综上所述，耳鸣、耳聋、九窍不通等病证，无论是与大小肠有关也好，无论是与脾虚也好，无论是与五脏有关也好，其根本原因在于胃气亏虚。正如李东垣说所说：“此三者，止是胃虚所致耳。”

脾胃虚则九窍不通论

真气又名元气（真气又名元气，是人体生命活动的原动力），乃先身生之精气[1]也（来源于先天之精气），非胃气不能滋之（只有后天脾胃之气才能滋养它）。胃气者，谷气也（脾胃之气运化水谷可以产生水谷之精气），荣气[2]也（可以产生血脉中的营养之气），运气[3]也（可以产生脏腑经络中的运行之气），生气[4]也（可以产生生长和升发功能的元气），清气[5]也（可以产生具有轻清升发功能的元气），卫气[6]也（可以产生血脉外具有温煦肌表和抵御外邪作用的元气），阳气[7]也（可以产生具有温煦全身作用的元气）；又天气、人气、地气，乃三焦之气，分而言之则异（把上述这些气的名词分别开来讲则各不相同），其实一也，不当作异名异论而观之。

饮食劳役所伤（饮食不节、疲劳过度损伤脾胃，导致脾胃虚弱），自汗小便数[8]，阴火乘土位（脾胃虚弱，产生水湿，水湿下注于下焦阻遏肝肾气机，肝肾中相火演变为下焦阴火，而下焦阴火乘脾胃虚弱又反过来上凌脾胃），清气不生（脾胃中的阳气更加难以生化和升发），阳道[9]不行（阳气运行的道路更加难以畅行），乃阴血伏火[10]（于是阴火更加炽盛，有可能从气分窜入阴血之中）。况阳明胃土右燥左热[11]（况足阳明胃统领主津液的大肠和小肠），故化燥火而津液不能停（脾胃一虚，阴火炽盛，阴火在大肠和小肠成为燥火耗伤津液，迫使大小肠津液不能停留发挥濡润作用）；且小便与汗皆亡津液（况且脾胃虚弱引起的自汗、小便频数都导致津液亡失），津液至中宫[12]变

[1] 精气：维持生命活动不可缺少的精微物质。

[2] 荣气：也称为营气。运行于血脉的营养之气。

[3] 运气：脏腑经络中运行的元气。

[4] 生气：具有生长和升发功能的元气。

[5] 清气：具有轻清升发功能的元气。

[6] 卫气：运行于血脉外之元气，具有温煦肌表和抗御外邪的作用。

[7] 阳气：具有温煦全身作用的元气。

[8] 数：频数，次数多。

[9] 阳道：阳气运行的道路。

[10] 阴血伏火：血属阴，故称阴血。阴火窜入血分，故称之。

[11] 右燥左热：右燥指手阳明大肠，左热指手太阳小肠，二者皆属于足阳明胃。

[12] 中宫：指心脏。

化为血也（在正常情况下，津液运行到心脏变化为血）。脉者血之府也（血脉是血之库，是血汇聚储藏之处），血亡则七神[1]何依（现在脾胃虚弱引起的自汗、小便频数导致津液亡失，阴火窜入大小肠又耗伤津液。津液亏虚，则不能化生为血液，血液也亏虚。血液大量亡失，人体的精神还有什么地方可依存呢）？百脉皆从此中变来也（可见，百脉中的血液也都是脾胃中的津液转化而来）。

人之百病莫大于中风[2]（人所患的疾病莫过于感受风邪），有汗则风邪客[3]之（假如脾胃虚弱，卫气亏虚，经常有汗出而卫气不能固护，风邪则容易侵袭而发病），无汗则阳气固密（假如卫气固护周密，皮肤无汗出），腠理闭拒[4]（腠理闭合能够抵御外邪），诸邪不能伤也（各种外来邪气是不能伤害人体而发病的）。

或曰：《经》[5]言阳不胜其阴，则五脏气争[6]（则五脏之气相争而紊乱），九窍不通。又[7]脾不及，则令人九窍不通，名曰重强[8]。又[9]五脏不和，则九窍不通。又[10]头痛、耳鸣，九窍不通利，肠胃之所生也。请析而解之。答曰：夫脾者阴土也，至阴[11]之气主静而不动；胃者阳土也，主动而不息。阳气在于地下（阳气动于地下），乃能生化万物（到了春天上行升发而生化万物）。故五运[12]在上（所以木、火、土、金、水五种物质的运动自地而上），六气[13]在下（风、寒、暑、湿、燥、火六种气化推移自天而下）。其脾长一尺掩太仓（人的脾脏有一尺长，掩盖在太仓上），太仓[14]者胃之上口也。脾受胃禀（脾接受胃中的阳气），乃能熏蒸腐熟[15]五谷者也。胃者十二经之源，水谷之海也，平则万化[16]安（胃气功能正常，全身的各种变化就正常），病则万化危（胃气功能异常，则全身的各种变化也随着异常）。五脏之气上通九窍，五脏禀受气于六腑，六腑受气于胃。

[1] 七神：指魂、魄、精、神、意、智、志等精神活动。

[2] 中风：感受外来风邪形成的病证。与现代临床所讲的中风（脑血管疾病）不同。

[3] 客：侵害。

[4] 闭拒：腠理闭合以拒外邪。

[5]《经》：指《素问·生气通天论》第三。

[6] 五脏气争：五脏之气紊乱。

[7] 又：指《素问·玉机真藏论》第十九。

[8] 重强：脾气亏虚所致四肢沉重不举、九窍不通的病证。

[9] 又：指《难经·三十七难》。

[10] 又：指《素问·通评虚实论》第二十八。

[11] 至阴：指脾。

[12] 五运：木、火、土、金、水五种物质运动。

[13] 六气：风、寒、暑、湿、燥、火六种气化推移。

[14] 太仓：指胃。以其能容纳水谷故名。

[15] 熏蒸腐熟：蒸，煮的意思。腐熟，糜烂。

[16] 万化：万物的变化。

六腑者，在天为风、寒、暑、湿、燥、火，此无形之气也。胃气和平（胃气功能正常，将摄入的水谷转化为精微物质转输给脾），荣气上升（脾再将这些精微物质向上焦及全身输布），始生温热（才能产生正常的阳气，发挥温热的作用）。温热者，春夏也，行阳[1]二十五度[2]（白天在外运行二十五周次，夜晚在内运行二十五周次）。六阳[3]升散[4]之极（如果全身的阳气升散太过），下而生阴（下面的阳气就会亏虚，从而就会产生阴寒之气），阴降则下行为秋冬（阴寒之气下降下行，就会表现为秋冬一样的寒凉），行阴道[5]为寒凉也（这是因为阴寒之气运行于阴道，就会表现为秋冬一样的寒凉）。胃既受病不能滋养，故六腑之气已绝（所以六腑的精气得不到胃的营养供给而衰竭于内），致阳道不行（六腑精气衰竭，则五脏精气也随之衰竭，五脏中的脾脏自然亏虚，脾虚不能运化水湿，水湿下注于下焦，湿邪阻遏气机，下焦肝肾阳气或者说相火运行的道路不通畅，郁结而化火，演变为阴火），阴火上行（阴火又乘脾胃虚弱而上炎，引起一系列的病理变化）。五脏之气各受一腑之化（因为，五脏的精气各承受一腑的精气，如心与小肠、肺与大肠、肝与胆、脾与胃、肾与膀胱相表里），乃能滋养皮肤、血脉、筋骨。故言五脏之气已绝于外，是六腑生气先绝，五脏无所禀受而气后绝矣（五脏得不到六腑的营养供给，则五脏精气也就随着六腑精气的断绝而衰竭了）。

[1] 阳：白天。

[2] 度：周次。

[3] 六阳：手三阳和足三阳。此指全身的阳气。

[4] 升散：鼓舞。

[5] 阴道：阴气运行的道路。

肺本收下（肺主收敛下行），又主五气[6]，气绝则下流（肺气虚衰则清气下流），与脾土叠于下焦（与脾气亏虚不能运化的水湿重叠陷于下焦），故曰重强（因此，称之为重强，也就两种邪气重叠所致）。胃气既病则下溜[7]（脾胃既然虚弱了，则不能运化水湿，水湿向下流注于下焦）。《经》云：湿从下受之（湿邪很容易先从下焦承受），脾为至阴，本乎地也（其

[6] 五气：臊、焦、香、腥、腐，五气由鼻入，鼻为肺之窍，故曰肺主五气。

[7] 溜：流注。

本源与土湿相同）。有形之土（有形之湿邪），下填九窍之源（向下流注到下焦，导致充养九窍营养的源头阻塞），使不能上通于天[1]（导致下焦的精微物质不能上升到头部），故曰五脏不和，则九窍不通。胃者行清气而上（脾胃将清气运行输送于上焦），即地[2]之阳气也（清气就是脾胃产生的阳气），积阳成天[3]（脾胃产生的阳气上充积聚到上焦心肺），曰清阳出[4]上窍（表现为清阳充养上窍而耳聪目明），曰清阳实[5]四肢（清阳充实四肢而手足强健）；曰清阳发[6]腠理者也（清阳充养腠理而皮毛固密）。脾胃既为阴火所乘（脾胃虚弱，既然被下焦阴火所侵害），谷气闭塞而下流（水谷不能运化而停滞闭塞，形成水湿而向下流注到下焦），即清气不升，九窍为之不利，胃之一腑病（可见只要一个胃腑发生疾病），则十二经元气皆不足也（则十二经的元气都会亏虚不足啊）。气少则津液不行（因为元气亏虚，则津液也就不能产生和运行），津液不行则血亏（津液不能产生和运行，则血液也会亏虚和不能正常运行），故筋、骨、皮、肉、血、脉皆弱（所以五脏所主筋、骨、肌肉、血脉都因为供给不足而衰弱了），是气血俱羸弱[7]矣。劳役动作（劳倦过度会损伤脾胃），饮食饥饱（饮食饥饱不节会损伤脾胃），可不慎乎（难道能不小心谨慎地保护调养脾胃吗）？凡有此病者，虽不变易他疾（即使不变成其他疾病），已损其天年[8]（也足以损折其寿命），更加之针灸用药差误（如果更因针刺、艾灸及用药有差错的话），欲不夭枉[9]得乎（要想不短命而死，那可能吗）？

[1] 天：头部。
[2] 地：此处指脾胃。
[3] 天：上焦心肺。
[4] 出：充养。
[5] 实：充实。
[6] 发：充养。
[7] 羸弱：衰弱。
[8] 天年：自然寿命。
[9] 夭枉：短命而死。

【入门导读】

上篇“大肠小肠五脏皆属于胃，胃虚则俱病论”已经论述了脾胃虚弱导致九窍不通的病因病机。本篇是在上篇的基础上，进一步论述“脾胃虚则九窍不通”。同时，也全面阐释了脾胃与气、血、津液的密切关系。脾胃功能正常，则气、血、津液充盛，机体功能正常；脾胃虚弱，则气、血、津液亏虚，机体各种功能低下，导致种种疾病。李东垣在该篇中从气血津液角度阐释了“内伤脾胃，百病由生”的学术思想。

一、脾胃虚弱则九窍不利

五脏的精气来源于六腑的精气。六腑的精气来源胃。正如李东垣说：“五脏之气上通九窍，五脏禀受气于六腑，六腑受气于胃。”如果胃气亏虚，则六腑精气亏虚；六腑精气亏虚，则五脏精气亏虚。五脏精气亏虚，则导致九窍不通利。可见，九窍不通的直接原因是五脏精气亏虚，中间环节是六腑精气亏虚，根本原因是胃气亏虚。

如果在脾胃虚弱的基础上，继发阴火，阴火上乘熏灼九窍，九窍则更容易发生不通利。正如李东垣所说：“脾胃既为阴火所乘，谷气闭塞而下流，即清气不升，九窍为之不利。”

二、脾胃虚弱则全身气血津液亏虚

脾胃虚弱，不仅导致九窍不利，而且会导致全身气血津液亏虚，然后发生百病，甚至缩短寿命。所以，李东垣进一步强调要时时刻刻保护好调养好脾胃，才能不发生疾病，才能延年益寿。正如李东垣说：“胃者十二经之源，水谷之海也，平则万化安，病则万化危”，“胃之一腑病，则十二经元气皆不足也。气少则津液不行，津液不行则血亏，故筋、骨、皮、肉、血、脉皆弱，是气血俱羸弱矣。劳役动作，饮食饥饱，可不慎乎？凡有此病者，虽不变易他疾，已损其天年，更加之针灸用药差误，欲不夭枉得乎？”

1. 脾胃虚弱则元气亏虚

真气又名元气，是人体生命活动的原动力，来源于先天之精气，又需要后天脾胃之气的滋养。不仅如此，营气、卫气、清气、阳气、上中下三焦之气等最终都来源于脾胃运化的精微物质。正如李东垣所说：“胃气者，谷气也，荣气也，运气也，生气也，清气也，卫气也，阳气也；又天气、人气、地气，乃三焦之气，分而言之则异，其实一也，不当作异名异论而观之。”

饮食不节、疲劳过度损伤脾胃，导致脾胃虚弱。如果脾胃虚弱，不能运化水谷，则不能产生上述各种气。

2. 脾胃虚弱则津液亏虚

脾胃虚弱则元气亏虚。元气亏虚，则不能固摄津液，导致自汗出、小便频数。脾胃虚弱，产生水湿，水湿下注于下焦阻遏肝肾气机，肝肾中相火演变为下焦阴火，而下焦阴火乘脾胃虚弱又反过来上凌脾胃，进一步耗伤胃肠津液。

3. 脾胃虚弱则血液亏虚

脾胃虚弱不能生化血液，导致血虚；脾胃虚弱，产生阴火，阴火耗伤津液。津液亏虚，津液不能变化为血液，也可导致血液亏虚；阴火窜入阴血之中，灼伤血液，也会导致血液亏虚。正如李东垣说："饮食劳役所伤，自汗小便数，阴火乘土位，清气不生，阳道不行，乃阴血伏火。况阳明胃土右燥左热，故化燥火而津液不能停；且小便与汗皆亡津液，津液至中宫变化为血也。脉者血之府也，血亡则七神何依？百脉皆从此中变来也。"

三、脾胃虚弱则易中风（太阳中风证）

脾胃虚弱，导致卫气亏虚。卫气亏虚，则不能固护肌表，容易感受风邪，导致中风（太阳中风证）。正如李东垣说："人之百病莫大于中风，有汗则风邪客之，无汗则阳气固密，腠理闭拒，诸邪不能伤也。"

胃虚脏腑经络皆无所受气而俱病论

夫脾胃虚，则湿土之气溜于脐下，肾与膀胱受邪。膀胱主寒（水湿侵袭膀胱，导致膀胱内蓄寒水），肾为阴火（水湿侵袭肾脏，肾中相火不得流通敷布，演变为阴火），二者俱弱（膀胱蓄藏寒水，肾脏潜藏阴火，二者的功能都会减弱），润泽之气不行（膀胱和肾脏蒸腾润泽的阳气不能正常运行）。大肠者庚也，燥气也（与自然界的燥气相对应），主津（喜欢津液的濡润）；小肠者丙也（小肠属丙），热气也（与自然界的热气相对应），主液。此皆属胃（大肠的津与小肠的液都来自于胃），胃虚则无所受气而亦虚（胃气亏虚，大肠和小肠无所承受也会虚弱），津液不濡（大肠和小肠得不到濡润），睡觉口燥、咽干而皮毛不泽也（表现为睡觉时口燥咽干，甚至皮肤和毛发枯燥）。甲胆风[1]也，温也（与自然界的温热相对应），主生化周身之血气；丙小肠热也，主长养周身之阳气（辅助脾胃长养周身的阳气），亦皆禀气于胃（胆与小肠都是受胃气的资生），则能浮散[2]也，升发也。胃虚则胆及小肠温热生长之气俱不足（胃气一虚，则胆和小肠的功能受到限制，则温热生长的阳气都不足），伏留于有形血脉之中（胆和小肠温热生长的阳气不足，则无力正常流通而郁结为阴火，窜入潜伏在有形的血脉之中），为热病，为中风，其为病不可胜纪（发生各种病证不可胜数），青、赤、黄、白、黑五腑皆滞（胆、胃、小肠、大肠、膀胱五腑的功能都受到阻滞）。三焦者乃下焦元气生发之根蒂[3]，为火乘之（下焦为阴火所乘，则下焦元气亏虚），是

[1] 甲胆风：胆属“甲木”，在天为风，故称甲胆风。

[2] 浮散：如蒸气一样轻浮散布。

[3] 根蒂：根本。

六腑之气俱衰也。

腑者腑库之腑（腑有仓库之义），包舍[1]五脏，及形质之物而藏焉。且六腑之气外无所主（而且六腑与人体外部如皮毛、血脉、肌肉、筋骨等无密切的联系），内有所受（在人体内部则受气于胃）。感天之风气而生甲胆（胃气是十二经的源泉，胃气经过感受自然界的风气作用而演变为甲胆，具有升发作用），感暑气而生丙小肠（胃气经过感受自然界的暑气作用而演变为丙小肠，具有传化物作用），感湿化而生戊胃（胃气经过感受自然界的湿气作用而演变为戊胃，具有收纳作用），感燥气而生庚大肠（胃气感受自然界的燥气作用而演变为庚大肠，具有传导作用），感寒气而生壬膀胱（胃气感受自然界的寒气作用而演变为壬膀胱，具有气化作用），感天一[2]之气而生三焦（胃气感受自然界的雾露之气而演变为三焦），此实父气[3]无形也（这实际上是自然界的无形阳气在推动着人体六腑的形成和生长）。风、寒、暑、湿、燥、火，乃温、热、寒、凉之别称也，行阳二十五度（人体的阳气，昼日行阳二十五周次），右迁而升浮降沉[4]之化也（循着胃中阳气右迁升浮于心肺，上行极而下，必沉降于肝肾），其虚也（人体阳气的亏虚），皆由脾胃之弱（都是由于脾胃虚弱所致）。

以五脏论之（从五脏病机来说），心火亢[5]甚，乘[6]其脾土曰热中[7]（心火侵害脾胃导致脾胃虚弱，脾胃虚弱不能运化水湿，水湿下注于下焦肝肾，肝肾中相火不得流通而郁结，演变为阴火，阴火流窜中伤侵害脏腑造成种种病变，这就称为内伤热中证），脉洪大而烦闷（内伤热中证的临床表现之一是脉洪大、心中烦躁、胸中憋闷，这是阴火流窜入心脏导致的）。《难经》云：脾病当脐有动气（脾气亏虚的患者，在其肚脐上轻轻按压的话，手指下有股跳动的气），按之牢若痛[8]（用力按压的话，这股跳动的气坚硬有力好似有疼痛的

[1] 包舍：包容。

[2] 天一："天一生水"，指自然界中的雾露之气。

[3] 父气：指自然界的阳气。

[4] 升浮降沉：升浮属阳，为温热之气；降沉属阴，为寒凉之气。

[5] 亢：过。

[6] 乘：侵侮。

[7] 热中：阴火中伤侵害。

[8] 牢若痛：坚硬有力好像有疼痛感。

感觉），动气筑筑[1]然坚牢（这股跳动的气非常坚硬有力），如有积而硬（好像是肚脐下有积滞而坚硬），若似痛也，甚则亦大痛，有是则脾虚病也，无则非也。更有一辨，食入则困倦，精神昏冒[2]而欲睡者，脾亏弱也（这无疑是脾气亏虚、清阳不升的病证）。且心火大盛，左迁入于肝木之分（心火从左向下入于肝木，导致肝火亢盛生风），风湿相搏，一身尽痛，其脉洪大而弦（其脉象为脉洪大而弦，这是因为心火亢盛而见洪脉，肝风内动而见弦脉），时缓（时见缓脉，这是脾湿盛的表现），或为眩运战摇[3]（有的伴有头晕目眩、手足颤动），或为麻木不仁，此皆风也（这都是肝风内动的表现）。脾病体重即痛（脾主湿，脾胃虚弱产生水湿，表现为身体沉重，关节酸痛），为痛痹[4]（或兼有寒邪表现为疼痛剧烈者则为痛痹），为寒痹（或兼有寒邪表现为怕冷者则为寒痹），为诸湿痹（或发为各种湿痹），为痿[5]软失力（或表现为双腿痿软无力），为大疽大痈（或湿滞痰凝而患痈疽）。若以辛热助邪（如果误投辛热之药助长湿邪），则为热病（湿邪就可转化为湿热病证），为中风（湿热可以导致中风病证），其变不可胜纪（其他病变是不可胜数的）。

木旺[6]营运北越[7]（肝木旺盛侵害肾水，导致肾水泛滥），左迁入地（肝木旺盛左迁侵害脾土），助其肾水（肝木旺盛侵害脾土，导致脾胃虚弱。脾胃虚弱，不能运化水湿，导致水湿停滞。水湿向下流注于下焦肾，又助肾水泛滥），水得子助[8]（在上述情况下，肾水得到了肝木的病理性资助，导致肾水泛滥加重），入脾为痰涎（肾水泛滥流溢于脾，表现为痰涎过多），自入为唾（肾水本身泛滥流溢，表现为唾液过多），入肝为泪（肾水泛滥流溢于肝，表现为泪液过多），入肺为涕（肾水泛滥流溢于肺，表现为鼻涕过多），乘[9]肝木而反克脾土明矣（上述水湿的泛滥，都是

[1] 筑筑：坚牢貌。

[2] 昏冒：头部昏闷眩晕。

[3] 战摇：颤动。

[4] 痹：风寒湿三气杂至，合而为痹。痹，滞塞不通。

[5] 痿：软弱无力。

[6] 木旺：肝气旺盛。

[7] 北越：北，指肾；越，过。北越指侵害肾水。

[8] 水得子助：指肾水得肝木的助益。

[9] 乘：借助。

肾水借助肝木旺盛乘袭脾土、脾不能正常运化水液所造成的）。当先于阴分[1]补其阳气升腾（在还没有治疗肾水泛滥前，应当先补养脾胃，升发其阳气），行其阳道而走空窍[2]（使阳气运行而输布滋养口、鼻、目、耳），次加寒水之药降其阴火（其次，于健脾升阳药物中酌情加入苦寒药物以降泻阴火），黄柏、黄连之类是也。先补其阳（但必须是先补脾胃中的阳气），后泻其阴（后泻降下焦肝肾中的阴火），脾胃俱旺而复于中焦之本位（脾胃元气都旺盛了，就会恢复其中焦运化的本来功能），则阴阳气平矣。

火曰炎上[3]，水曰润下[4]，今言肾主五液（现在讲“肾主五液”，液本水性应属“润下”的），上至头，出于空窍（上至于头出于眼、耳、口、鼻等空窍），俱作泣、涕、汗、涎、唾者何也（为什么都化为泪、涕、汗、涎、唾了呢）？曰：病痫[5]者，涎沫出于口（癫痫大发作时，卒然倒地，手足抽搐，涎沫从口角流出），冷汗出于身，清涕出于鼻，皆阳跷、阴跷、督、冲四脉[6]之邪上行，肾水不任煎熬，沸腾上行为之也（五液沸腾于上窍所致）。此奇邪[7]为病（这种奇经的火邪为病），不系[8]五行阴阳十二经所拘[9]（不受五行、阴阳、十二经脉一般治疗方法所限制），当从督、冲、二跷四穴[10]中奇邪之法治之（应当从督脉、冲脉、阳跷、阴跷所主的四个针灸穴位治疗奇经病邪的方法去治疗）。

无禀受则四脏及经络皆病焉（心、肝、肺、肾四脏及经络若无脾脏运化的精微物质，都会发生疾病）。盖脾土无阳乃死（脾土没有阳气就不会发挥其正常功能），于经脉皮毛为使（经脉皮毛随着脾土功能的失常而失常），建中之名于此见焉（张仲景小建中汤的方名由此可见其深刻的用意）。病有缓急、收散、升降、浮沉、涩滑之类非一（疾病有缓有急，正气有收有散，药物有升降浮沉，脉象有涩有滑，疾病并非单一的而是

[1] 先于阴分：泛指人体的内部、下部、血分。此处指下焦肾。先于阴分，是指在没有治疗肾水泛滥前。

[2] 空窍：指耳、目、口、鼻。

[3] 炎上：火性向上燃烧，故曰炎上。

[4] 润下：水性向下流动，并具有滋润作用，故曰润下。

[5] 痫：亦名癫痫，是一种发作性突然神志丧失，或暂时精神失常的疾病。

[6] 阳跷、阴跷、督、冲四脉：系奇经八脉中的四脉。

[7] 奇邪：奇经的病邪。

[8] 不系：不属于，不受。

[9] 拘：限制、拘束。

[10] 四穴：指督、冲、二跷的针灸穴位。如督脉的人中穴，冲脉的三阴交穴，阳跷脉的申脉穴，阴跷脉的照海穴。

复杂的），从权立法[1]之后（随疾病的缓急轻重灵活确立方法）。如皮毛、肌肉之不伸[2]，无大热（没有明显的发热症状），不能食而渴者，加葛根五钱（加葛根五钱于小建中汤中，鼓舞胃气上行津液而解肌热）；躁热及胃气上冲，为冲脉所逆[3]（这是冲脉中阴气上逆），或作逆气而里急者（或者因为冲气中阴火上逆导致脘腹拘急不适），加炒黄柏、知母（加盐水炒黄柏、知母以泻阴火）；觉胸中热而不渴（倘若觉得胸中有热感，但不觉得口渴），加炒黄芩（加酒炒黄芩以清肺火）；如胸中结滞气涩[4]（如果胸中凝滞憋闷、气不通畅，此为肝气郁结、胸中气机不畅所致），或有热病者（或有身热、口苦等症状，此为肝火上炎、胸中气机不畅所致），亦各加之（也可各加黄芩）。如食少而小便少者，津液不足也，勿利之（不要用利尿药），益气补胃自行矣（只要用益气养阴药物如沙参、麦冬、石斛、天花粉等养胃，津液充足而小便自然会通利的）。如气弱气短者，加人参。只升阳之剂助阳（如果配伍升阳的药物资助阳气升发），尤胜加人参（尤其胜过单纯加人参益气生津）。如恶热、发热而燥渴[5]，脉洪大，白虎汤[6]主之；或喘者（倘若喘息，宜保肺气），加人参；如渴不止，寒水石、石膏各等分，少少与之，即钱氏[7]方中甘露散[8]，主身大热而小便数，或上饮下溲[9]，此燥热也（这主要是燥热耗伤津液、迫津外泄所致）；气燥[10]加白葵花[11]（如果伴有肺津不足，可加白葵花清肺养津），血燥[12]加赤葵花[13]（如果伴有心血不足，可加赤葵花清心养血）。如脉弦（如果脉弦、口渴、小便不利，因为津液不足所导致的），只加风药（只可用风药如葛根、升麻、柴胡等药物升发清气，鼓舞津液上行），不可用五苓散（不可用五苓散如茯苓、泽泻、猪苓等淡渗利湿，更不可用桂枝之辛热劫夺津液）；如小便行病增者（如果小便通利病却反增剧了），此内燥津

[1] 从权立法：随病的缓急轻重灵活确立方法。

[2] 不伸：拘急不舒。

[3] 冲脉所逆：冲脉自小腹夹脐上行至胸部而止。冲脉火热上逆，表现为心中燥热、嗳气不止、腹内急迫。

[4] 结滞气涩：胸中凝滞憋闷，气不通畅。

[5] 燥渴：燥，通躁。烦躁口渴。

[6] 白虎汤：由石膏、知母、甘草、粳米四味药组成。

[7] 钱氏：宋代医家钱乙，字仲阳，是我国宋代著名的儿科医家。著有《小儿药证直诀》。

[8] 甘露散：寒水石、石膏、甘草组成。

[9] 上饮下溲：饮水即欲小便。

[10] 气燥：肺津不足为肺燥。

[11] 白葵花：普通天葵之花，具有清热解毒、消肿散结、利水通淋之功。

[12] 血燥：心血不足为血燥。

[13] 赤葵花：紫背天葵，具有解毒消肿、活血止血等功效，治疗咳血、血崩等病证。

液不能停（这是燥热不断耗伤津液不能停止的表现），当致津液（应当清化燥热，使燥热不再耗伤津液，恢复耗伤的津液），加炒黄柏、赤葵花（加炒黄柏、赤葵花清热泻火）。如心下痞闷者，加黄连一、黄芩三，减诸甘药[1]（减去饴糖、炙甘草、大枣等甘味药物）。如不能食，心下软而痞者（胃脘按之柔软但堵塞不畅），甘草泻心汤则愈（服用甘草泻心汤辛开苦降则愈）。

五脏外有所主（五脏外有所主，如肺主皮毛，心主血脉，脾主肌肉，肝主筋，肾主骨。九窍都属于五脏的外候），内无所受[2]（五脏本身不直接产生营养，必须依赖胃气的供给）。谓无所受盛（这是说五脏在内本身不直接产生营养），而外主皮毛、血脉、肌肉、筋骨及各空窍是也（而在外主皮毛、血脉、肌肉、筋骨及各空窍）。若胃气一虚脾无所禀受（如果胃气一虚，脾无所承受，不能将精微物质转输给其他脏腑经络），则四脏经络皆病（那么，心、肺、肝、肾四脏及十二经络都得不到营养的供给而发生病变）。况脾全藉胃土平和（况且脾功能活动全凭借胃气的平和），则有所受而生荣[3]（脾脏有所承受而生化精微物质输布全身），周身四脏皆旺（全身心、肝、肺、肾四脏从而都旺盛起来），十二神守职[4]（十二脏腑功能活动正常），皮毛固密，筋骨柔和，九窍通利，外邪不能侮[5]也（而风寒暑湿燥火等外来邪气也就不能侵害身体了）。

[1] 甘药：小建中汤中饴糖、炙甘草、大枣等。

[2] 内无所受：指五脏本身不直接产生营养。

[3] 荣：精微物质。

[4] 十二神守职：十二脏腑功能活动正常。

[5] 侮：侵害。

【入门导读】

李东垣在本篇从脏腑相关的生理病理现象，反复阐述了胃气一虚，则脏腑经络皆虚而发病的道理，充分体现了他“内伤脾胃，百病由生”的学术思想。

一、脾胃虚弱，则五脏六腑皆虚而发病

李东垣认为，胃腑是六腑的基础。胃气一虚，六腑皆虚而发病。胃腑将

水谷受纳腐熟以后，将精微物质转输给脾脏，再由脾脏输布到其他脏腑和经络。可见，胃腑和脾脏是全身五脏六腑的基础。脾胃亏虚，则五脏六腑皆虚而发病。

1. 胃气一虚，则六腑皆虚而发病

李东垣认为，胃是六腑的源泉。胃气经过感受自然界的风气作用而演变为胆，经过感受自然界的暑气作用而演变为小肠，经过感受自然界的寒气作用而演变为膀胱，经过感受自然界的燥气作用而演变为大肠，经过感受自然界雾露之气的作用而演变为三焦。胃气一虚，则其他五腑皆虚。正如他说："腑者腑库之腑……感天之风气而生甲胆，感暑气而生丙小肠，感湿化而生戊胃，感燥气而生庚大肠，感寒气而生壬膀胱，感天一之气而生三焦，此实父气无形也。风、寒、暑、湿、燥、火，乃温、热、寒、凉之别称也，行阳二十五度，右迁而升浮降沉之化也，其虚也，皆由脾胃之弱。"

（1）胆与小肠

胆属风，小肠属热，都能辅助脾胃生化周身的血气。胆与小肠都受胃气的资生，才能发挥其轻浮、散布、升发的作用。胃气一虚，则胆和小肠温热生长的阳气也会亏虚。如果胆和胃温热生长的阳气因虚而郁结则也可演变为阴火。阴火流窜，则发生各种病证，例如发生中风、出血等疾病。

（2）三焦

中焦本身即为脾胃所居之地。脾胃虚弱，自然中焦虚弱。

中焦脾胃虚弱，不能生化气，则肺气虚；不能生化血，则心血虚。

下焦为生发元气的根本所在。脾胃虚弱，不能化生精微，则肾精亏虚。如果脾胃虚弱，水湿下注，则下焦肝肾中的相火被阻遏而演变为阴火。阴火流窜，则又导致种种疾病。

（3）大小肠

大小肠的津液都来自于胃。胃气亏虚，大肠和小肠无所承受也会虚弱。同时，大肠和小肠得不到濡润，表现为睡觉时口燥咽干，甚至皮肤和毛发枯燥。

（4）肾与膀胱

脾胃虚弱不能运化水谷精气，则水湿之气流注于肚脐下的下焦，下焦的肾与膀胱受邪发病。水湿侵袭膀胱，导致膀胱内蓄寒水。水湿侵袭肾脏，

肾中相火不得流通敷布，演变为阴火。由于膀胱蓄藏寒水，肾脏潜藏阴火，二者的功能都会减弱，膀胱和肾脏蒸腾润泽的阳气就不能正常运行。

2. 六腑一虚，则五脏皆虚

李东垣认为，六腑包含着五脏以及有形物质。六腑亏虚尤其是胃腑亏虚，五脏随之而虚。正如李东垣所说："腑者腑库之腑，包含五脏，及形质之物而藏焉。且六腑之气外无所主，内有所受。"

3. 五脏亏虚，先由脾虚

五脏外有所主，如肺主皮毛，心主血脉，脾主肌肉，肝主筋，肾主骨。另外，九窍都属于五脏的外候。这些器官都需要营养物质的滋养。但是，五脏本身不产生精微物质，要有脾运化转输给其他四脏。因此，脾脏亏虚，则其他四脏随之而虚。而脾的营养物质，最终要靠胃腑的受纳腐熟转输给脾。正如李东垣说："五脏外有所主，内无所受。谓无所受盛，而外主皮毛、血脉、肌肉、筋骨及各空窍是也。若胃气一虚脾无所禀受，则四脏经络皆病。况脾全藉胃土平和，则有所受而生荣，周身四脏皆旺，十二神守职，皮毛固密，筋骨柔和，九窍通利，外邪不能侮也。"

二、脏腑相关导致脾胃虚弱的机制

1. 心火亢盛导致脾胃虚弱

如果心火侵害脾胃，就会导致脾胃虚弱。临床表现当脐有动气、食入则困倦、精神昏冒而欲睡。如果脾胃虚弱不能运化水湿，水湿下注于下焦肝肾，肝肾中相火不得流通而郁结，演变为阴火，阴火流窜侵害脏腑造成种种病变，这就称为内伤热中证。临床表现为脉洪大、心中烦躁、胸中憋闷。如果心火亢盛，子病及母，导致肝火亢盛、肝风内动，肝风与脾湿相合，临床表现为全身疼痛、身体沉重、关节酸痛、头晕目眩、手足颤动、四肢麻木不仁、脉洪大而弦、时见缓脉。也可兼有痛痹、寒痹、湿痹、痿证、痈疽等。

2. 肝郁乘脾、肾水反侮脾土导致脾胃虚弱

肝木旺盛侵害肾脏，导致肾脏亏虚。肾脏亏虚，引起水湿泛滥。肝木旺盛还可导致脾虚弱，脾虚不能运化水湿，导致水湿停滞。水湿向下流注于下焦肾，又助肾水泛滥。水湿泛滥上乘于其他脏腑，则表现为种种疾病。如肾水泛滥流溢于脾，表现为痰涎过多；肾水本身泛滥流溢，表现为唾液过

多；肾水泛滥流溢于肝，表现为泪液过多；肾水泛滥流溢于肺，表现为鼻涕过多。正如李东垣所说："木旺营运北越，左迁入地，助其肾水，水得子助，入脾为痰涎，自入为唾，入肝为泪，入肺为涕，乘肝木而反克脾土明矣。"

三、脾胃虚弱的治疗

1. 补脾胃泻阴火

对于脾胃虚弱、阴火亢盛的病证，当补脾胃泻阴火。可选用补脾胃泻阴火升阳汤，药物有人参、黄芪、炙甘草、升麻、柴胡、苍术、羌活、黄芩、黄连、生石膏。正如李东垣说："当先于阴分补其阳气升腾，行其阳道而走空窍，次加寒水之药降其阴火，黄柏、黄连之类是也。先补其阳，后泻其阴，脾胃俱旺而复于中焦之本位，则阴阳气平矣。"

2. 培补中阳

对于脾胃虚弱，李东垣也推崇张仲景的小建中汤，并特别强调要注意随证加减。李东垣说："无禀受则四脏及经络皆病焉。盖脾土无阳乃死，于经脉皮毛为使，建中之名于此见焉。病有缓急、收散、升降、浮沉、涩滑之类非一，从权立法之后。"如果伴有皮肤肌肉拘急不舒、口渴者，此为胃火亢盛伤津，可加葛根清透胃火、解肌止渴；如果心中躁热、脘腹拘急不适、胃气上逆如嗳气不止、呃逆、呕吐等，此为阴火上冲，可加炒黄柏、知母降泻阴火；如果胸有热感、咳嗽咯血，可加炒黄芩清肺火止咳；如果胸中痞闷、口苦，此为肝郁化火、肝火上炎，也可加炒黄芩清透肝火；如果小便短少，此为津液不足，可配伍沙参、麦冬、石斛、天花粉等益气养阴；如果气短、语言不能接续的，此为肺气亏虚，可加人参；如果脉象弦、口渴、小便不利，此为风寒入里化热伤津，可加葛根、升麻、柴胡等风药解表生津；如果小便通利病却反增剧了，此燥热耗伤津液所致，加炒黄柏、赤葵花清热凉血生津；如果心下痞闷不畅，此为湿热内蕴，加黄连、黄芩清热利湿，减去饴糖、炙甘草、大枣等甘味药物。

如果病情发生了变化，出现了怕热、发热、烦躁、口渴、脉洪大等症状，表明当前证属于阳明气分证，用白虎汤主治。如果伴有喘息者，要加人参补气；如果口渴不止，或者饮水即欲小便者，配伍钱乙的甘露散清热生津（寒水石、生石膏）；如果伴有肺津不足，可加白葵花清肺养津；如果伴有心血不足，可加赤葵花清心养津。

但是，要注意小建中汤、四君子汤、补中益气汤的鉴别。小建中汤主要针对脾胃虚弱偏重于阳气亏虚而设，四君子汤主要针对脾胃虚弱偏重于中气亏虚而设，补中益气汤主要针对脾胃虚弱、中气下陷而设。

四、并非所有疾病都因脾胃虚弱

值得注意的是，并非所有疾病都由脾胃虚弱引起，体现了李东垣辨证论治的精神。

如："涎沫出于口，冷汗出于身，清涕出于鼻"的痫证，认为是阳跷、阴跷、督、冲的"奇邪"上行，当从督、冲、二跷四穴中治奇经病邪的方法施治。如针刺督脉的人中穴，冲脉的三阴交穴，阳跷脉的申脉穴，阴跷脉的照海穴。正如李东垣说："病痫者，涎沫出于口，冷汗出于身，清涕出于鼻，皆阳跷、阴跷、督、冲四脉之邪上行，肾水不任煎熬，沸腾上行为之也。此奇邪为病，不系五行阴阳十二经所拘，当从督、冲、二跷、四穴中奇邪之法治之。"在急性发作时，也可针刺鸠尾穴和涌泉穴。《针灸大成·席弘赋》说："鸠尾能治五般痫，若下涌泉人不死"（鸠尾属任脉经，穴在两歧骨下一寸；涌泉属足少阴肾经，穴在两足心陷中，屈足卷趾宛宛中）。

胃虚元气不足诸病所生论

夫饮食劳役皆自汗（大凡饮食不节、劳役过度，常表现为自汗），乃足阳明化燥火，津液不能停[1]（使胃中的津液不能保持而外泄），故汗出小便数也。邪之大者莫若中风[2]（六邪之中，最为严重的莫若感受风邪）。风者百病之长（风邪是导致多种疾病发生的重要因素，常常是其他邪气致病的先导），善行而数变（风邪致病有发病迅速，病位游移不定，变幻无常的特点）。虽然，无虚邪[3]（如果没有脾胃虚弱、元气不足），则风雨寒不能独伤人（那么风雨寒等邪气也不容易单独侵袭人体而致病），必先中[4]虚邪（必先是患了脾胃虚弱、元气亏虚），然后贼邪[5]得入矣（然后外感邪气才能得以侵入）。至于痿、厥逆，皆由汗出而得之也（都是由于脾胃虚弱、元气亏虚、卫气不固、腠理疏松、汗液自出、外邪乘虚侵入导致的）。且冬阳气伏藏于水土之下（比如说，冬天气候寒冷，阳气伏藏于大地水土之内），如非常[6]泄精[7]（如果遇到不正常的气候，冬天应该寒冷却反而温暖，大地之内的阳气就会外泄），阳气已竭（既然阳气都已经外泄而竭了），则春令从何而得（则春天从何而得生发的阳气），万化俱失所矣（这样，万物都没有了生存之处了）。在人则饮食劳役（在人体方面，则应该注意避免饮食劳倦损伤脾胃），汗下时出（脾胃损伤，元气亏虚。元气亏虚，在表肌腠疏松而汗出，在里不得固摄而大便泻下），诸病遂生。予所以谆谆[8]如此者（我所以再三叮咛大家要避免饮食劳倦损伤脾胃），盖[9]亦欲人知所慎也（也是因为想让大家知道应该小心谨慎地保护好自己的脾胃和元气啊）。

[1] 停：保留，保持。

[2] 中风：感受风邪。

[3] 虚邪：脾胃虚弱、元气亏虚。

[4] 中：受到，遭受。

[5] 贼邪：外感邪气。

[6] 非常：不正常。

[7] 泄精：阳精之气外泄。

[8] 谆谆：zhūn zhūn，反复告诫、再三叮咛。

[9] 盖：副词，表示原因，翻译为“因为”。

【入门导读】

李东垣将本篇命名为“胃虚元气不足诸病所生论”，其根本目的仍然是在阐释其“内伤脾胃，百病由生”的学术思想。

一、脾胃虚弱、元气亏虚，易得外感

如果饮食不节、劳役过度，则损伤脾胃。脾胃亏虚，则不能生化精微物质，导致元气亏虚。元气亏虚，则卫气亏虚；卫气亏虚，则肌腠疏松，汗液外泄，毛孔开放，则容易受到外感邪气尤其是风邪的侵袭，形成正虚邪侵的外感证。正如李东垣所说：“邪之大者莫若中风。风者百病之长，善行而数变。虽然，无虚邪，则风雨寒不能独伤人，必先中虚邪，然后贼邪得入矣。至于痿、厥逆，皆由汗出而得之也。”

二、脾胃虚弱、元气亏虚，易得内伤

如果饮食不节、劳役过度，则损伤脾胃。脾胃亏虚，则不能生化精微物质，导致元气亏虚。元气亏虚，不能固摄，则可导致自汗和腹泻不止。不仅如此，脾胃虚弱、元气亏虚，五脏六腑都会失去精气的滋养，则百病丛生。正如李东垣所说：“在人则饮食劳役，汗下时出，诸病遂生。”

三、保护脾胃和元气，防病养生

李东垣谆谆告诫人们，要避免饮食劳倦等因素损伤脾胃，保护好元气。只有这样，才能预防疾病，才能延年益寿。正如李东垣所说：“且冬阳气伏藏于水土之下，如非常泄精，阳气已竭，则春令从何而得，万化俱失所矣……予所以谆谆如此者，盖亦欲人知所慎也。”

四、脾胃虚弱、元气亏虚之自汗与阳明胃火亢盛之自汗的鉴别

脾胃虚弱、元气亏虚，则卫气亏虚。卫气亏虚，则肌肤腠理疏松，故自汗。如果外感风寒入里化热，或者过食辛辣油腻，或者情志郁结、肝火犯胃，或者焦虑不解、心火犯胃，都可以导致胃火亢盛。胃火亢盛，迫津外泄，也可以导致汗出。正如李东垣所说：“夫饮食劳役皆自汗，乃足阳明化燥火，津液不能停，故汗出小便数也。”虽然都是自汗出，但两者有着本

质的区别。

脾胃虚弱、元气亏虚之汗出，表现为纳呆、腹胀、大便稀溏、自汗出伴有稍劳后汗出尤甚、易于感冒、体倦乏力、面色无华、舌淡苔白润、脉沉细弱。治疗方法是健脾益气固表，方剂可选补中益气汤、桂枝汤、玉屏风散合方化裁。

胃火亢盛之自汗，表现为蒸蒸汗出、面赤烘热、心中烦躁、口干口渴、小便色黄、大便干燥、舌红苔黄干燥、脉洪大而数。治疗方法是清泻胃火，方剂可以白虎汤、竹叶石膏汤、增液汤、生脉饮合方化裁。

忽肥忽瘦论

《黄帝针经》[1]云：寒热少气[2]（形体畏寒、体内发热、气息短少），血上下行[3]（面部有时忽然胖了，有时忽然瘦了）。夫气虚不能[4]寒（大凡阳气虚弱的人不耐寒），血虚不能[4]热（阴血虚弱的人不耐热），血气俱虚不能[4]寒热（气血俱虚的人既不耐寒又不耐热）。而胃虚不能上行（脾胃虚弱，不能运化精微物质上输于肺），则肺气无所养[5]，故少气（所以少气不足以息），卫气既虚不能寒也（卫外的阳气既然已经亏虚了，所以不耐寒气的侵袭）；下行乘肾肝助火为毒（脾胃虚弱，不能运化水湿，水湿下注于下焦肝肾，下焦肝肾中的相火演变为阴火，变为阴火之毒），则阴分气衰血亏（阴火耗伤气血导致阴分气衰血亏），故寒热少气（因为气虚，故表现为形体畏寒、气息短少；因为血虚，所以体内发热）。血上下行[3]者（病人为什么会有时忽然胖了，有时忽然瘦了），足阳明胃之脉衰（这是由于足阳明胃经的脉气衰少），则冲脉并阳明之脉上行于阳分（中气虚弱震慑无权，故附丽于阳明的冲脉之气沿着阳明经脉上行于上焦阳分。冲脉根源于下焦肝肾，冲气上行，下焦肝肾中的阴火也随着冲气上行），逆行七十二度[6]（冲脉之气逆行七十二周次），脉之火大旺（冲脉中阴火非常亢盛），逆阳明脉中，血上行（冲脉中阴火上冲，则血液也随之上行），其血冲满于上（其血冲满于上，则面部忽然胖）；若火时退伏于下则血下行（如果冲脉中的阴火退伏于下焦肝肾，血液也随之下行，则面部就会忽瘦），故言血上下行（因此，冲脉中血液随着冲脉中阴火上冲下行），俗谓之忽肥忽瘦者是也（通俗地称为面部忽肥忽瘦）。

[1]《黄帝针经》：这里指《灵枢·寿夭刚柔》。

[2] 少气：气息短少。

[3] 血上下行：指面部忽肥忽瘦。

[4] 能：nài，同“耐”，受得住。

[5] 养：供给营养。

[6] 度：周次。

《经》[1]曰：热伤气（火热耗伤人体元气）。又曰壮火食气[2]（又说亢盛之火是损耗元气的）。故脾胃虚而火胜（脾胃虚弱导致阴火亢盛，阴火亢盛则耗伤元气），则必少气（所以，必定导致元气亏少），不能卫护皮毛（元气亏少，卫气也会亏虚，卫气不能护卫皮肤毛窍），通贯上焦之气而短少也。阴分血亏（阴火亢盛，则会耗伤阴血，导致阴分血液亏虚），阳分气削（阳根于阴，阴分的血液亏少，阳分的元气也就削弱了），阴阳之分（阴分和阳分都亏虚了），周身血气俱少（周身的气血都亏虚了），不能寒热（既不能耐受寒冷又不能耐受炎热），故言寒热也（所以说形体畏寒，体内发热）。《灵枢经》[3]云：上焦开发（上焦的气机开通升发），宣五谷味（宣发饮食物的精微），熏肤充身泽毛（温暖肌肤，充实形体，润泽皮毛），若雾露之溉（像雾露灌溉着万物一样），此则胃气平而上行也（这就是胃气平和、精气上行、身体健康的体现）。

[1]《经》：指《素问·阴阳应象大论》第五。

[2] 壮火食气：火旺则气衰，即壮火蚀气。食，shí，同蚀，损耗。

[3]《灵枢经》：指《灵枢·决气》。

【入门导读】

通过认真研读本篇，笔者认为李东垣所说的“忽肥忽瘦”不是传统意义上的形体肥胖和形体消瘦，而是脸面的暂时肿胀和消退。

为什么脸面一会儿会肿胀，一会儿又会消退呢？这是由于脾胃虚弱，内生湿邪，湿邪下注下焦肝肾，肝肾相火不能流通，肝肾中相火演变为阴火，阴火窜入冲脉，沿着冲脉和阳明经上冲到面部导致的。冲脉中的阴火上冲面部，则面部暂时肿胀。如果冲脉中的阴火暂时消退，则面部的肿胀也会暂时消退。正如李东垣所说：“血上下行者，足阳明胃之脉衰，则冲脉并阳明之脉上行于阳分，逆行七十二度，脉之火大旺，逆阳明脉中，血上行，其血冲满于上；若火时退伏于下则血下行，故言血上下行，俗谓之忽肥忽瘦者是也。”

在面部忽然肿胀忽然消退的同时，会伴有形体畏寒、体内发热、气息短少、不耐寒热等其他表现。因为脾胃虚弱、元气亏虚，所以形体畏寒、气息短；因为元气亏虚、肺气亏虚、卫气亏虚，所以形体不耐寒热；因为阴火亢盛，灼伤阴血，则导致体内发热。正如李东垣所说："而胃虚不能上行，则肺气无所养，故少气，卫气既虚不能寒也；下行乘肾肝助火为毒，则阴分气衰血亏，故寒热少气"，"故脾胃虚而火胜，则必少气，不能卫护皮毛，通贯上焦之气而短少也。阴分血亏，阳分气削，阴阳之分，周身血气俱少，不能寒热，故言寒热也"。

天地阴阳生杀之理在升降浮沉之间论

《阴阳应象论》云：天以阳生阴长（地中的阴精生长，转化为生发的阳气，形成了自然界的天气），地以阳杀阴藏（天中的阳气收敛肃杀下降，转化为收藏的阴精，形成了自然界的大地）。然岁以春为首（在四时，春夏属阳，秋冬属阴。一年当中，以春天为开始），正[1]，正也（正是指节气历的正月，是从立春日开始）；寅[2]，引[3]也（寅是一年的开始之月）。少阳之气[4]始于泉[5]下（当天气由寒转温时，初生的少阳之气，开始从地泉下面上升），引阴升而在天地人之上（阳气上升，则阴精也随之上升，而达到天地人之上），即天之分[6]（天地人之上，也就是天空），百谷[7]草木皆甲坼[8]于此时也（这时五谷和草木都破壳发芽）。至立夏少阴之火[9]炽于太虚[10]（到了立夏季节，手少阴君火炽盛于上空时），则草木盛茂，垂枝布叶（树木长长地垂着树枝展布着绿叶）。乃阳之用（这是阳气生发功能的体现），阴之体（这是阴精滋养的体现），此所谓天以阳生阴长（这就是通常所说的天以阳生阴长，也就是天空以大地中阴精滋长而转化为天空中的阳气为特点）。经言岁半以前[11]天气主之（《素问·六元正纪大论》第七十一说：上半年天气主令），在乎升浮也（天为阳，阳气主升主浮）。至秋而太阴之运[12]（到了初秋的时候，长夏之时天空中的雨湿润泽之气），初自天而下逐（开始转化为清肃之气从天空下降），阴降而彻地[13]（清肃之气下降到达地下），则金振[14]燥令[15]（则秋天兴起，干燥成为时令的主气），风厉[16]

[1] 正：正月。

[2] 寅：是干支历中的第一个月份，节气从立春到惊蛰之间，包含两个节气的时间，即立春与雨水。又叫正月。

[3] 引：引导，开始。

[4] 少阳之气：阳气初生，天气温和。

[5] 泉：水之发源于地名为泉。

[6] 天之分：天空。

[7] 百谷：即五谷。

[8] 甲坼：jiǎ chè，草木发芽时种子外皮裂开。

[9] 少阴之火：指手少阴心火，又称为君火。

[10] 太虚：天空。

[11] 岁半以前：农历大寒至小暑为岁半以前。

[12] 太阴之运：太阴之运为长夏，在农历六月，是正当雨湿润泽的时候。

[13] 彻地：到达地下。

[14] 金振：秋天在五行属金。振，兴起。

[15] 燥令：秋天在六气属燥。

[16] 风厉：fēng lì，风迅疾猛烈。

霜飞（风刮的迅疾猛烈，霜雪奋飞），品物咸殒[1]（众多植物都先后坠落了树叶），其枝独存，若乎毫毛（好像毫毛一样在掉落）。至冬则少阴之气复伏于泉下（到了冬天，少阴君火之气又退伏于地泉之下），水冰地坼[2]（地上流水都结成了冰块，土地都冻裂了缝），万类周密（万物都深藏周密），阴之用（这是阴精滋养功能的体现），阳之体也（这是阳气收敛肃降功能的体现），此所谓地以阳杀阴藏（这就是通常所说的地以阳杀阴藏，也就是大地以天空中阳气肃杀而转化为大地中的阴精为特点）。经言岁半以后[3]地气主之（《内经》说，下半年地气主令），在乎降沉也（地为阴，阴气是主沉降的）。

至于春气温和，夏气暑热，秋气清凉，冬气冷洌[4]，此则正气之序也。故曰：履端于始（年历的推算开始于正月一日），序则不愆[5]（按着正常的时序推演就不会有差错），升已而降（春升夏浮，升极而降，进入秋冬的沉降），降已而升（秋降冬沉，降极而升，进入春夏的升浮），如环无端（春夏秋冬，往来如环，没有头没有尾的，是没有始终的），运化万物（上面万物的运动变化），其实一气也（其本质都是阴阳的矛盾运动）。设或[6]阴阳错综（可以设想，阴阳的交错变化），胜复[7]之变（阴阳的胜复之变），自此而起。万物之中，人一也（人是其中之一），呼吸升降（人的呼吸升降），效象[8]天地（就好像天气上升和地气下降一样），准绳[9]阴阳（也是以阴阳的变化为准则的）。盖胃为水谷之海，饮食入胃，而精气先输脾归肺（消化吸收的精气上输于脾，脾气散精上归于肺），上行春夏之令（上行的精气就像春升夏浮一样），以滋养周身（用来输布营养于周身），乃清气为天者也（这如同清气上升为天啊）。升已而下输膀胱（精气上升结束了以后，就会开始下降），行秋冬之令（下降的精气就像秋收冬藏一样），为传

[1] 品物咸殒：品，众多；咸，皆；殒，yǔn，通陨，坠落。

[2] 地坼：dì chè，地裂。

[3] 岁半以后：农历大暑至小寒节为岁半以后。

[4] 冷洌：lěng liè，寒冷。

[5] 愆：qiān，过错。

[6] 设或：假设，设想。

[7] 胜复：胜，即胜气；复即复气，又称报气。阴阳某一方偏胜，则引起另一方的报复性制约，从而使阴阳系统复归于协调和稳定，称为阴阳胜复。

[8] 效象：好像。

[9] 准绳：准则。

化糟粕转味[1]而出（成为传导变化的糟粕而排出体外），乃浊阴为地者也（这如同浊阴之气下降为地啊）。

若夫顺四时之气（如果人们能够顺应寒、热、温、凉四时气候的变化），起居有时，以避寒暑，饮食有节，及不暴喜怒以颐神志（以及不暴喜暴怒，以保养精神情志），常欲四时均平而无偏胜则安（经常要想着与四时气候保持平衡而无偏胜，则身体就会平安而发生疾病）。不然损伤脾胃，真气下溜（清阳之气下陷），或下泄而久不能升（或者说清气下陷而久久不能上升），是有秋冬而无春夏，乃生长之用陷于殒杀[2]之气（这是使生长的功用陷于消亡之中），而百病皆起（从而百病蜂起），或久升而不降亦病焉（反之，如果阳气久升而不降，有春夏而无秋冬，同样也会发生疾病）。于此求[3]之（疾病的发生在四时升降浮沉中进行研究），则知履端[4]之义矣（就会知道研究年历推算的重要意义了）。

[1] 转味：食物变化产生的糟粕。

[2] 殒杀：yǔn shā。殒，古同“陨”，坠落。殒杀，坠落死亡。

[3] 求：研究。

[4] 履端：履端是指年历的推算始于正月一日。

【入门导读】

李东垣首先论述了自然界和人体升降浮沉的表现形式。在自然界，地下的阴精上升为天，天上的阳气下降为地。春夏属阳，主升发生长；秋冬属阴，主收敛收藏。在人体，脾胃主运化，将精微物质上输于上焦心肺；上焦心肺再将精微物质向下输布，然后转化为糟粕，通过二便排出体外。

其次，揭示了自然界和人体升降浮沉的本质在于阴阳的消长胜复变化的结果。正如李东垣所说：“至于春气温和，夏气暑热，秋气清凉，冬气冷冽，此则正气之序也。故曰：履端于始，序则不愆，升已而降，降已而升，如环无端，运化，其实一气也。设或阴阳错综，胜复之变，自此而起。万物之中，人一也，呼吸升降，效象天地，准绳阴阳。盖胃为水谷之海，饮食入胃，而精气先输脾归肺，上行春夏之令，以滋养周身，乃清气为天者也。升已而下输膀胱，行秋冬之令，为传化糟粕转味而出，乃浊阴为地者也。”

最后，强调了预防养生。他告诫人们要适应四时气候、劳逸适度、饮食有节、心情舒畅，以保养脾胃。如果不注意预防，由于内伤、外感损伤脾胃，则导致升降浮沉发生错乱，清阳下陷，阴火上升，则“百病皆起”。正如李东垣所说：“若夫顺四时之气，起居有时，以避寒暑，饮食有节，及不暴喜怒以颐神志，常欲四时均平而无偏胜则安。不然损伤脾胃，真气下溜，或下泄而久不能升，是有秋冬而无春夏，乃生长之用陷于殒杀之气，而百病皆起，或久升而不降亦病焉。于此求之，则知履端之义矣。”

阴阳寿夭论

《五常政大论》云：阴精[1]所奉其人寿（如果自然界地下精气能够正常上升，能够奉养给人，那么人就能够长寿），阳精[2]所降其人夭[3]（如果天上的精气过分下降，不能够再奉养给人，那么人就短命早死）。夫阴精所奉者，上奉于阳（是上升转化为阳气），谓春夏生长之气也（这就是春天和夏天阳气升发的气象）；阳精所降者，下降于阴（下降转为地下的精气），谓秋冬收藏之气也（这就是秋天和冬天阴精收藏的气象了）。且如[4]地之伏阴（如果地下伏藏的阴精），其精遇春而变动（其精气遇到春天就会开始变动），升腾于上（阴精之气上升转化为阳精之气），即曰生发之气（就是春天的升发之气）；升极而浮（阴精之气转化的阳精之气上升到了极点），即曰蕃秀[5]之气（就是夏天的万物茂盛华秀的景象）。此六气右迁于天（地之阴精上升转化为风寒暑湿燥火六气，按照时令从右迁升于天上），乃天之清阳也（这就形成了天的清阳之气）。阳主生（阴精旺盛，阳气升发），故寿。天之元阳，其精遇秋而退，降坠于下（降坠下来），乃为收敛殒杀[6]之气；降极而沉（阳精之气下降之极而沉潜），是为闭藏之气（就变成地下闭藏的阴精之气），此五运[7]左迁入地（天上的阳精之气下降转化为木火土金水五种物质，按照时令从左迁降于地下），乃地之浊阴也（这就形成了大地的浊阴之气）。阴主杀（阴主肃杀，如果天上的阳精之气下降太过导致地下的阴气过盛），故夭（所以就会生病甚至短命早死）。

根于外[8]者名曰气立[9]（《素问·五常证大论》第七十说，人体的生命活动，一方面依靠自然界中的清

[1] 阴精：地之精气。

[2] 阳精：天之精气。

[3] 夭：yāo，短命，早死。

[4] 且如：qiě rú，假如，如果。

[5] 蕃秀：fán xiù，万物繁衍秀美，茂盛华秀的景象。

[6] 殒杀：yǔn shā。殒，古同“陨”，坠落。殒杀，坠落死亡。

[7] 五运：五行，木火土金水五种物质。

[8] 根于外：根，依靠；外，自然界。

[9] 气立：是通过人体与外界的气体交换，以完成体内生化过程的意思。

气与人体内的精气进行气体交换，以完成体内重要的生化过程，命名为气立），气止[1]则化绝[2]（如果这种气体交换停止，则生化的源泉就断绝了）。根于内者名曰神机[3]（人体的生命活动，另一方面根源于人体内的脏腑精气，命名为神机），神去则机息[4]（如果精神丧失，脏腑的功能活动也就停止了）。皆不升而降也（无论是气体交换停止，还是精神丧失，都是阳气不升而下降的结果）。地气者人之脾胃也（人的脾胃产生像大地阴精一样的物质），脾主五脏之气，肾[5]主五脏之精（胃也生化五脏之精气），皆上奉于天（脾胃生化的阴精皆上奉滋养于心肺），二者俱主生化以奉升浮（脾胃二者都主要负责运化阴精来奉养升浮的阳气），是知春生夏长（所以，就像大地的阴精转化为升浮的阳气，表现为春生夏长的生机勃勃一样），皆从胃中出也。故动止[6]饮食各得其所（所以在生活上要作息有常，饮食有节），必清必净，不令损胃之元气（不要损害脾胃之功能），下乘肾肝及行秋冬殒杀之令（不要让脾胃产生的湿气下注于下焦肝肾而损害肝肾，不要因为脾胃虚弱不能产生阴精化生阳气，从而就像秋冬一样因为没有阳气而阴寒肃杀），则亦合于天数[7]耳（也就会享受自然寿命而延年益寿）。

[1] 气止：气体交换停止。
[2] 化绝：生化断绝。
[3] 神机：精神活动。
[4] 机息：功能活动停止。
[5] 肾：疑是胃的误写。
[6] 动止：作息。
[7] 天数：自然寿命。

【入门导读】

本篇论述的是阴阳升降对人体生命的影响，故称为阴阳寿夭论。

一、自然界阴阳的升降对人体生命的影响

在正常情况下，如果地下伏藏的阴精，遇到春天就会开始变动，阴精之气上升转化为阳精之气，就是春天的升发之气。阴精之气转化的阳精之气上升到了极点，就是夏天的万物茂盛华秀的景象。天之阳气，遇到秋天就会收敛消退，变成收敛肃杀之气。阳精之气下降之极而沉潜，就变成地下闭藏的阴精之气。自然界阴精升发，阳精潜降，则人体也会随着健康甚

至长寿。如果发生了自然灾害，阴精不能升发，阳气不能潜降，也会影响到人，导致人体发生疾病甚至短命早死。正如李东垣所说："且如地之伏阴，其精遇春而变动，升腾于上，即曰生发之气；升极而浮，即曰蕃秀之气。此六气右迁于天，乃天之清阳也。阳主生，故寿。天之元阳，其精遇秋而退，降坠于下，乃为收敛殒杀之气；降极而沉，是为闭藏之气，此五运左迁入地，乃地之浊阴也，故夭。"

二、人体内部阴阳的升降对人体生命的影响

在人体内部，也存在着阴阳的升降。其中，脾胃的升降非常关键，常被称作气机升降的枢纽。脾主升，胃主降。只有脾胃能够正常的升降，才能将饮食受纳运化为精微物质，向上输布于心肺，然后敷布于全身，维持机体的生命活动。否则，脾不升，胃不降，人体就会发生疾病，甚至短命夭折。正如李东垣所说："根于内者名曰神机，神去则机息。皆不升而降也。地气者人之脾胃也，脾主五脏之气，肾主五脏之精，皆上奉于天，二者俱主生化以奉升浮，是知春生夏长，皆从胃中出也。"

所以，李东垣告诫人们：要饮食有节、作息有常、心神宁静，以保证不损伤脾胃，以保证脾胃正常的阴阳升降，以保证其他脏腑功能的正常，从而达到延年益寿的目的。正如李东垣所说："故动止饮食各得其所，必清必净，不令损胃之元气，下乘肾肝及行秋冬殒杀之令，则亦合于天数耳。"

五脏之气交变论

《五脏别论》云：五气[1]入鼻，藏于心肺（感受于上焦心肺）。《难经》云：肺主鼻（肺气通于鼻子），鼻和则知香臭。洁古云：视听明而清凉（视听明晰，是耳目澄澈清凉的反应），香臭辨而温暖（香臭分辨，是鼻腔通气温和的反应）。此内受天之气而外利于九窍也（这是在内的脏腑禀受了自然界之清气后，又将五脏之气向外输布于九窍导致的）。夫三焦[2]之窍[3]开于喉（三焦的上焦肺脏之气敷布于喉这个孔洞），出于鼻（肺脏之气再通过喉向外输布于鼻子），鼻乃肺之窍，此体也（鼻子属于形体），其闻香臭者用也（鼻子能够闻到香臭，属于功用）。心主五臭[4]舍[5]于鼻（外界的五气臊、焦、香、腥、腐输布流注到鼻子，鼻子再传递到心脏，通过心脏感知到五气），盖九窍之用，皆禀长生[6]为近（都尽可能地禀受其相近脏腑的营养而发挥其作用），心长生于酉[7]（心脏的部分营养来源于酉肺），酉者肺，故知臭为心之所用（所以推知五气能为心所感知），而闻香臭也（从而达到鼻子在心肺两脏的相互作用下闻见外界的香臭）。耳者上通天气（耳朵与自然界相通），肾之窍也，乃肾之体而为肺之用（耳朵是肾脏表现于外的形体，但是却是肺脏功能的体现），盖肺长生于子（因为肺气的部分营养来源于其子肾脏），子乃肾之舍而肺居其中（肾脏就好比有形的房舍而肺脏居住在其中一样），而能听音声也（从而达到耳朵在肺肾两脏的相互作用下听见外界的声音）。

一说声者天之阳（又有一种说法，声属于自然界刚健的阳气），音者天之阴（音属于自然界柔和的阴气），

[1] 五气：臊、焦、香、腥、腐。

[2] 三焦：为六腑之一，是上、中、下三焦的合称。横膈以上内脏器官为上焦，包括心、肺；横膈以下至脐的内脏器官为中焦，包括脾、胃、肝、胆等；脐以下内脏器官为下焦，包括肾、大肠、小肠、膀胱。

[3] 窍：qiào，窟窿，孔洞。

[4] 五臭：五臭就是五气，即臊、焦、香、腥、腐。

[5] 舍：留止。

[6] 长生：营养。

[7] 酉：yǒu，正西方。此处指肺。

在地为五律[1]（对于大地来说，通过乐器可以演奏出五种不同的音律），在人为喉之窍[2]（对于人来说，通过喉管可以发出不同的声音），在口乃三焦之用（对于口来说，是三焦发挥作用的重要器官）。肺与心合而为言出于口也（口是肺与心相互协调产生语言的器官），此口心之窍开于舌为体（口中的舌是心之外窍，属于实体器官），三焦于肺为用（三焦有助于肺脏功能的发挥），又不可不知也。

[1] 律：音律，乐律。

[2] 喉之窍：喉管。

肝之窍通于目，离[3]为火（借助火的明亮），能耀光而见物（能照射而可以看见各种物体），故分别五色也（故能分辨黄赤青白黑五色），肝为之舍（肝脏为目的精气储藏之地），肾主五精[4]（肾为先天之本，储藏着五脏之精气），鼻藏气于心肺（鼻子吸纳自然界的清气，将其转变为精微物质储藏于心肺，心主血脉，肺朝百脉），故曰主百脉而行阳道（故说心肺主宰全身经脉，全身的经脉是阳气运行的道路）。《经》云（《灵枢·决气》说）：脱气者目盲[5]（气虚的话，眼睛会看不清东西），脱精者耳聋（精虚的话，耳朵就听不见声音）。心肺有病而鼻为之不利（心肺有病的话，鼻窍就会不通利而闻不见香臭），此明耳、目、口、鼻为清气所奉于天[6]（这都说明耳、目、口、鼻的功能正常，是需要五脏清阳之气上升于头的），而心劳胃损则受邪也（如果心脏、脾胃等五脏六腑损伤了，则耳、目、口、鼻等五官就会受到邪气的侵袭而发生疾病）。

[3] 离：明亮。

[4] 肾主五精：肾是五脏六腑精气的储藏所在。

[5] 目盲：指视力严重下降甚至失明的症状。

[6] 天：头。

【入门导读】

本书前有“脾胃虚则九窍不通论”，还没有全面阐明五脏之气交互变化对九窍功能的影响。本论重点阐述了九窍疾病与五脏疾病皆有密切的联系，体现了李东垣治疗九窍疾病整体观的学术思想。

心开窍于舌，肺开窍于鼻，肝开窍于目，脾开窍于口，肾开窍于耳与二阴。如果舌发生了病变，从心论治；如果鼻子发生了病变，应该从肺论治；如果眼睛发生了病变，应该从肝论治；如果耳与二阴发生病变，应该从肾论治。这是一般的中医思维方法和模式。但是，五脏之间是相互密切联系的。所以，对于五官疾病，不仅要看到其直接对应的相关五脏发生了病变，而且还要看到其直接对应的相关脏腑和其密切联系的其他脏腑是否发生了病变，从而加以共同治疗。

例如，鼻窍不通利不仅与肺脏疾病直接相关，也可能与心脏发生疾病有关，所以治疗鼻窍不通不仅要注意从肺论治，还要注意从心脏论治，正如李东垣所说："《五脏别论》云：五气入鼻，藏于心肺。《难经》云：肺主鼻，鼻和则知香臭……心主五臭舍于鼻，盖九窍之用，皆禀长生为近，心长生于酉，酉者肺，故知臭为心之所用，而闻香臭也"，"鼻藏气于心肺，故曰主百脉而行阳道……心肺有病而鼻为之不利"。这对我们今天治疗鼻窍疾病具有重要的启发意义。

例如，耳窍不通利不仅与肾脏疾病直接相关，也可能与肺脏发生疾病有关，所以治疗耳窍疾病不仅要注意从肾论治，还要注意从肺脏论治，正如李东垣所说："耳者上通天气，肾之窍也，乃肾之体而为肺之用，盖肺长生于子，子乃肾之舍而肺居其中，而能听音声也。"这对我们今天治疗耳窍疾病具有重要的启发意义。

例如，舌窍不通利表现为舌窍疾病和语言不利的，不仅与心脏疾病直接相关，也可能与肺脏和三焦发生疾病有关，所以治疗舌窍和语言不利疾病不仅要注意从心论治，还要注意从肺和三焦治疗，正如李东垣所说："肺与心合而为言出于口也，此口心之窍开于舌为体，三焦于肺为用，又不可不知也。"这对我们今天治疗舌窍疾病和语言不利疾病具有重要的启发意义。

例如，眼睛疾病不仅与肝脏疾病直接相关，也可能与肾脏疾病有关，所以治疗眼睛疾病不仅要注意从肝论治，还要注意从肾脏治疗。正如李东垣所说："肝之窍通于目，离为火，能耀光而见物，故分别五色也，肝为之舍，肾主五精。"这对我们今天治疗眼睛疾病具有重要的启发意义。

综上所述，五官疾病不仅要着眼于局部，更要着眼于整体，从五脏之气交变论治五官疾病。正如李东垣所说："此明耳、目、口、鼻为清气所奉于天，而心劳胃损则受邪也。"

阴阳升降论

《易》曰：两仪[1]生四象[2]（天地两种物体，演生出金、木、水、火四种物象），乃天地气交（这是自然界天气和地气的交流形成的），八卦[3]是也（四象演变为八卦）。在人则清浊之气皆从脾胃出（人和自然界的变化一样，人体的清升浊降之气，都是从脾胃中水谷的精气产生的），荣气荣养周身，乃水谷之气味化之也。清阳为天清阳成天，地气上为云，天气下为雨。水谷之精气也，气海[4]也，七神[5]也，元气也，父[6]也。清中清者，清肺以助天真[7]（上升以清养肺气，和先天的精气相结合以保养人体的真气）。清阳出上窍耳目鼻口之七窍是也。清中浊者，荣华腠理（清中浊者，有润泽皮肤、固密腠理的作用）。清阳发腠理毛窍也，清阳实四肢真气[8]充实四肢（脾胃功能正常，则清阳充盛；清阳充盛，则真气充盛；真气充盛，则充实四肢）。浊阴为地垒[9]阴成地。云出天气，雨出地气，五谷五味之精是五味之化也，血荣也，维持神明[10]也，血之府会也，母也。浊中清者，荣养于神降至中脘而为血，故曰心主血，心藏神。浊阴出下窍前阴膀胱之窍也。浊中浊者，坚强骨髓（用以充实骨髓）。浊阴走五脏散于五脏之血也，养血脉，润皮肤，肌肥肉[11]筋者是也，血生肉者此也。浊阴归六腑谓毛脉合精[12]，经气归于腑者是也。

天气清静光明者也，藏德不止[13]，故不下也（所以漂浮于上部永久长存而不会掉下来）。天明则日月不明（当天刚刚蒙蒙亮的时候，太阳还没有上地平线，月亮这时也不显明了，人体的阳气有些不足），邪害空窍[14]（风寒邪气容易侵袭人体的空窍而发病），阳气者闭塞（天上的阳气闭塞不下），

[1] 两仪：①天地；②阴阳。此处指天地。

[2] 四象：①指金、木、水、火；②指老阴、老阳、少阴、少阳（见《易·系辞》）。此处指前者。

[3] 八卦：乾、坤、震、巽、坎、离、艮、兑，类比各种事物的形象（见《易·系辞》）。

[4] 气海：①指膻中，又名上气海；②指丹田，又名下气海；③指气海穴，任脉经穴位，脐下1.5寸。此处当指膻中之气。

[5] 七神：指魂、魄、精、神、意、智、志七种精神活动。一说“五脏有七神”（《难经三十》）。

[6] 父：指父亲之精气。

[7] 天真：即真气，先天的精气和后天的谷气相结合而成，为维持生命的主要物质。

[8] 真气：见“天真”。

[9] 垒：lěi，重叠堆积。

[10] 神明：精神意识思维活动。

[11] 肌肥肉：疑是肥肌肉之误。

[12] 毛脉合精：指肺和心的功能共同协调。

[13] 藏德不止：藏指隐而不露；德指运动；不止指不停息。

[14] 空窍：孔窍。

地气者冒明[1]（所以地上的云雾弥漫而昏暗）。云雾不精[2]，则上应白露[3]不下（则地面和植物叶子上的白露就不会消散），交通不表[4]（这是因为天地之气交流不畅，天上的阳光不能照耀导致的），万物命故不施[5]（因此，万物的生命不能生化），不施则名木多死（万物的生命不能生化，则名贵娇嫩的树木很容易凋谢死亡）。恶气[6]不发[7]（如果云雾聚集不散），风雨不节（风雨不能正常调节），白露不下（白露不能及时消散），则菀[8]藁[9]不荣（那么树木就会干枯而不茂盛）。贼风数至，暴雨数起，天地四时不相保[10]，与道相失（与自然界的规律相违背），则未央[11]绝灭（那么万物生存不久就会死亡灭绝）。唯圣人从之（只有那些智慧的人能够顺从适应自然变化的规律，注意预防外来邪气的侵袭，注意增强自身的正气），故身无苛病[12]，万物不失（和万物不失规律一样），生气不竭（它的生命也就不会中途灭绝衰竭了）。

此说人之不避大寒伤形（这是说，如果人们不注意避免太寒冷的刺激，就会冻伤形体），大热伤气（如果不注意避免炎热的刺激，就会损伤元气），四时节候[13]更改之异气（如果不能避免四时节气变更产生的非时之气），及饮食失节（如果不能避免饮食不节），妄作劳役（如果过分劳作），心生好恶（如果心中好恶无常），皆令元气不行，气化为火，乃失生夭折之由耳。

[1] 冒明：昏暗。

[2] 云雾不精：云雾弥漫不清。

[3] 白露：天气凉后，清晨时分发现会地面和叶子上有许多白色的露珠，称之为白露。

[4] 交通不表：指天地之气交流不畅。不表，不畅。

[5] 不施：生化。

[6] 恶气：浊气，指云雾。

[7] 不发：不散。

[8] 菀：yù，茂盛。

[9] 藁：gǎo，干枯。

[10] 相保：相守，在一起，协调。

[11] 未央：wèi yāng，不久。

[12] 苛病：kē bìng，重病。

[13] 节候：五日为一候，三候为一节气，六个节气为一时（季）。

【入门导读】

李东垣通过自然界阴阳升降的特点，进而推演了人体阴阳升降的规律。人体阴阳升降和谐平衡的关键在于脾胃运化功能的正常。因此，要时时刻刻地预防外感和内伤对脾胃的损伤，保持阴阳升降的和谐平衡，预防疾病的发生。李东垣从阴阳升降的角度，阐释了保护脾胃、未病先防的学术思想，对今天的养生学具有重要的指导意义。

一、自然界的阴阳升降

自然界天与地两种物质，通过上下交流，演生为金、木、水、火四种物质，进而演变为八卦。《素问·阴阳应象大论》曰:“清阳为天，浊阴为地。”自然界的清阳之气凝聚为天，自然界的浊阴凝聚为地。

如果自然界阴阳升降乖戾，天气不能下降，地气不能上升，天地之气交流不畅，就会导致浊阴不散，贼风侵袭，暴雨发生，四季气候紊乱，自然界万物生长规律被破坏，万物的生命也就不会长久了。

二、人体的阴阳升降

人体清升浊降之气，都是通过脾胃运化水谷的精气而来。例如营养全身的营气，就是来自水谷气味所变化的精微物质。

精气中清中清的，向上升发上奉心肺，进而布散滋养头及耳、目、口、鼻诸窍；清中浊的，下降以润泽皮肤、坚固腠理、充实四肢；精气中浊中清的精华部分化赤为血，营养精神和脏腑功能；浊中浊的为营养中浓质部分，用以充实骨髓，流归于五脏六腑。

可见，保持脾胃运化产生的精微物质符合阴阳升降的规律，是维持生命正常的前提和基础。

三、如何保持人体的阴阳升降

阴阳升降正常则身体安康；阴阳升降乖戾则身体生病。因此，要保持人体阴阳升降的和谐正常，这是李东垣“阴阳升降论”的核心所在。如预防大寒损伤形体，预防大热损伤元气，预防季节性的气候变化产生的非时之气，饮食要有节度，不过度疲劳，心情愉快而不好恶无常。否则，就会损伤脾胃，使元气不能正常运行，气机郁结化生火热，从而发生疾病，甚至可能导致危及生命而夭折。李东垣从保护脾胃入手来保持人体阴阳升降和谐平衡的学术思想，是值得我们继承和发扬的。

调理脾胃治验治法用药若不明升降浮沉差互反损论

予病脾胃久衰（我自己患了脾胃病，日子久了身体也衰弱起来），视听半失，此阴盛乘阳（这是阴火亢盛侵凌脾胃阳气导致的），加之气短精神不足，此由弦脉[1]令虚（这是阴火亢盛耗伤脾胃阳气导致虚弱的结果），多言之过（也是人事接触频繁，言语过多耗伤了脾胃阳气的结果），皆阳气衰弱，不得舒伸，伏匿[2]于阴中耳（隐藏于下焦阴分，迫使阴火上乘的缘故）。

癸卯岁六七月间，淫雨[3]阴寒逾[4]月不止（雨水过多，天气阴寒超过一个月还未停止），时人多病泄利（当时的人大多患腹痛泄泻的病证），湿多成五泄[5]故也（这是湿气胜容易导致泄泻的缘故）。一日予体重肢节疼痛（有一天，我自己感觉身体沉重、四肢关节疼痛），大便泄并下[6]者三（大便每日泄泻三次，食物的残渣和水液混合而下），而小便闭塞。思其治法，按《内经·标本论》：大小便不利，无问标本，先利大小便。又云：在下者引[7]而竭[8]之，亦是先利小便也。又云：诸泄利，小便不利先分别之。又云：治湿不利小便，非其治也。皆当利其小便（总之，湿邪盛导致的泄泻，都应当利小便），必用淡味渗泄之剂以利之，是其法也。噫[9]！圣人之法，虽布[10]在方册，其不尽者，可以求责[11]耳（可以探究其过失，给予弥补）。

今客邪[12]寒湿之淫[13]（现在因为雨水过多，寒湿太盛），从外而入里，以暴[14]加之（骤然侵害人体），

[1] 弦脉：代表阴火亢盛。
[2] 伏匿：fú nì，隐藏。
[3] 淫雨：雨水过多。
[4] 逾：yú，超过。
[5] 五泄：胃泄（飧泄）、脾泄（濡泄）、大肠泄（洞泄）、小肠泄（血泄）、大瘕泄（肠澼）。
[6] 并下：食物的残渣与水液混合而下。
[7] 引：疏导。
[8] 竭：祛除。
[9] 噫：yī，感叹声。
[10] 布：陈述。
[11] 责：过失。
[12] 客邪：泛指侵害人体的邪气，因邪气从外而入的叫客。此处指寒湿。
[13] 淫：yín，过多。
[14] 暴：急骤。

若从以上法度，用淡渗之剂以除之，病虽即已[1]，是降之又降（泄泻是脾胃阳气下降的疾病，再用淡渗利水药是降之又降），是复益其阴，而重竭其阳气矣，是阳气愈削[2]而精神愈短矣，是阴重强而阳重衰矣，反助其邪之谓也，故必用升阳风药即差[3]，以羌活、独活、柴胡、升麻各一钱，防风根截半钱，炙甘草根截半钱，同㕮咀，水四中盏，煎至一盏，去渣，稍热服。大法云（《内经》论治的大法）：湿寒之胜，助风以平之（用风药平息它）。又曰：下者举[4]之（中气下陷导致病在下的用补中益气、升清举陷的药物治疗）。得阳气升腾而去矣（寒湿之邪得到阳气的升腾鼓舞而消失）。又法云：客者[5]除[6]之（外来之邪入侵，阻碍阳气的升发，就要用祛邪法清除邪气），是因曲而为之直也（这就好比某物是弯曲的，要采用一定的方法将其变直）。夫圣人之法，可以类推，举一而知百病者也，若不达升降浮沉之理，而一概施治，其愈者幸也（即使把疾病治疗好了，也是侥幸治好的）。

戊申六月初（戊申年的六月初，正当暑湿流行的季节），枢判[7]白文举年六十二，素有脾胃虚损病，目疾时作，身面目睛俱黄，小便或黄或白，大便不调，饮食减少，气短上气，怠惰嗜卧，四肢不收。至六月中，目疾复作，医以泻肝散下数行（医生用泻肝火的泻肝散治疗，服药后腹泻了几次），而前疾增剧（反而眼睛的疾病更加厉害了）。予谓大黄、牵牛虽除湿热（我说，泻肝散中的大黄、牵牛虽除湿热），而不能走经络（但都属于泻下药物，不能外行经络）。下咽不入肝经、先入胃中，大黄苦寒重虚其胃，牵牛其味至辛能泻气，重虚肺本（更加损伤肺气这个根本），嗽大作，盖标实不去，本虚愈甚，加之适当暑雨之际，素有黄证之人，所以增剧也。此当于脾胃肺之本脏（这种黄疸疾病，应当注意治疗

[1] 即已：即，同“则”，为“那就”之意。已，为“止、罢”之意。即已，那就罢了。

[2] 削：削弱。

[3] 差：chài，同瘥，病愈的意思。

[4] 举：升提。

[5] 客者：外来之邪。

[6] 除：清除。

[7] 枢判：官职名称。

脾胃肺本脏的虚弱），泻外经[1]中之湿热，制清神益气汤主之而愈（制定清神益气汤为主按法用药治疗，白文举的病获得治愈）。

[1] 外经：经络。相对于脏腑而言，经络属外。

清神益气汤

茯苓　升麻以上各二分　泽泻　苍术　防风以上各三分　生姜五分

此药能走经，除湿热而不守（清除湿热而具有流动外散之性），故不泻本脏（所以不会损伤脾胃肺根本脏腑的虚弱），补肺与脾胃本中气之虚弱。

青皮一分　橘皮　生甘草　白芍药　白术以上各二分　人参五分

此药皆能守本而不走经（上述药物都能补养肺脾胃之虚弱而不外走经络），不走经者不滋经络中邪，守者能补脏之元气（因其能补养肺脾胃之虚弱，所以能补养五脏的元气）。

黄柏一分　麦门冬　人参以上各二分　五味子三分

此药去时令浮热湿蒸（上述药物能清除暑湿季节的湿热）。

上件锉[2]如麻豆大，都作一服，水二盏，煎至一盏，去渣，稍热空心服。

[2] 锉：cuò，用锉磨东西。

火炽之极（农历六月，正值酷暑炎炎，火热炽盛至极），金伏[3]之际（金被克制的时候），而寒水绝体（因热气蒸发，出汗过多，人身在五行属寒的水分脱绝于身体），于此时也，故急救之以生脉散（要用急救津液的生脉散），除其湿热（配伍清除湿热的药物），以恶[4]其太甚（来清利其太盛的湿热）。肺欲收（肺喜收敛固摄），心苦缓（心因心气耗散而困苦发病），皆酸以收之（皆可以通过用酸性药物收敛肺气和心气）。心火盛则甘以泻之（如果心火太盛耗散了心气，就要用甘味药物配伍清热药物清泻心火。只有这样，才能既清泻心火又补养心气），故人参之甘（故用人参甘味药物补养心气），佐以五味子之酸（用酸

[3] 伏：被克制。

[4] 恶：wù，讨厌，憎恨，排斥。此处为排泄、清除之意。

敛的五味子佐助人参收敛心气）。孙思邈云：夏月常服五味子（夏天气候炎热汗出伤津，常用五味子泡汁代茶喝），以补五脏气是也（五味子酸苦甘咸五味俱备，用以补五脏之气）。麦门冬之微苦寒，能滋水之源于金之位（能滋肾水的上源肺金），而清肃肺气，又能除火刑[1]金之嗽（本方又能治疗因心火亢盛影响肺气导致的咳嗽，火降则嗽止痰消），而敛其痰邪。复微加黄柏之苦寒，以为守位滋水之流（用来滋养肾水固守根本），以镇坠其浮气（以镇摄坠降阴火上浮），而除两足之痿弱也。

范天騋[2]之内[3]，素有脾胃之证，时显烦躁，胸中不利，大便不通。初冬出外而晚归，为寒气怫郁[4]，闷乱大作（胸中气不舒畅，烦躁闷乱），火不得升故也（这是风寒袭表、火热内郁不得升散的原因导致的）。医疑有热（当时的医生，只是怀疑病人内有火热郁结，忽视了外感风寒），治以疏风丸[5]，大便行而病不减。又疑药力小，复加七八十丸，下两行，前证仍不减，复添吐逆，食不能停（食入即泻出），痰唾稠黏，涌出不止（痰量多而连续，如泉水一样涌出不止），眼黑头旋，恶心烦闷，气短促上喘，无力，不欲言，心神颠倒[6]，兀兀[7]不止，目不敢开，如在风云中，头苦痛如裂，身重如山，四肢厥冷[8]，不得安卧，余谓前证乃胃气已损，复下两次（又误用苦寒泻下两次），则重虚其胃（则再次损伤胃气），而痰厥头痛作矣（胃气损伤严重，不能运化水湿，水湿凝聚为痰，痰气上升，头痛发作）。制半夏白术天麻汤主之而愈。

半夏白术天麻汤

黄柏二分　干姜三分　天麻　苍术　白茯苓　黄芪　泽泻　人参以上各五分　白术　炒曲[9]以上各一钱　半夏汤洗七次　大麦糵[10]面　橘皮以上各一钱五分

上件㕮咀，每服半两（每次服用五钱），水二

[1] 刑：克制。

[2] 騋：sǒng，摇动马衔令马快跑。

[3] 内：内人，妻子。

[4] 怫郁：fú yù，郁闭。

[5] 疏风丸：由通圣散、天麻、羌活、独活、细辛、甘菊、何首乌组成。见张从正《儒门事亲》卷十二。通圣散由白术、炙甘草、川芎、当归、白芍、生石膏、黄芩、连翘、栀子、桔梗、薄荷、滑石、麻黄、荆芥组成。见《丹溪心法》卷二。

[6] 颠倒：错乱。

[7] 兀兀：wù wù，昏沉貌。

[8] 四肢厥冷：即手足逆冷。指手足四肢由下而上冷至肘膝的症状。

[9] 炒曲：炒神曲。神曲为采用杏仁泥、赤小豆、辣蓼草、青蒿、面粉、苍耳草等药末混合后经发酵而成的加工品。

[10] 大麦糵：即大麦芽，主治食积不消导致的脘腹胀痛等。糵，niè，生芽的米。

盏，煎至一盏，去渣，带热服，食前。此头痛苦[1]甚，谓之足太阴痰厥头痛（称之为足太阴脾经痰气上逆的头痛），非半夏不能疗（需要半夏化痰降逆才能治疗），眼黑头旋，风虚内作，非天麻不能除（需用天麻才能解除）；其苗为定风草，独不为风所动也。黄芪甘温泻火补元气，人参甘温泻火补中益气，二术俱苦甘温，除湿补中益气，泽、苓利小便导湿，橘皮苦温益气调中升阳（橘皮苦温，具有补益元气、调脾胃、升发清阳的作用），曲消实（炒神曲消导实邪食积），荡胃中滞气，大麦蘖面宽中助胃气（大麦芽面粉行气消食，令胃口舒缓，帮助胃气的恢复），干姜辛热以涤中寒（干姜味辛热，可以荡涤脾胃的虚寒），黄柏苦大寒，酒洗以主冬天少火在泉[2]发躁也（用酒洗黄柏，目的是减轻黄柏的寒性，防止过分苦寒损伤冬天郁伏在下生气的少火，导致阳气亏虚而引起烦躁）。

戊申有一贫士，七月中[3]脾胃虚弱，气促憔悴，因与人参芍药汤。

人参芍药汤

麦门冬二分　当归身　人参以上各三分　炙甘草　白芍药　黄芪以上各一钱　五味子五个

上件㕮咀，分作二服，每服用水二盏，煎至一盏，去渣，稍热服。既愈，继而冬居旷室（但是体质尚未复原，冬天就住在空旷的房间里），卧热炕而吐血数次。予谓此人久虚弱，附脐有形（在脐部附有有形的癥积），而有大热在内（同时又有大热郁结在内，火热耗伤元气），上气不足，阳气外虚，当补表之阳气，泻里之虚热。

冬居旷室，衣服复单薄，是重虚其阳。表有大寒，壅遏[4]里热，火邪不得舒伸，故血出于口。因思仲景太阳伤寒一证（因而想到张仲景《伤寒论》太阳篇太阳表寒证可以导致出血。如“脉浮紧，不发

[1] 苦：感觉难受。

[2] 少火在泉：少火，即生长元气之火；在泉，即在下。

[3] 中：患。

[4] 壅遏：yōng è，阻塞，阻止。

汗，因致衄者，麻黄汤主之”），当以麻黄汤发汗，而不与之，遂成衄血，却[1]与之立愈，与此甚同（该病证与麻黄汤衄血证非常相似），因与麻黄人参芍药汤。

麻黄人参芍药汤

人参益三焦元气不足而实其表也　麦门冬以上各三分　桂枝以补表虚　当归身和血养血，各五分　麻黄去其外寒　炙甘草补其脾　白芍药　黄芪以上各一钱　五味子二个，安其肺气

上件㕮咀，都作一服，水三盏，煮麻黄一味，令沸去沫（当水开时，去掉漂在药水上的麻黄药沫），至二盏（煎到药水为两杯），入余药同煎至一盏（将剩余的其他药物放入共同煎到一杯），去渣，热服，临卧。

升阳散火汤　治男子妇人四肢发热，肌热，筋痹热（筋脉痹阻，疼痛拘挛，发热），骨髓中热，发困，热如燎[2]，扪[3]之烙[4]手，此病多因血虚而得之，或胃虚过食冷物，抑遏阳气于脾土（导致脾胃阳气受到遏制而不能升发），火郁则发之[5]（治疗的方法是用升散的药物疏散火热郁结，正如《素问·六元正纪大论》所说“火郁发之”）。

生甘草二钱　防风二钱五分　炙甘草三钱　升麻　葛根　独活　白芍药　羌活　人参以上各五钱　柴胡八钱

上件㕮咀，每服秤半两，水三大盏，煎至一盏，去渣，稍热服。忌寒凉之物及冷水月余。

安胃汤　治因饮食汗出（安胃汤治疗在饮食时出汗，特别是头面汗出多），日久心中虚（“汗为心之液”，汗出日久了，感到心中空虚），风虚邪（风邪乘虚侵入人体），令人半身不遂[6]，见偏风[7]痿痹[8]之证，当先除其汗（治疗方法是应当先止其汗，防止继续汗出导致其虚弱和再受风邪），慓悍之气[9]按[10]而收之（对因卫气不能固摄导致的出汗，应该止

[1] 却：回转，返回。

[2] 燎：liǎo，火烧。

[3] 扪：mén，抚摸。

[4] 烙：lào，烧灼。

[5] 火郁则发之：火郁指热邪伏于体内；发，透发之意。

[6] 半身不遂：又称偏瘫或偏枯，指一侧肢体不能随意运动。

[7] 偏风：是一种病证名。又称偏枯，即半身不遂。多因营卫俱虚，正气不足，外邪侵入，经脉阻塞而致，症见半侧肢体运动障碍，麻木疼重，甚则废而不用。

[8] 痿痹：痿证和痹证的合称。痿证是指肢体痿弱无力，不能随意运动的一类病证。痹证是以肌肉、筋骨、关节等酸痛、麻木、重着、伸屈不利，甚或关节肿大灼热等为主要表现的病证。

[9] 慓悍之气：指卫气。慓悍，piāo hàn，轻捷勇猛。

[10] 按：止住之意。

住，方法是用收敛药物加以治疗）。

黄连拣净去须　五味子去子　乌梅去核　生甘草以上各五分　熟甘草[1]三分（炙甘草三分）　升麻梢二分

上㕮咀，分作二服，每服水二盏（每次服用时，用水两杯），煎至一盏，去渣，温服（在药汤不冷不热时服用），食远（半空腹时服用）。忌湿面、酒、五辛[2]、大料[3]物之类（忌讳服用湿面、酒、五辛、大料等物，因为这类东西会助脾胃之湿热，加重出汗）。

清胃散　治因服补胃热药而致上下牙痛不可忍（清胃散治疗因误服补胃的热性药物而引起胃火上冲，导致属阳明经的上下牙龈红肿疼痛，痛不可忍受），牵引头脑满热，发大痛，此足阳明别络入脑也。喜寒恶热，此阳明经中热盛而作[4]也（就能知道这是阳明经中火热亢盛上攻而引起的）。

真生地黄　当归身以上各三分　牡丹皮半钱　黄连拣净，六分，如黄连不好更加二分，如夏月倍之。大抵黄连临时增减无定（黄连六分，拣干净的用。如黄连质量不好，就再加二分。如果在夏季，就加倍用黄连。大概来说，黄连的量要根据病情临时灵活增减，没有固定的量）　升麻一钱

上为细末。都作一服，水一盏半，煎至七分，去渣，放冷服之。

清阳汤　治口喎[5]颊腮急紧（清阳汤，治疗口角歪斜，面颊腮部肌肉紧张急缩），胃中火盛（这是气血亏虚，络脉空虚，同时胃中火热亢盛，又感受外来风寒邪气导致的），必汗不止而小便数也（由于胃火亢盛，迫津外泄，所以汗出不止而小便频数）。

红花　酒黄柏　桂枝以上各一分　生甘草　苏木以上各五分　炙甘草一钱　葛根一钱五分　当归身　升麻　黄芪以上各二钱

[1] 熟甘草：蜜炙甘草。

[2] 五辛：蒜、葱、椒、薤、姜。

[3] 大料：别名八角茴香、大茴香，是一种调味香料。

[4] 作：zuò，产生，兴起。

[5] 口喎：kǒu wāi，口角歪斜。

上件㕮咀，都作一服，酒三大盏，煎至一盏二分，去渣，稍热服，食前，服讫以火熨[1]摩[2]紧结处而愈（服完药物后用热熨摩擦面颊的下半部腮帮子拘紧结硬处，就会痊愈）。夫口喎筋急者（口角歪斜，面颊腮部处筋脉拘急），是筋脉血络中大寒，此药以代燔针[3]劫刺[4]（清阳汤可以代替快刺不留针的火针）。破血以去其凝结（用活血破血药物如红花、苏木、当归等，目的是祛除经络中的寒邪凝滞），内则泄冲脉之火炽（用清火药物如黄柏、生甘草等，目的是降泄冲脉之火。冲脉隶于阳明，冲脉火降则胃火降）。

胃风汤　治虚风[5]证（胃风汤，治疗外感风寒因为脾胃虚弱侵入阳明经），能食，麻木，牙关急搐，目内蠕瞤[6]，胃中有风（阳明经感受风邪），独面肿（表现为面部独肿胀）。

蔓荆子一分　干生姜二分　草豆蔻　黄柏　羌活　柴胡　藁本以上各三分　麻黄五分，不去节　当归身　苍术　葛根以上各一钱　香白芷一钱二分　炙甘草一钱五分　升麻二钱　枣四枚

上件锉如麻豆大，分二服，每服水二盏（每次服用时，用水二杯），煎至一盏，去渣，热服，食后。

[1] 火熨：即热熨，就是将盐、米、药物等加热后用布包起来，贴敷在患处来治疗疾病的一种疗法。它具有温经通脉、祛寒除湿、活血消瘀等功效，常用于寒性胃痛、腹痛、腰背痛、关节痛，女性痛经以及因跌、扭、闪、挫引起的瘀血肿痛等病症。热熨操作简便，疗效显著，适合家庭应用。

[2] 摩：古同磨，磨擦。

[3] 燔针：即火针。方法是将金属针的尖端烧红后，迅速刺至人体一定部位的皮下组织，并迅速拔出。多用于治疗某些外科疾病及风湿性关节炎。有学者认为"燔针"是烧针的意思，即在针柄上加烧小段艾条的温针，也可以是点了火直接烧针柄。

[4] 劫刺：快刺不留针。有学者认为劫刺是从侧面斜刺，刺到痛处，然后出针。

[5] 虚风：虚邪贼风的简称，即风邪。

[6] 蠕瞤：rú shùn，缓缓颤动。

【入门导读】

本论是李东垣用自己的亲身体验和调理脾胃的相关治验，阐释阴阳升降沉浮理论对临床治法用药的重要指导作用。如果治法用药不明升降浮沉理论，当升反降，当浮反沉，就会出现相互的差误，对机体无益反损。

一、亲身体验

李东垣晚年也患上了脾胃虚弱证，表现为身体衰弱、气息短少、精神不足、视力和听力都衰退了一半、脉弦等。他分析其脾胃虚弱的原因是：本来就年老体弱，加上应诊人数过多，人事接触频繁，言语过多耗伤了元气，进而导致脾胃虚弱。脾胃虚弱，脾胃运化的阳气衰弱不能升发舒伸，进而导致肝肾中相火不得流通升发舒伸，肝肾中的相火演变为阴火。阴火上冲，侵侮脾胃，凌心乘肺，上干耳目，耗损元气，病由作矣。

癸卯年六、七月间，雨水过多，天气阴寒超过一个月还未停止。当时的人多发生腹痛腹泻的病证，所谓“湿多成五泄”的缘故。有一天，李东垣自己感觉体重、肢体疼痛、大便每日泄泻数次，小便短少闭塞。根据“治湿不利小便，非其治也”的原则，应当用淡泄之剂利小便加以治疗。但是，如果只用淡渗利小便的药物治疗腹泻，是有其弊端的。因为泄泻是脾胃虚弱、水液下降的疾病，再用淡渗利水药是降之又降，反而损伤脾胃、助长水气阴邪。根据阴阳升降理论，应该配伍升发阳气的祛风药物如羌活、独活、柴胡、升麻、防风、炙甘草等辛甘温升之品。这样才能使清气不陷而阳气可伸。如果辨证用药不明升降浮沉的机制，不掌握疾病发展的客观规律进行辨证论治，即使治好了病，也是偶然幸中的。举这么一个例证，不但适用于泄泻辨证的特殊意义，而且适用于百病辨证的普遍意义。正如李东垣所说：“今客邪寒湿之淫，从外而入里，以暴加之，若从以上法度，用淡渗之剂以除之，病虽即已，是降之又降，是复益其阴，而重竭其阳气矣，是阳气愈削而精神愈短矣，是阴重强而阳重衰矣，反助其邪之谓也，故必用升阳风药即差，以羌活、独活、柴胡、升麻各一钱，防风根截半钱，炙甘草根截半钱，同㕮咀，水四中盏，煎至一盏，去渣，稍热服。大法云：湿寒之胜，助风以平之。又曰：下者举之。得阳气升腾而去矣。又法云：客者除之，是因曲而为之直也。夫圣人之法，可以类推，举一而知百病者也，若不达升降浮沉之理，而一概施治，其愈者幸也。”

二、临床治验

1. 黄疸案

戊申年的六月初，正当暑湿流行的季节，枢判白文举六十二岁，平素有脾胃虚损的病史，眼病也时常发作，全身及面目发黄，小便或黄或清，大便不调，饮食减少，气短，动则呼吸迫促，疲倦嗜卧，四肢无力不能动作。到六月中旬，眼病复发，医生只注意了眼病，认为目为肝窍，用“泻肝散”治疗，服药后腹泻了几次，眼病没有治好，反而脾胃虚损的病更加厉害了。这是为什么呢？“泻肝散”中的大黄、牵牛虽能除湿热，但都属于导下药。大黄苦寒伤胃，牵牛辛能泻气，先入胃中，致使肺胃更虚而伤其根本，因而咳嗽发作，这是由于邪气实的标病未除，正气虚的本病更明显了。加之正当暑天多雨的气候，湿热交蒸，且素有黄疸病的人，病情就更加增剧了。

李东垣制定清神益气汤给予治疗，白文举的黄疸病获得了治愈。

2. 头痛眩晕案

范天騋的妻子，平素就有脾胃虚弱的病证。经常显露出心中烦躁，胸中不舒畅，大便也不通畅。初冬气候寒冷时，她外出晚归，感冒了风寒，胸中气不舒畅，烦躁闷乱，这是风寒袭表、火热内郁不得升散的原因导致的。当时的医生，只是怀疑病人内有火热郁结，忽视了外感风寒，用疏风丸给予治疗，大便虽然通畅了，可是病情却没有减轻，反而呕逆、食入即泻出、痰唾黏稠、涌吐不止、头晕眼黑、恶心烦闷、气短而喘促、疲乏无力、不想讲话、心神错乱、头脑整天昏昏沉沉的、眼睛也不敢睁开、头痛剧烈就像裂开了一样、四肢逆冷、睡眠不安。

李东垣认为，该病是脾胃受到损伤，又误用苦寒泻下药一再损伤胃气，则再次损伤胃气。胃气损伤严重，不能运化水湿，水湿凝聚为痰，痰气上升，头痛发作。针对该种情况，李东垣从补养脾胃入手，升清降浊、清热化汤，制定了半夏白术天麻汤，按法用药，范天騋妻子的头痛头晕病获得了治愈。

3. 气促憔悴和吐血案

戊申年有一个贫苦的读书人，七月患脾胃虚弱，呼吸迫促，容颜憔悴，此属形气两虚，因此给予人参芍药汤，健脾益气养阴，服药后病情即告痊愈。但是体质尚未复原，冬天就住在空旷的房间里，睡在烧热了的炕上，因而吐血数次。这是脾胃虚弱、外感风寒、内有火热、火热迫血妄行所致。李东垣给予麻黄人参芍药汤健脾益气养阴、解表散寒、清泻火热给予治疗，病情就痊愈了。

三、处方用药

1. 清神益气汤

本方由人参、白术、茯苓、生甘草、泽泻、生姜、青皮、橘皮、苍术、升麻、防风、白芍药、麦门冬、五味子、黄柏组成。

方中人参、白术、生甘草补脾胃而固根本，茯苓、泽泻淡渗利湿而降下；青皮、橘皮疏利肝脾之气；苍术、升麻、防风、生姜升阳除湿；白芍药、麦门冬、五味子酸甘养津液、滋肾水，黄柏苦寒清热利湿、降阴火。全方共奏补脾胃、升阳气、养阴津、利水湿、清湿热、降阴火的作用，标本兼治，升降协调，从而达到清神益气的目的。

本方可用于治疗脾胃虚弱症见饮食减少、大便不调、气短、动则呼吸短促、疲倦嗜卧、四肢无力不能动作等，可用于治疗肝病所见的全身及面目发黄、目疾。这是因为脾胃虚弱，胃气不能下降，胆气也无以下降，则胆气郁结，胆汁外溢，所以导致黄疸。脾胃虚弱，脾气不能升发，则肝气也不能升发，再加上阴火上乘，所以发生目疾。可见，升降浮沉的关键在于脾胃的健运。

本方又能治疗痿证。因为该方中有人参、麦冬、五味子等甘酸之药物，所以该方不仅具有收敛滋养肺之气阴的功效，同时还具有清降心火、收敛心气和止汗的功效。尤其是麦冬既能养肺阴，又能清肺火；既能清心火，又能养心阴；既能润肺，又能化痰。金水相生，上焦金水得养，则下焦肾水得滋。心肾相交，上焦心火得清，下焦肾水得保。故配伍黄柏清利湿热、清降阴火，则又擅长治疗痿证。正如李东垣所说："麦门冬之微苦寒，能滋水之源于金之位，而清肃肺气，又能除火刑金之嗽，而敛其痰邪。复微加黄柏之苦寒，以为守位滋水之流，以镇坠其浮气，而除两足之痿弱也。"

2. 半夏白术天麻汤

本方由黄芪、人参、白术、干姜、苍术、半夏、白茯苓、泽泻、炒神曲、大麦芽、橘皮、天麻、黄柏组成。

方中人参、黄芪、白术补脾胃，养元气；干姜、苍术、半夏、茯苓、泽泻温化痰饮；天麻定虚风、止眩晕；神曲、大麦芽、陈皮理脾胃，消食积；黄柏苦寒清热燥湿、清降阴火。配合成方，共奏补脾胃、化痰湿、定虚风的功效。正如李东垣所说："此头痛苦甚，谓之足太阴痰厥头痛，非半夏不能疗，眼黑头旋，风虚内作，非天麻不能除；其苗为定风草，独不为风所动也。黄芪甘温泻火补元气，人参甘温泻火补中益气，二术俱苦甘温，除湿补中益气，泽泻、茯苓利小便导湿，陈皮苦温益气调中升阳，神曲消实，荡胃中滞气，大麦蘖面宽中助胃气，干姜辛热以涤中寒，黄柏苦大寒，酒洗以主冬天少火在泉发躁也。"

本方主治脾胃虚弱、痰湿内阻、虚风上扰所致的痰厥头痛。症见头痛如裂、头晕目眩眼黑、眼睛不敢睁开、头脑昏沉、心神错乱、心中烦躁憋闷、不得安卧、恶心呕吐、痰唾稠黏、四肢厥冷、疲倦乏力、气短喘促、不想讲话、身体沉重。

需要注意的是，本方中化痰药物尚嫌不足，在临证时注意配伍应用。

3. 人参芍药汤

本方由人参、麦门冬、五味子、黄芪、当归、白芍药、炙甘草组成。

方中人参、黄芪、炙甘草补益脾胃，人参、黄芪、当归、白芍滋养气血，麦冬、白芍滋养津液，五味子收敛元气。全方共奏补益脾胃、滋养气血、滋养津液、收敛元气的功效。

本方主治脾胃虚弱、气血两虚、津液亏虚、元气外散之证。症见呼吸短促、汗出不止、面色萎黄、容颜憔悴、形体消瘦、舌淡苔薄白干燥、脉沉微无力者。

4. 麻黄人参芍药汤

本方由人参、黄芪、炙甘草、当归、白芍、麦冬、五味子、麻黄、桂枝组成。

方中用人参、黄芪、炙甘草补养脾胃，当归、白芍养血，白芍、麦冬养阴生津、清热泻火，五味子收敛元气，麻黄、桂枝祛风散寒。全方共奏补益脾胃、养血生津、收敛元气、清热泻火、祛风散寒的功效。

本方主治脾胃虚弱、气血不足、津液不足、火热内郁、外感风寒导致的吐血。症见吐血、心胸烦躁、形体消瘦、面色萎黄、气短乏力、饮食减少、舌淡苔薄白干燥、脉沉弱无力。

本方由张仲景麻黄汤演变而来，正如李东垣所说："因思仲景太阳伤寒一证，当以麻黄汤发汗，而不与之，遂成衄血，却与之立愈，与此甚同，因与麻黄人参芍药汤。"《本草纲目》称赞本方说："观此一方，足以为万世模范矣。盖取仲景麻黄汤与补剂各半服之。但凡虚人当服仲景方者，当以此为则也。"

需要注意的是，本方中清热泻火、凉血止血和养阴生津药物尚嫌不足，在临证时注意配伍应用。

5. 升阳散火汤

本方由人参、炙甘草、羌活、独活、防风、柴胡、升麻、葛根、白芍、生甘草组成。

方中人参、炙甘草补益脾胃，羌活、独活、防风、柴胡、升麻、葛根透发火热。柴胡透发少阳之火，升麻、葛根透发阳明之火，羌活、防风透发太阳之火，独活透发少阴之火。白芍滋养阴液、清热泻火、酸敛元气。生甘草清热泻火，兼有调和诸药的作用。上述药物都味薄气轻，具有上行发散、升举阳气之功，使三焦腠理玄府通畅，而内在火热自然消散。全方共奏健脾益气、养阴生津、透发火热、清热泻火的功效。

本方主治四肢发热、肌肤发热、筋脉发热、骨髓中发热，身体困倦，身体热如火烧火燎、抚摸身体感到烫手。

需要注意的是，本方中清热泻火药物和养阴生津药物尚嫌不足，在临证时注意配伍应用。

6. 安胃汤

本方由黄连、五味子、乌梅、生甘草、炙甘草、升麻组成。

方中炙甘草补养脾胃，黄连清利脾胃湿热以治疗汗出之本，升麻、生甘草清透火热止汗，五味子、乌梅补养心气、酸敛止汗。全方共奏补养脾胃、清热利湿、清热泻火、补养心气、酸敛止汗之功效。

本方主治脾胃虚弱、湿热蒸腾、汗出过多、心气不足、外感风寒侵袭导致的半身不遂、偏风痿痹等病证。

需要注意的是，本方中祛风解表和疏通经络的药物尚嫌不足，在临证时注意配伍应用。

7. 清胃散

本方由生地、当归、黄连、丹皮、升麻组成。

方中黄连苦寒清泻胃火，升麻透发胃中火热，有“火郁发之”之意。黄连与升麻配伍，则泻火而无凉遏之弊，升麻得黄连，则散火而无升焰之虞。生地、丹皮清热养阴凉血。当归养血活血。升麻兼以引经为使。诸药合用，共奏清泻胃火、养阴凉血、养血活血之效。若肠燥便秘，可加大黄以导热下行；口渴饮冷，可加生石膏、玄参、天花粉以清热生津；胃火炽盛之牙衄，可加怀牛膝导血热下行。

本方主治胃火牙痛。症见牙痛牵引头痛、面颊发热、其齿喜冷恶热、牙宣出血、牙龈红肿溃烂、唇舌腮颊肿痛、口气热臭、口干舌燥、舌红苔黄、脉滑数。

本证多由胃有积热，热循足阳明经脉上攻所致，治疗以清胃凉血活血为主。足阳明胃经循鼻入上齿，手阳明大肠经入下齿，牙痛牵引头疼、面颊发热、唇舌颊腮肿痛、牙龈腐烂等，皆是火热攻窜为害。胃为多气多血之腑，胃热每致血分亦热，故易患牙宣出血等症。

需要注意的，本方中活血化瘀、疏通经络的药物尚嫌不足，在临证时注意配伍应用。

8. 清阳汤

本方由黄芪、炙甘草、升麻、葛根、酒黄柏、生甘草、红花、苏木、当归、桂枝组成。

方中黄芪、炙甘草补益脾胃，升麻、葛根升阳举陷，酒黄柏清利下焦湿热、清降阴火，红花、苏木、当归活血通络，桂枝祛风散寒通络。

本方主治脾胃虚弱、气血亏虚、下焦湿热蕴结、阴火上冲、风寒侵袭经络证。症见口眼歪斜、面颊腮部肌肉紧张急缩、汗出不止、小便频数。

9. 胃风汤

本方由炙甘草、大枣、干姜、苍术、草豆蔻、升麻、葛根、柴胡、麻黄、白芷、羌活、藁本、蔓荆子、黄柏、当归组成。

方中炙甘草、大枣、干姜健补脾胃、温胃散寒，苍术、草豆蔻甘温燥湿，升麻、葛根、柴胡、麻黄、白芷、羌活、藁本、蔓荆子祛风散寒，黄柏清热利湿、清降阴火，当归养血活血。全方共奏温补脾胃、燥湿散寒、清热利湿、清降阴火、祛风散寒、养血活血之功。

本方主治胃风证。症见手足麻木、牙关紧急抽搐、眼睛缓缓颤动、面部独肿胀、舌淡胖苔黄厚腻而水滑、脉沉迟无力等。

阳明病湿胜自汗论

或曰：湿之与汗，阴乎阳乎（是属阴还是属阳）？曰：西南坤土[1]也，脾胃也（同人体的脾胃相对应）。人之汗犹天地之雨也，阴滋其湿（大地的阴湿寒气蒸腾上升转化为天空中的湿气），则为雾露为雨也，阴湿寒下行之地气也（天空中的阴湿寒气下行又形成了大地中的阴气），汗多则亡阳[2]（如果人身出汗过多就会导致阳气亡失），阳去则阴胜也，甚为寒中[3]（甚至导致寒中证）。湿胜则音声如从瓮中出，湿若中水也（湿气就好比瓮中的水），相家[4]有说土音[5]如居深瓮中（内行人有的说土之音好像声音从深瓮之中发出来），言其壅也（是说湿邪很容易壅滞气机），远也（听起来好像隔的很远很远），不出也，其为湿审[6]矣。又知此二者，一为阴寒也（其本质都是阴寒之气）。《内经》：气虚则外寒（气虚者，则容易表现为形体寒冷），虽见热中[7]蒸蒸为汗（脾胃虚弱，疾病刚开始时虽然可以见内伤热中证，其表现为蒸蒸发热，大汗出），终传大寒（由于汗多亡阳，阳亡病必转化为大寒），知始为热中表虚亡阳（由此知道，内伤热中证导致汗多表虚亡阳），不任外寒（不耐外来寒邪的侵袭），终传寒中[8]（最终会转化为寒中证），多成痹寒矣（很多形成了全身拘挛疼痛的寒痹）。色以候天[9]（五色可以用来诊察面部的病变），脉以候地[10]（脉象可以用来诊察形体的病变），形者乃候地之阴阳也（形体是地之阴阳的外在表现）。故以脉气候之（所以，从脉气诊察形体的病变），皆有形无形可见者也（都可以在有形无形中得出正确的诊断来）。

调卫汤　治湿胜自汗（调卫汤，治疗脾胃虚弱、

[1] 坤土：即土地，此指脾胃。

[2] 亡阳：阳气亡失。

[3] 寒中：指阳气亏虚，外来风寒邪气侵袭，表现为恶寒、汗出、舌淡苔白润、脉沉迟无力等。

[4] 相家：内行人。

[5] 土音：地方口音，乡音。

[6] 审：审查明白。

[7] 热中：指内伤热中证。脾胃虚弱，湿邪下注，肝肾中相火演变为阴火，阴火流窜上冲，中伤脏腑经络等，即为内伤热中证。

[8] 寒中：阳气之虚，感受风寒之证。

[9] 色以候天：色，指五色；候，望；天，面部。

[10] 脉以候地：脉，指脉象；候，诊候；地，形体。

湿气过胜导致的自汗），补卫气虚弱，表虚不任[1]外寒（可治疗肌表卫气虚弱，不耐风寒的侵袭而发生的种种病证）。

苏木　红花以上各一分　猪苓二分　麦门冬　生地黄以上各三分　半夏汤洗七次（半夏，用热水洗七次）生黄芩　生甘草　当归梢以上各五分　羌活七分　麻黄根　黄芪以上各一钱　五味子七枚

上㕮咀，如麻豆大（如豌豆大小），作一服，水二盏，煎至一盏，去渣，稍热服。中风证必自汗（卫气亏虚感受风邪的太阳中风证一般有自汗症状），汗多不得重发汗（汗多不能再重新发汗，否则损伤阳气），故禁麻黄而用根节也（故禁止用麻黄发汗而用麻黄根止汗）。

[1] 任：堪。

【入门导读】

李东垣在本篇“阳明病湿胜自汗论”中主要论述了脾胃虚弱、湿热壅盛自汗的机制、治疗方药及其转归。

一、内伤热中证导致自汗出的机制

湿与汗其性质都属于阴。汗是由脾胃阳气蒸腾胃中阴津形成的。在正常情况中，汗出微微而起到滋润皮肤的作用。

如果脾胃虚弱，内生湿邪，湿邪下注于下焦肝肾，肝肾中相火演变为阴火，阴火流窜上冲，熏蒸其他脏腑经络，形成内伤热中证。阴火熏灼湿邪，就会导致自汗出，甚至蒸蒸大汗出。

二、调卫汤治疗内伤热中证自汗

调卫汤由黄芪、半夏、猪苓、生黄芩、生甘草、麦门冬、生地黄、苏木、红花、当归梢、麻黄根、五味子、羌活组成。方中黄芪补益脾胃之气，半夏、黄芩、猪苓、生甘草清利脾胃湿热和清降阴火，羌活升发清阳、固摄肌表，生地、麦冬养阴生津，麻黄根、五味子收敛汗液、固摄肌表；苏木、红花、当归活血化瘀通络、宣通阳气、固摄肌表。全方共奏健脾益气、升发清阳、养阴生津、清热利湿、清降阴火、活血通络、敛汗固表的作用。

用于治疗脾胃虚弱、湿热内蕴、阴火上冲、阴津亏虚、卫气不固导致的自汗和表虚易感风寒等病证。正如李东垣所说："调卫汤，治湿胜自汗，补卫气虚弱，表虚不任外寒。"

三、内伤热中证因为汗出而转为虚寒证

内伤热中证如果长期汗出，就会损伤阳气导致阳气亏虚。由刚开始的内伤热中证转化为虚寒证。在阳气亏虚的情况下，很容易感受外来风寒邪气的侵袭，有的导致寒中证，有的导致寒痹证。正如李东垣所说："虽见热中蒸蒸为汗，终传大寒，知始为热中表虚亡阳，不任外寒，终传寒中，多成痹寒矣。"

如果导致了阳气亏虚，则可在调卫汤基础上配伍炮附子、桂枝、干姜、吴茱萸等药物温阳散寒；如果导致了寒痹证，则可调卫汤基础上配伍生麻黄、制川乌、制草乌、羌活、独活、姜黄、海桐皮、五加皮等。

湿热成痿肺金受邪论

六七月之间，湿令大行，子能令母实而热旺（心火生脾土，脾土和心火是子母关系。脾胃湿邪盛，则其母心也盛实，导致心火亢盛），湿热相合而刑[1]庚大肠（心火和脾胃湿邪相合，形成脾胃湿热证。脾胃湿热交织，常常伤害克伐大肠的传导功能），故寒凉以救之。燥金受湿热之邪（肺与大肠相表里。大肠湿热，必然会影响到燥金肺脏，导致湿热壅肺，清肃之令不能下行），绝寒水[2]生化之源（金生水。湿热壅肺，则断绝了肾水的生化之源），源绝则肾亏，痿厥之病大作（肾主骨。肾水亏虚，肾不主骨，则痿证和厥证之病证很容易发生），腰以下痿软瘫不能动，行走不正，两足剞侧[3]，以清燥汤主之。

清燥汤

黄连去须　酒黄柏　柴胡以上各一分　麦门冬　当归身　生地黄　炙甘草　猪苓　曲[4]以上各二分　人参　白茯苓　升麻以上各三分　橘皮　白术　泽泻以上各五分　苍术一钱　黄芪一钱五分　五味子九枚

上㕮咀（上药切碎），如麻豆大（如豌豆大小），每服半两，水二盏半，煎至一盏，去渣，稍热空心服。

助阳和血补气汤　治眼发后，上热壅，白睛红，多眵泪，无疼痛而瘾涩[5]难开（眼睛不痛但像砂粒一样刺激），此服苦寒药太过（这是肝火上炎，服用清热泻火的凉药，服苦寒凉药太多损伤了脾胃，脾胃不能运化精微物质），而真气不能通九窍也。故眼昏花不明（所以眼睛昏暗发花，视物模糊不明），宜助阳和血补气（应该补助清阳、和血补气）。

香白芷二分　蔓荆子三分　炙甘草　当归身酒洗

[1] 刑：克伐。

[2] 寒水：肾水。

[3] 剞侧：jī cè。刻板机械地向旁边歪斜。剞，雕版，刻书。

[4] 曲：指神曲。

[5] 瘾涩：眼结膜如沙粒样刺激。

柴胡以上各五分　升麻　防风以上各七分　黄芪一钱

上㕮咀，都作一服，水一盏半，煎至一盏，去渣，热服，临卧。避风处睡，忌风寒及食冷物。

升阳汤　治大便一日三四次，溏[1]而不多，有时泄泻，腹中鸣，小便黄（由于溏泻的水分从大便排出，所以小便色黄而短少）。

柴胡　益智仁　当归身　橘皮以上各三分　升麻六分　甘草二钱　黄芪三钱　红花少许

上㕮咀，分作二服，每服二大盏，煎至一盏，去渣，稍热服。

升阳除湿汤　治脾胃虚弱，不思饮食，肠鸣腹痛，泄泻无度，小便黄，四肢困弱。

甘草　大麦蘖面如胃寒腹鸣者加　陈皮　猪苓以上各三分　泽泻　益智仁　半夏　防风　神曲　升麻　柴胡　羌活以上各五分　苍术一钱

上㕮咀（上药切碎），作一服，水三大盏，生姜三片、枣二枚，同煎至一盏，去渣，空心服。

益胃汤　治头闷，劳动则微痛，不喜饮食，四肢怠惰，躁热短气，口不知味，肠鸣，大便微溏黄色，身体昏闷（头脑昏沉懑闷不清，精神倦怠），口干不喜食冷。

黄芪　甘草　半夏以上各二分　黄芩　柴胡　人参　益智仁　白术以上各三分　当归梢　陈皮　升麻以上各五分　苍术一钱五分

上㕮咀，作一服，水二大盏，煎至一盏，去渣，稍热服，食前，忌饮食失节、生冷硬物、酒、湿面（忌讳饮食不加节制、生冷硬滞难消化食物、过量饮酒、不是很熟的难以消化的面食）。

生姜和中汤　治食不下[2]（生姜和中汤治疗治疗忧心忡忡，不思饮食），口干虚渴[3]（口很干，口很渴，但是喝了水又感到腹中懑胀不适），四肢困倦（四肢困重，倦怠无力，收缩或抬举无力）。

[1] 溏：táng，溏泻，大便稀薄不成形。

[2] 食不下：也即食不下咽。食物虽在口中但咽不下去。形容忧心忡忡，不思饮食。

[3] 虚渴：因脾虚而渴。表现为口渴，可是喝了水，又感到腹中懑胀不适。这是脾虚不能运化水液之故。

生甘草　炙甘草以上各一分　酒黄芩　柴胡　橘皮以上各二分　升麻三分　人参　葛根　藁本　白术以上各五分　羌活七分　苍术一钱　生黄芩二钱

上㕮咀，作一服，水二盏，生姜五片，枣二枚，擘开[1]，同煎至一盏（上述药物和生姜、大枣共同煎到一杯），去渣，稍热服之，食前。

强胃汤　治因饮食劳役所伤，腹胁满闷（脾胃虚弱，脾不升胃不降，气机郁滞，表现为腹部胀满憋闷、胁肋胀满憋闷），短气，遇春口淡无味（春升、夏长皆以胃气为本。脾胃虚弱的患者，到了春天脾气当升而不升，所以口淡无味），遇夏虽热而恶寒（到了夏天，脾中阳气当长不长，时令虽热其人反恶寒怕冷），常如饱，不喜食冷物。

黄柏　甘草以上各五分　升麻　柴胡　当归身　陈皮以上各一钱　生姜　曲以上各一钱五分　草豆蔻二钱　半夏　人参以上各三钱　黄芪一两

上㕮咀，每服三钱，水二大盏，煎至一盏，去渣，温服，食前。

温胃汤　专治服寒药多，致脾胃虚弱，胃脘痛。

人参　甘草　益智仁　缩砂仁　厚朴以上各二分　白豆蔻　干生姜[2]　泽泻　姜黄以上各三分　黄芪　陈皮以上各七分

上件为极细末，每服三钱，水一盏，煎至半盏，温服，食前。

和中丸　补胃进食（和中丸补养脾胃，促进饮食）。

人参　干生姜　橘红以上各一钱　干木瓜二钱　炙甘草三钱

上为细末，蒸饼[3]为丸，如梧桐子大，每服三五十丸，温水送下，食前服。

藿香安胃散　治脾胃虚弱，不进饮食，呕吐不待腐熟（呕吐出来还有未消化的食物残渣）。

藿香　丁香　人参以上各二钱五分　橘红五钱

[1] 擘开：bāi kāi，用手把东西分开。

[2] 干生姜：生姜，为种了一年就采收的新鲜姜，为生姜，又称子姜。生姜的干品，为干生姜，功效和生姜基本相同。

[3] 蒸饼：小麦面加酵糟蒸成的食品。

上件四味为细末，每服二钱，水一大盏，生姜一片，同煎至七分，和渣冷服，食前。

异功散 治脾胃虚冷，腹鸣，腹痛，自利，不思饮食。

人参 茯苓 白术 甘草 橘皮以上各五分

上为粗散，每服五钱，水二大盏，生姜三片，枣二枚，同煎至一盏，去渣温服，食前。先用数服，以正其气（以恢复其正气）。

【入门导读】

“内伤脾胃，百病由生”。脾胃虚弱，会导致各种疾病，这在本篇中体现的更加明确。本篇虽然称作“湿热成痿肺金受邪论”，但实际只有清燥汤用于治疗脾虚湿热成痿证，其余都是在脾胃气虚或阳虚的基础上发生的其他疾病，如视物模糊或昏花、泄泻、头部昏闷微痛、食不下、口干虚渴、胃脘冷痛、不思饮食、不能进食或者进食即吐、腹胀等。这些方剂其共性是脾胃气虚或脾胃阳虚证，脾胃气虚证的处方用药不脱离补中益气汤或四君子汤的范畴，脾胃阳虚证的处方不脱离理中汤或补中益气汤配伍益智仁、白豆蔻、草豆蔻、藿香、丁香、砂仁、干姜、生姜等温胃散寒药物。这些方剂配伍精当，化裁灵活，体现了李东垣丰富的临床经验，值得认真学习研究。

一、脾胃虚弱所致的痿证

痿证是指肢体痿弱无力，不能随意运动的一类病证。病因有外感与内伤两类。外感多见湿热或温热毒邪浸淫，耗伤肺胃津液而成。内伤多为饮食或久病劳倦等因素损伤脏腑导致脾胃虚弱、肝肾亏损。本病以虚为本，虚实错杂为特点。本病可见于西医学的多发性神经炎、周期性麻痹、运动神经元疾病、脊髓病变、重症肌无力等。

李东垣首先重视内伤为患。他认为由于饮食不节、劳倦过度等因素导致了脾胃虚弱，脾胃虚弱是导致痿证的关键。脾胃虚弱，不能运化水液导致湿邪内生，湿邪上逆于心脏导致心火亢盛，心火与脾胃的湿邪搏结形成湿热蕴结脾胃大肠。脾胃大肠之湿热上蒸肺金，导致肺金阴津亏虚。金水相生，肺金阴津亏虚无以资生肾水，导致肾阴亏虚。其次，李东垣并不忽视外邪对痿证的影响。他认为外感暑湿侵袭入于脾胃，助长了脾胃湿邪，从而使内伤病变更加严重，迅速发展变化。综上所述，李东垣认为，脾胃虚弱、湿热内蕴、心火亢盛、肺阴亏虚、肝肾阴亏、外感暑湿的错综复杂病机导致了痿证。李东垣对痿证病机的认识是对《素问·痿论》"治痿独取阳明"理论和"肺热叶焦"病机的继承与发展。正如他说："六七月之间，湿令大行，子能令母实而热旺，湿热相合而刑庚大肠，故寒凉以救之。燥金受湿热之邪，绝寒水生化之源，源绝则肾亏，痿厥之病大作，腰以下痿软瘫不能动，行走不正，两足欹侧，以清燥汤主之。"

李东垣创立清燥汤治疗脾胃虚弱、湿热内蕴、心火亢盛、肺阴亏虚、肝肾阴亏、外感暑湿之痿证。该症见腰以下痿软，就像瘫痪了一样不能行动，走起路来两足倾倒不正，两足刻板机械地向旁边歪斜、面色白或萎黄、少气懒言、神疲肢倦、毛发憔悴、食少便溏、纳呆腹胀、咳嗽喘促、胸闷气短、口干口渴、小便短赤、舌淡胖齿痕、苔黄厚腻干燥、脉沉濡数无力等。清燥汤由黄芪、人参、白术、橘皮、炙甘草、升麻、柴胡、白茯苓、猪苓、泽泻、苍术、神曲、生地黄、当归身、麦门冬、五味子、黄连、黄柏组成。方中黄芪、人参、白术、炙甘草补中益气；白茯苓、猪苓、泽泻、苍术燥湿健脾；升麻、柴胡升发清阳；橘皮、神曲理气化滞消食；麦冬、五味保肺生津；当归、生地滋阴而养血；黄连、黄柏清心火、燥胃肠湿热、清降肝肾阴火。全方共奏健脾益气、升阳举陷、清降心火、清降阴火、清热利湿、保肺生津、滋养肝肾等功效。方名之所以称为清燥汤，其目的是先治疗湿热以清湿热伤耗阴津化燥的根源，侧重点并不在于养阴生津。所以，本方中最关键的药物是黄连和黄柏，不可或缺。

湿邪盛者，可酌情配伍木瓜、薏苡仁、蚕沙、萆薢、防己等；肺热亢盛者，可酌情配伍生石膏、霜桑叶、枇杷叶等；肺阴亏虚者，可酌情配伍知母、杏仁、百合、玄参、天冬等；肝肾阴亏者，可酌情配伍生地、当归、白芍、怀牛膝、龟板、阿胶、锁阳等；瘀血阻络者，可酌情配伍地龙、土元、桃仁、红花、鸡血藤等。

二、脾胃虚弱所致的其他疾病（目疾、泄泻、头昏、纳呆、口渴、腹胀、胁胀、胃痛、不思饮食、呕吐）

1. 助阳和血补气汤

本方由生黄芪、当归、炙甘草、柴胡、升麻、白芷、蔓荆子、防风组成。

此方用生黄芪、炙甘草健脾补养元气，用当归补血活血，柴胡、升麻、白芷、蔓荆子、防风升发清阳。全方共奏健脾补养元气、升发清阳、补血活血之功。

本方用于治疗脾胃虚弱、气血亏虚、肝火上炎导致的视物模糊或昏花。症见眼睛昏暗发花、视物模糊不明、白睛暗红、眼眵多而黏稠、眼睛不痛但像砂粒一样刺激、眼睑下垂、常欲垂闭、舌淡胖齿痕苔黄干燥、脉濡数无力等。

李东垣从脾胃升降的角度出发，立助阳和血补气汤以纠正时弊，通过补养脾胃、升发清阳为主治疗眼病，体现了“治病必求其本”的学术思想，值得学习应用。

需要注意的是，方中清火、明目、除湿、养津、滋阴、祛风、活血等药物尚嫌不足。可根据临床的需要，适当配伍桑叶、菊花、银花、连翘、蒲公英、生石膏、知母、水牛角丝、生地、赤芍、丹皮、木贼、青葙子、密蒙花、决明子、车前子、通草、夜明砂、夏枯草、黄芩、黄连、黄柏、龙胆草、生薏米、葛根、知母、天花粉、元参、熟地、生山药、山萸肉、枸杞子、菟丝子、荆芥、薄荷、白蒺藜、僵蚕、蝉蜕、桑白皮、桃仁、红花、丹参、郁金等。

2. 升阳汤

本方由生黄芪、柴胡、升麻、橘皮、甘草、益智仁、当归、红花组成。

此方由补中益气汤去掉人参、白术，再配伍益智仁、红花构成。溏泻属大肠有寒，加益智仁温中止泻，泻止则小便自利。红花助当归活血。全方共奏健脾益气、温中止泻、活血生肌之功。用于治疗脾胃阳虚之泄泻。症见大便一日三至四次、大便稀薄不成形、每次量不多、腹中肠鸣、小便色黄而短少、舌淡胖齿痕苔润泽、脉沉迟无力。

本方既不同于淡渗利小便止泻，也不同于纯用风药止泻，而是健脾温阳止泻。

3. 升阳除湿汤

本方由炙甘草、生姜、大枣、益智仁、苍术、半夏、猪苓、泽泻、神曲、大麦芽面、陈皮、升麻、柴胡、防风、羌活组成。

本方中炙甘草、生姜、大枣、益智仁健脾温胃、散寒止泻；猪苓、泽泻淡渗利湿止泻；苍术、半夏燥湿止泻；神曲、大麦芽面、陈皮理气消积止泻；升麻、柴胡、防风、羌活升阳止泻。全方共奏健脾、温胃、淡渗、消积、升阳之功，目标都是为了止泻。

本方用于治疗脾胃阳虚之泄泻无度者。症见不想吃饭、肠鸣，腹中隐隐作痛、泄泻没有限度、小便短黄、四肢困倦无力、舌淡胖齿痕苔润泽、脉沉迟无力等。

升阳汤和升阳除湿汤都用来止泻。其共同表现是腹泻、肠鸣、小便黄；共同病机是脾胃虚寒；共同的治疗方法是健脾、温胃、升阳。不同之处，升阳汤病情轻，症见大便一日三四次，泻而不多；升阳除湿汤病情重，症见泄泻无度，四肢困倦；升阳汤侧重治本，升阳除湿汤标本兼治，期在必效。

4. 益胃汤

本方由黄芪、当归、人参、白术、柴胡、升麻、陈皮、甘草、苍术、半夏、黄芩、益智仁组成。

本方由补中益气汤、小柴胡汤化裁而来。黄芪、当归、人参、白术、柴胡、升麻、陈皮、甘草为补中益气汤，具有补中益气、升举阳气之功，苍术、半夏燥湿健脾，益智仁温脾止泻，黄芩清肝胆火热。其中，柴胡、黄芩、半夏配伍，又为小柴胡汤的基本处方。柴胡、黄芩相伍，具有透发肝胆火热之功。全方共奏补中益气、升阳举陷、辛温燥湿、温胃散寒、清透肝胆火热之功。

本方用于治疗头部昏闷、劳累动作时头部不但昏闷而且微痛、四肢倦怠懒惰收缩抬举无力、胸中燥热短气、吃饭不香甜，没有什么味道、腹中肠鸣、大便有点稀溏呈黄色、头脑昏沉憋闷不清、精神倦怠、口干不喜欢冷饮冷食、舌淡胖苔白黄而润，脉沉迟无力。

李东垣益胃汤要注意与清代名医吴鞠通《温病条辨》中的益胃汤相鉴别。吴鞠通益胃汤由沙参、麦冬、生地、玉竹、冰糖组成。方中生地、麦冬、北沙参、玉竹味甘性寒，功擅养阴清热、生津润燥，为甘凉益胃之上品。冰糖为使，濡养肺胃，调和诸药。诸药共奏养阴益胃之功。主治胃阴亏虚证。症见食欲不振、口干咽燥、舌红少苔、脉细数等。

5. 生姜和中汤

本方由人参、白术、苍术、生甘草、炙甘草、生姜、大枣、升麻、柴胡、葛根、羌活、藁本、酒黄芩、生黄芩、橘皮组成。

方中人参、白术、炙甘草、生姜、大枣健脾益气，升麻、柴胡、葛根、羌活、藁本升发清阳，苍术、橘皮燥湿健脾、理气调中，酒黄芩、生黄芩、生甘草配伍柴胡清透肝胆火热。全方共奏健脾益气、升发清阳、燥湿健脾、理气调中、清透肝胆火热之功。

本方主治脾胃虚弱、食不下、口干虚渴证。症见忧心忡忡、不思饮食、口很干渴但是喝了水又感到腹中憋胀不适、四肢困倦怠乏力、舌淡苔白黄厚干燥、脉沉弱无力。

6. 强胃汤

本方由人参、黄芪、当归、升麻、柴胡、甘草、生姜、草豆蔻、神曲、黄柏组成。

本方由补中益气汤化裁而来。方中人参、黄芪、升麻、柴胡、甘草补中益气、升举阳气，当归养血和血，陈皮、半夏、生姜、草豆蔻理气和胃、温胃散寒，神曲消食导积，黄柏清热燥湿、清降阴火。全方共奏补中益气、升举阳气、养血和血、理气和胃、温胃止呕、消食导积、清热燥湿、清降阴火之功。

其中，草豆蔻味辛，性温。归脾、胃经。功效燥湿行气，温中止呕。用于寒湿内阻，脘腹胀满冷痛，嗳气呕逆，不思饮食等证。寒湿内盛、气机不畅者，可配伍干姜、厚朴、陈皮等温中行气之品；寒湿内盛、胃气上逆之呕吐呃逆者，可配伍陈皮、半夏、竹茹、肉桂、高良姜、陈皮等。

本方主治脾阳不足、寒湿内蕴、阴火内生证。症见腹部胀满憋闷、胁肋胀满憋闷、纳呆、口淡无味、恶寒、腹中常常觉得饱胀、不喜欢吃生冷食物、四肢不温、疲倦乏力、舌淡胖润泽苔白黄、脉沉迟无力。

本证病因主要是由于素体脾阳不足，或久服寒凉，或恣食寒凉，或感受寒邪，或避暑纳凉，损伤脾胃阳气而阴寒内生。

7. 温胃汤

本方由人参、黄芪、炙甘草、白豆蔻、益智仁、砂仁、干姜、泽泻、陈皮、厚朴、姜黄组成。

方中人参、黄芪、炙甘草补中益气，白豆蔻、益智仁、砂仁、干姜温胃散寒，泽泻利湿健脾，陈皮、厚朴、姜黄理气止痛。全方共奏补中益气、温胃散寒、利湿健脾、理气止痛之功。

其中，益智仁味辛，性温。归脾、肾经。具有温脾止泻摄涎、暖肾缩尿固精之功。主治脾肾虚寒。脾阳虚可见呕吐、泄泻、腹中冷痛、口多唾涎；肾阳虚可见遗尿、尿频、遗精、白浊等。治梦遗可配伍乌药等；治白浊可配伍远志、茯神等；治寒疝疼痛可配伍干姜、小茴香、乌头、生姜、青皮等。

本方主治脾胃虚寒、胃脘疼痛。症见胃脘疼痛，遇寒加重，得热则舒，泻下清稀，手足逆冷，脉沉迟无力。

强胃汤和温胃汤都治疗脾胃虚寒证。但强胃汤侧重于补养脾胃、升阳举陷，温胃散寒作用相对较强。温胃汤侧重温胃散寒，补养脾胃作用较轻。

8. 和中丸

本方由人参、干姜、炙甘草、木瓜、橘红组成。

方中人参、炙甘草补益脾气，干姜温胃散寒，橘红理气和胃，木瓜开胃进食。全方共奏补益脾气、温胃散寒、理气和胃、开胃进食之功。

其中，木瓜性甘温味酸。归肝、脾经。具有健胃消食、抗痨杀虫、通乳抗癌、活络止痛、利尿消肿、补助正气等功效。主治不思饮食、消化不良、肺痨干咳、寄生虫病、乳汁不通、风湿痹痛、胃肠道及胆道痉挛性疼痛、三叉神经痛、手脚痉挛疼痛、跌打损伤疼痛、痛经、湿疹、小便不利和水肿。木瓜中的木瓜蛋白酶，可将脂肪分解为脂肪酸。西医学发现，木瓜中含有一种酵素，能消化蛋白质，有利于人体对食物进行消化和吸收，故有健脾消食之功。番木瓜碱和木瓜蛋白酶具有抗结核杆菌及寄生虫如绦虫、蛔虫、鞭虫、阿米巴原虫等作用，故可用于杀虫抗痨。木瓜中的凝乳酶有通乳作用，番木瓜碱具有抗淋巴性白血病之功，可用于通乳及治疗淋巴性白血病（血癌），故具有通乳抗癌之功。木瓜果肉中含有的番木瓜碱具有缓解痉挛疼痛的作用，对腓肠肌痉挛有明显的治疗作用，故具有抗痉挛作用。木瓜中含有大量水分、碳水化合物、蛋白质、脂肪、多种维生素及多种人体必需的氨基酸，可有效补充人体的养分，增强机体的抗病能力，提高抗病能力。

本方主治脾胃虚寒、不思饮食证。症见不思饮食，消化不良，胃脘冷痛，泻下清稀，手足逆冷，脉沉迟无力等。

9. 藿香安胃散

本方由藿香、丁香、人参、橘红、生姜组成。

方中人参补益脾胃之元气，陈皮理气和胃，藿香、丁香、生姜温胃散寒止呕。全方共奏补益脾胃元气、理气和胃、温胃散寒止呕之功。湖南省中医药研究所编著的《脾胃论注释》称："方中用藿香醒脾和胃以化湿浊，丁香温中降逆而止呕吐，重用橘红，佐人参取其行足以助消化。药研极细，便于吸收。每服二钱，制小其剂，加生姜煎成冷服于食前，亦即《内经》"热因寒用"之法。

本方主治脾胃阳虚、不能进食，或者食即呕吐，呕吐出来还是未消化的食物。

本方要与清代温病学家薛生白《湿热病篇》连苏饮相鉴别。连苏饮用于治疗湿热呕吐，藿香安胃散用于治疗寒湿呕吐。《湿热病篇》曰："湿热证，呕恶不止，昼夜不差，欲死者，肺胃不和，胃热移肺，肺不受邪也，宜用川连三四分，苏叶二三分，两味煎汤，呷下即止。"连苏饮方中黄连苦寒清化湿热，能降胃火之上冲；苏叶辛甘芳香，和胃降气。药量甚轻，药只两味，但功效卓著。具体到临床，还可配伍人参、芦根、竹茹、枇杷叶、藿香、白豆蔻、清半夏、茯苓等。

10. 异功散

本方由人参、茯苓、白术、甘草、陈皮组成。

本方是在四君子汤的基础上加陈皮，意在行气化滞，醒脾助运，有补而不滞之优点。方中人参、茯苓、白术、甘草健脾利湿，陈皮理气和胃。全方共奏健脾利湿、理气和胃之功。

本方出自《小儿药证直诀》。主治脾虚气滞证。症见饮食减少、胸脘痞闷、食入作胀、大便溏薄、神疲气短、身体羸瘦、嗳气呕吐、面部浮肿者。因食积而厌食者，可配伍山楂、生麦芽、炒谷芽、鸡内金等；腹胀明显者，可配伍木香等。

饮食伤脾论

《四十九难》曰：饮食劳倦则伤脾。又云（《素问·痹论》第四十三又说）：饮食自倍（暴饮暴食超过一定的限量），肠胃乃伤。肠澼为痔（《素问·生气通天论》第三又说：肠澼为痔。也就是说，大便泄痢的时间久了，导致肠道静脉瘀血，就会发生痔疮）。夫脾者行胃津液（脾是为胃运行津液和营养成分的），磨[1]胃中之谷，主五味也（通过脾的运化产生精微物质，精微物质输布于五脏产生辛、甘、酸、苦、咸五味）。胃既伤则饮食不化，口不知味，四肢倦困，心腹痞满，兀兀欲吐而恶食，或为飧泄，或为肠澼[2]，此胃伤脾亦伤明矣。大抵伤饮伤食，其治不同，伤饮者无形之气也，宜发汗，利小便以导其湿；伤食者，有形之物也，轻则消化（如果病情轻浅，只用帮助消化的药物如生山楂、生麦芽、神曲、鸡内金、炒谷芽等），或损其谷[3]（或者减少饮食），此最为妙也，重则方可吐下（病情严重的如胃脘疼痛、嗳腐吞酸，方才考虑用吐法和下法）。今立数方，区分类析，以列于后。

五苓散 治烦渴饮水过多，或水入即吐，心中淡淡[4]，停湿在内（因为胃肠中有水停蓄，影响了水液的吸收），小便不利。

桂一两 茯苓 猪苓 白术以上各一两五钱 泽泻二两五钱

上为细末，每服二钱，热汤调服，不拘时候，服讫多饮热汤，有汗出即愈。

如瘀热[5]在里（如果湿热郁蒸，日久导致瘀血，

[1] 磨：粉碎。

[2] 肠澼：痢疾。大便夹有脓血之病证。

[3] 损其谷：减少饮食。

[4] 心中淡淡：胃中水气荡漾。

[5] 瘀热：指湿热郁蒸，日久导致瘀血，形成湿热瘀并存的病机。

形成湿热瘀并存于肝胆），身发黄疸（发为黄疸），浓煎茵陈汤[1]调下（宜浓煎茵陈蒿汤调服五苓散），食前服之（于饭前服下）。

如疸发渴（如果黄疸发渴），及中暑[2]引饮（以及中暑大量口渴饮水），亦可用水调服（因为饮水过多导致胃肠停饮，也可用热开水调服五苓散给予治疗）。

[1] 茵陈汤：即茵陈蒿汤。由茵陈、栀子、大黄组成。具有清热、利湿、退黄之功。

[2] 中暑：在炎暑季节或高温环境中一段时间后，出现头晕、头痛、烦躁、口渴、全身无力、恶心呕吐、大汗、血压下降、脉搏细弱等表现。甚至可见突然昏倒、抽搐、尿少、昏迷等症状。

【入门导读】

一、饮食不节、劳倦过度损伤脾胃的临床表现

饮食不节、过度劳累则损伤脾胃。脾胃损伤以后，则饮食不能运化，临床表现为脘腹满闷憋胀、口不知味、四肢倦困、头晕欲吐而恶食、大便飧泄或为痢疾等。

二、食伤和饮伤的不同

李东垣将饮食不节分成两类：伤饮和伤食。伤饮是属于无形之气，伤食是属于有形之物。水饮停滞的治疗方法宜发汗和利小便分消湿气；伤食的治疗方法主要是消导食积和减少饮食，药物如生山楂、生麦芽、神曲、鸡内金、炒谷芽等。如果伤食严重如胃脘胀满疼痛、嗳腐恶心、便秘等，可考虑用吐法和下法。正如李东垣所说："胃既伤则饮食不化，口不知味，四肢倦困，心腹痞满，兀兀欲吐而恶食，或为飧泄，或为肠澼，此胃伤脾亦伤明矣。大抵伤饮伤食，其治不同，伤饮者无形之气也，宜发汗，利小便以导其湿；伤食者，有形之物也，轻则消化，或损其谷，此最为妙也，重则方可吐下。"李东垣将饮食伤分成食伤和饮伤，对其弟子罗天益产生了深刻的影响。罗天益在其著作《卫生宝鉴》中明确将饮食所伤分作食伤和饮伤，是对李东垣脾胃学说的继承与发展。

三、五苓散

本文最后指出“今立数方，区分类析”，但本文仅见五苓散一方，为治饮而设。至于食伤脾胃则有论无方，有可能有遗漏，可以从其他章节中选用合适的方剂加以应用。

《伤寒论·辨太阳病脉证并治》第71条说：“太阳病，发汗后，大汗出，胃中干，烦躁不得眠，欲得饮水者，少少与饮之，令胃气和则愈。若脉浮，小便不利，微热消渴者，五苓散主之。”《伤寒论·辨太阳病脉证并治》第74条说：“中风发热，六七日不解而烦，有表里证，渴欲饮水，水入则吐者，名曰水逆，五苓散主之。”五苓散由茯苓、猪苓、泽泻、桂枝、白术组成，《伤寒论》中主治膀胱气化不利之蓄水证，临床可见小便不利、头痛微热、烦渴欲饮甚则水入即吐、脐下动悸、吐涎沫而头目眩晕、短气而咳、水肿、泄泻、舌苔白、脉浮或浮数。李东垣在本篇中将其应用于胃肠水饮症见胃脘胀满、心烦、口渴或水入即吐、小便不利等，是对五苓散的灵活应用。他特别强调服用五苓散要用热汤，而且服药后多饮热汤，目的是有助于汗出。汗出则腠理开，体内的水饮则易于从肌表气化而出，加强了五苓散从肌表分消水饮的作用。现代医家不仅用五苓散治疗胃肠疾病和尿潴留，也常用于治疗急慢性肾炎、水肿、肝硬化腹水、心源性水肿、脑积水等属于水湿内停者。

如果在胃肠水饮的基础上伴有湿热瘀血，导致黄疸，则用五苓散配伍茵陈蒿汤治疗；如果黄疸或者中暑患者因为口渴而饮水不当导致的水饮内停证，也可用五苓散给予治疗。

论饮酒过伤

夫酒者大热有毒，气味俱阳，乃无形之物也（酒有挥发的特点，故又称为无形之物）。若伤之（如果被酒伤害了，也就是饮酒过量导致醉酒甚至昏迷），止当[1]发散（一般应当用辛性发散的药物给予治疗，如葛花、葛根、藿香、苏叶、荆芥、薄荷等），汗出则愈矣（如果醉酒的人出汗了，就标志着酒性解散而愈）。其次莫如利小便（其次，更好的方法是利小便）。二者乃上下分消其湿（发汗和利小便是上下分消其酒湿，系因势利导的正常治法）。今之酒病者，往往服酒癥丸[2]大热之药下之（常常服用酒癥丸大热之药泻下胃肠湿热），又有用牵牛、大黄下之者，是无形元气受病（伤酒是无形的元气受到了损伤），反下有形阴血，乖误[3]甚矣。酒性大热以伤元气，而复重泻之，况亦损肾水（更何况还损伤肾阴呢）。真阴[4]及有形阴血俱为不足，如此则阴血愈虚，真水愈弱（肾脏的真阴愈虚弱），阳毒之热大旺（湿热酒毒这种阳毒就会更加亢盛），反增其阴火[5]（湿热酒毒下注，反而助肝肾中阴火上冲流窜），是以元气消耗（火热易耗伤元气。因此，导致元气日益消耗），折人长命（长期下去，就会折损人的寿命），不然[6]则虚损之病成矣。酒疸[7]下之（因饮酒过度导致的黄疸，也应该用发汗利小便的方法治疗。如果错误地用下法治疗伤元气耗真阴），久久为黑疸[8]（时间久了黄疸就演变为黑疸），慎不可犯（慎不可犯忌讳，用攻下的方法），以葛花解醒[9]汤主之（用葛花解醒汤为主加以治疗）。

葛花解醒汤　治饮酒太过（葛花解醒汤，治疗饮酒过多，损伤脾胃），呕吐痰逆，心神烦乱，胸

[1] 止当：只当，一般应当。

[2] 酒癥丸：由雄黄、巴豆、蝎梢等制成。主治饮酒过度，头旋恶心，呕吐不止及酒积停于胃间，遇饮即吐，久而成癖。见《局方》卷三。

[3] 乖误：guāi wù，错误。

[4] 真阴：即肾阴。也称为肾水、真水、元阴。

[5] 阴火：肝肾中病理之相火。因为脾胃虚弱、湿气下注，导致肝肾中相火演变为病理之相火。

[6] 不然：连词，表示转折，要不、否则之意。

[7] 酒疸：因饮酒过度，以致脾胃受伤，运化失常，湿浊内郁生热，湿热交蒸而成的黄疸。见《金匮要略·黄疸病脉证并治第十五》。

[8] 黑疸：身目、头面等处呈弥漫性棕黑色改变者，为黑疸。多由湿热黄疸日久耗伤肾阴或肾阳、血脉瘀阻导致。见《金匮要略·黄疸病脉证并治第十五》。

[9] 解醒：解，为解散之意；醒，chéng，酒醉昏迷之意。

膈痞塞，手足战摇（手足颤抖），饮食减少，小便不利。

莲花青皮[1]去穰，三分　木香五分　橘皮去白　人参去芦　猪苓去黑皮　白茯苓以上各一钱五分　神曲炒黄　泽泻　干生姜　白术以上各二钱　白豆蔻仁　葛花　砂仁以上各五钱

上为极细末，称和匀，每服三钱匕[2]（每次服用三钱匕，大约是现在的五克），白汤调下，但得微汗，酒病去矣，此盖不得已而用之，岂可恃赖[3]日日饮酒（怎么可以靠吃药解酒而天天喝酒呢），此方气味辛辣，偶因酒病服之，则不损元气，何者，敌[4]酒病也（因为此方发汗利水并行以分消酒湿，从而能够抵抗酒病）。

枳术丸　治痞消食，强胃（枳术丸，治疗胸膈痞满，消食滞，强健脾胃）。

枳实麸炒黄色，去穰，一两　白术二两

上同为极细末，荷叶裹烧饭[5]为丸（用鲜荷叶裹住上述药末在锅篦子上蒸，然后做成药丸子），如梧桐子大，每服五十丸，多用白汤下，无时（不拘时候服用）。白术者（重用白术），本意不取其食速化（目的是制约枳实破气消积，不让食积过快消导），又令人胃气强（又能让脾胃之气强健），不复伤也（不再次损伤脾胃的元气）。

橘皮枳术丸　治老幼元气虚弱（橘皮枳术丸，治疗老人、小儿脾胃元气亏虚），饮食不消，脏腑不调（脾胃功能失调），心下痞闷（胃脘痞闷）。

枳实麸炒，去穰　橘皮以上各一两　白术二两

上件为细末，荷叶烧饭为丸（用鲜荷叶裹住上述药末在锅篦子上蒸，然后做成药丸子），如梧桐子大，每服五十丸，温水送下，食远（空腹服用）。夫内伤用药之大法（大凡饮食劳倦内伤脾胃的用药大法），所贵服之强人胃气（贵在所服用的方药能增强脾胃的

[1] 莲花青皮：青皮分瓣切开，形似莲花。

[2] 钱匕：古代量取药末的器具。一钱匕，约今五分六厘。

[3] 恃赖：shì lài，依赖，凭借。

[4] 敌：抵抗，抵挡。

[5] 烧饭：蒸饭。

功能），令胃气益厚（能使胃气旺盛），虽猛食、多食、重食[1]而不伤（即使偶尔暴吃、多吃，或刚刚吃完再吃一顿“重食”，也不会损伤脾胃），此能用食[2]药者也（这是增进吃饭的药啊）。此药久久益胃气（该方药服用时间久了，就能有益于脾胃之气的恢复），令不复致伤也（使不会再次损伤脾胃啊）。

半夏枳术丸 治因冷食内伤。

半夏汤洗七次，焙干（半夏，用热汤洗七次以减少毒性，焙干） 枳实麸[3]炒黄色 白术以上各二两

上同为极细末，荷叶裹烧饭为丸（用鲜荷叶裹住上述药末在锅篦子上蒸，然后做成药丸子），如梧桐子大，每服五十丸，添服不妨（多吃点也无妨），无定法（不一定就是服用五十丸）。如热汤浸蒸饼为丸亦可（如果用热水浸泡一下蒸饼做成丸子也可以）。

如食伤（如果伤食之后），寒热不调（出现发冷发热的现象，伴有口渴、大便干燥，舌上黄厚苔干燥，为食积化火），每服加上三黄丸[4]十丸（每次服用加上三黄丸十丸清热解毒通便），白汤下（白开水送服）。更作一方加泽泻一两为丸（另制一方，即于本方内加泽泻一两，按上法荷叶裹蒸饭为丸），有小便淋者用（如果出现尿频、淋痛时服用。此属湿热蕴结下焦，所以加泽泻利水因势利导）。

木香干姜枳术丸 破除寒滞气，消寒饮食。

木香三钱 干姜五钱，炮 枳实一两，炒 白术一两五钱

上为极细末，荷叶烧饭[5]为丸（用鲜荷叶裹住上述药末在锅篦子上蒸，然后做成药丸子），如梧桐子大，每服三五十丸，温水送下，食前（饭前服用）。

木香人参生姜枳术丸 开胃进食（木香人参生姜枳术丸能健脾益气，开胃进食）。

干生姜二钱五分 木香三钱 人参三钱五分 陈皮四钱 枳实一两，炒黄 白术一两五钱

[1] 重食：多次吃饭。

[2] 能用食：有助于吃饭，增加吃饭。

[3] 麸：fū，小麦磨成面筛过后剩下的麦皮和碎屑。

[4] 三黄丸：由大黄、黄芩、黄连组成，具有泻火解毒之功，用于治疗便秘、疮痈。

[5] 烧饭：蒸饭。

上为极细末，荷叶烧饭为丸（用鲜荷叶裹住上述药末在锅篦子上蒸，然后做成药丸子），如梧桐子大。每服三五十丸，温水送下，食前。忌饱食（本方虽能开胃进食，但仍宜饮食有节，不要暴食多食以免损伤脾胃）。

和中丸　治病久虚弱（和中丸治疗患病日久，体质虚弱，容易伤食），厌厌[1]不能食（身体倦怠乏力，不想吃东西），而脏腑或秘或溏，此胃气虚弱也。常服则和中理气（经常服用此方能和脾胃，理气滞），消痰去湿，厚肠胃（使肠胃强壮），进饮食（饮食增多）。

木香二钱五分　枳实麸炒　炙甘草以上各三钱五分　槟榔四钱五分　陈皮去白[2]，八钱　半夏汤洗七次（半夏用热汤洗七次）　厚朴姜制，以上各一两　白术一两二钱

上为细末，生姜自然汁浸蒸饼为丸（用生姜自然汁浸，蒸饼为丸，以加强消化作用），如梧桐子大。每服三五十丸，温水送下，食前或食远（饭前或远离饭后服用）。

交泰[3]丸　升阳气（交泰丸用温通法消除中焦积滞痞塞，使阳气上升），泻阴火（用苦寒法清降阴火），调荣气（用辛散法调和营气），进饮食（用健脾法增进饮食），助精神，宽腹中（使腹中宽而不胀），除怠惰嗜卧[4]，四肢不收（四肢软弱无力），沉困懒倦（沉困懒倦等一系列症状）。

干姜炮制，三分　巴豆霜五分　人参去芦　肉桂去皮，以上各一钱　柴胡去苗　小椒[5]炒去汗[6]并闭目，去子（川椒去掉里面的子，然后炒去油，并把口炒闭合）　白术以上各一钱五分　厚朴去皮锉炒，秋冬加七钱（厚朴，去皮，把厚朴锉成小粒，然后加热炒，秋天和冬天多用七钱）　酒煮苦楝　白茯苓　砂仁以上各三钱　川乌头炮去皮脐[7]，四钱五分　知母四钱，一半炒一半酒洗，此一味春夏所宜，秋冬去之　吴茱萸汤洗[8]七次，五钱　黄连去须，秋冬减一钱半　皂角水洗，煨去皮弦[9]　紫菀去苗，以上各六钱

[1] 厌厌：yān yān，懒倦。

[2] 陈皮去白：也就是橘皮去掉内部白色部分，通常称为橘红，侧重入肺化痰。

[3] 交泰：地气上升，天气下降为交泰。

[4] 怠惰嗜卧：倦怠懒惰多睡。

[5] 小椒：川椒。

[6] 炒去汗：炒去油。

[7] 去皮脐：去掉表皮上突出的东西。

[8] 汤洗：开水洗。

[9] 皮弦：外皮和弦筋。弦筋，植物的网络状纤维。

上除巴豆霜另入外，同为极细末，炼蜜为丸，如梧桐子大，每服十丸，温水送下，虚实加减（根据虚实的情况可以灵活多用少用）。

三棱消积丸 治伤生冷硬物（三棱消积丸治疗过食生冷硬滞的食物），不能消化，心腹满闷（从而导致心腹胀满憋闷）。

丁皮（丁香树皮） 益智以上各三钱 巴豆炒，和粳米炒焦，去米 茴香炒 陈皮 青橘皮以上各五钱 京三棱炮 广茂[1]炮 炒曲以上各七钱

上件为细末，醋打面糊为丸（用醋将药面和成药丸），如梧桐子大，每服十丸至二十丸，温生姜汤送下，食前。量虚实加减（根据病情的虚实灵活增减用量），得更衣[2]止后服（如果大便能顺利排出，就停止服药）。

备急丸 治心腹百病卒痛如锥刺（备急丸治疗心腹间由各种疾病所导致的仓促疼痛，其疼痛如锥刺一样），及胀满不快气急（同时腹部胀满不舒服、呼吸迫促、坐卧不安），并治之（也可用本方治疗）。

锦纹川大黄[3]为末 干姜炮为末 巴豆先去皮膜心[4]，研如泥霜，出油、用霜（巴豆先去皮膜心，然后研末如泥霜状，将巴豆泥霜去油成巴豆霜，用巴豆霜）

上件三味等分，同一处研匀，炼蜜成剂。臼[5]内杵[6]千百下（在臼内捣成千上百次，以使药性和匀），丸如大豌豆大，夜卧温水下一丸，如气实者加一丸（如身体强壮者加一丸）。如卒病不计时候服（如果突然发病暴痛，则不拘时候服用）。妇人有孕不可服。如所伤饮食在胸膈间，兀兀欲吐（心中难受欲吐又吐不出来），反复闷乱，以物探吐去之（宜用羽毛等物探吐以去其滞，因势利导，不宜用备急丸泻下，违反治疗原则）。

神保丸 治心膈痛[7]（神保丸治疗胃痛），腹痛，血痛[8]（心痛），肾气痛[9]（腰痛），胁下痛，大便

[1] 广茂：莪术。

[2] 更衣：上厕所的委婉说法。

[3] 锦纹川大黄：带华丽纹理的四川大黄，为道地优质药材。

[4] 去皮膜心：巴豆不去皮膜则伤胃，不去心则作呕。见于《本草纲目》。

[5] 臼：jiù，舂米的器具，用石头或木头制成，中间凹下。

[6] 杵：chǔ，捣，砸。

[7] 心膈痛：当指胃痛。

[8] 血痛：心主血，故血痛当指心痛。

[9] 肾气痛：肾主腰，故肾气痛当指腰痛。

不通（大便不通），气噎[1]（咽喉堵塞），宿食不消。

木香　胡椒以上各二钱五分　巴豆十枚，去皮、油、心、膜，研（巴豆十枚，先去皮膜心，然后研末如泥霜状，将巴豆泥霜去油成巴豆霜，用巴豆霜）　干蝎七枚

上件四味为末（上述四味药物研为细末，然后将药末在锅内篦子上蒸成饼子），汤浸蒸饼为丸（用热水浸一下蒸饼做成药丸），麻子[2]大（药丸如火麻仁大小），朱砂三钱为衣（用朱砂三钱作为药丸的外衣），每服五丸（每次服用五丸）。

如心膈痛，柿蒂、灯心[3]汤下（用柿蒂、灯心草煎汤送下以降逆通气）。

如腹痛，柿蒂、煨姜[4]煎汤下（用柿蒂、煨姜煎汤送下以降逆开痰）。

如血痛（如果心痛），炒姜醋[5]汤下（用炒姜醋汤送下）。

如肾气痛、胁下痛（如果腰痛、胁下疼痛），茴香酒下（都用小茴香酒送服。《本草纲目》载，小茴香治疗肾虚腰痛、胁下刺痛）。

如大便不通，蜜调槟榔末一钱下（如果大便不通，用蜂蜜水调槟榔末一钱送下）。

如气噎（如果咽喉堵塞），木香汤下（木香煎汤送下以降上焦气逆）。

如宿食不消，茶、酒、浆[6]、饮[7]任下（有助于消化的茶、酒、果汁、饮料等可随意服用。茶可下气消食，酒可消宿食，果汁有助于消化，饮料可养胃消食）。

雄黄圣饼子　治一切酒食所伤，心腹满不快（心腹胀满，痞闷不畅快）。

雄黄五钱　巴豆一百个，去油、心、膜（巴豆一百个，先去皮膜心，然后研末如泥霜状，将巴豆泥霜去油成巴豆霜，用巴豆霜）　白面十两，重罗[8]过（白面十两，两次罗筛）

上件三味内，除白面八九两（先留出白面八九

[1] 噎：yē，堵塞，塞住。

[2] 麻子：火麻仁。

[3] 灯心：灯心草。性微寒，味甘淡。归心、肺、小肠经。具有清心降火，利尿通淋之功。

[4] 煨姜：用鲜姜切片，用纸包煨，至姜外表焦黄色，内黄色为度，或纸包后置炉火旁烘煨。具有和中止呕之功。主治脾胃不和、恶心呕吐等症。

[5] 炒姜醋：浸泡过炒姜的醋。

[6] 浆：果汁。

[7] 饮：饮料。如三豆饮，将黑豆、绿豆、赤小豆三种豆洗净浸泡至涨后混合磨成浆，加水适量煮沸，以白糖调味饮服。

[8] 重罗：罗，指绢筛，亦名罗筛；重，指筛两次。

两），余药同为细末（其他药物共同研为细末），共面和匀（然后和留出来的八九两白面共同和匀），用新水[1]和作饼子如手大（用新汲的泉水调和做成饼子如手掌大），以浆水[2]煮（用调中开胃止渴的酸浆水煮饼），煮至浮于水上（煮到饼子浮到水上则标志着药饼熟了，使残存的巴豆油又受到一部分的破坏而减缓药力），漉[3]出，控[4]（以双手合掌控药沥去水液），旋[5]看硬软捣作剂（随即观看药粉硬软适度捣令极匀为丸），丸如梧桐子大，捻作饼子（再加压捻成小饼子）。每服五七饼子。加至十饼、十五饼（根据病情也可加到十个饼子甚至十五个饼子），嚼破一饼利一行（嚼破一个饼子则腹泻一次），二饼利二行（嚼破两个饼子则腹泻两次），茶、酒任下（用茶或者酒都可以送服），食前（饭前服用，以大便通畅、腹胀减轻为度）。

蠲饮枳实丸 逐饮消痰（蠲饮枳实丸能逐水饮，消痰浊），导滞清膈（导滞气，清胸膈）。

枳实麸炒，去穰 半夏汤洗（半夏，用热汤洗）陈皮去白，以上各二两 黑牵牛八两，内[6]取头末[7]，三两（黑牵牛八两，碾取过筛，只用筛下的药粉，筛上的粗麸不用，三两）

上为细末，水煮面糊为丸，如梧桐子大，每服五十丸，食后（饭后服用，以减轻药物的副作用），生姜汤下（生姜汤送服，既能解半夏之毒，又制牵牛之寒，面粉和生姜均为保护胃气而设）。

感应丸 治虚中[8]积冷（感应丸治疗脾胃虚弱，中焦积有冷滞），气弱有伤（脾胃虚弱又受到冷积损伤），停积胃脘（冷积停滞胃脘），不能传化（气机阻滞不能传导运化）；或因气伤冷（或者治疗因为生气，中焦气滞而伤冷物），因饥饱食（或者治疗因为饥饿而暴食冷物），饮酒过多（或者治疗因为饮冷酒过度），心下坚满（表现为胃脘坚硬痞满），两胁胀痛（连及

[1] 新水：新汲的泉水。

[2] 浆水：将粟米煮熟投冷水中浸五、六日，味酸，生白花，色类浆，故名浆水，主调中、开胃、止渴。

[3] 漉：lù，捞取。

[4] 控：以双手合掌控药沥去水液。

[5] 旋：随即。

[6] 内：nà，同纳。

[7] 头末：碾取过筛，只用筛下的药粉，筛上的粗麸不用。

[8] 虚中：中，指脾胃；虚即虚弱。虚中，即脾胃虚弱。

两胁下胀满疼痛），心腹[1]大疼，霍乱吐泻（或突然发病而上吐下泻），大便频，后重迟涩（里急后重但排出艰涩），久痢赤白，脓血相杂，米谷不消，愈而复发。又治中酒[2]呕吐痰逆（又治疗经常饮冷酒过度，脾胃受伤，呕吐痰涎），恶心喜唾，头旋，胸膈痞闷，四肢倦怠，不欲饮食。又治妊娠伤冷（又治疗妊娠期间受到冷食的损伤），新产有伤（或者产妇新产后受到冷食的损伤）。若久有积寒（如果胃肠间长期有寒冷积滞），吃热药不效者，并悉[3]治之（全都可以用本方治疗）。又治久病形羸[4]，荏苒[5]岁月（辗转迁延经年累月不愈），渐致虚弱，面黄肌瘦，饮食或进或退（饮食或多或少），大便或秘或泄，不拘久新积冷，并皆治之（都可用本方治疗）。

干姜炮制，一两　南木香去芦　丁香以上各一两五钱　百草霜二两　肉豆蔻去皮，三十个　巴豆去皮、心、膜、油，研，七十个（巴豆一百个，先去皮膜心，然后研末如泥霜状，将巴豆泥霜去油成巴豆霜，用巴豆霜）　杏仁一百四十个，汤浸去皮尖，研膏

上七味，除巴豆粉、百草霜、杏仁三味，余四味捣为细末，却与三味同拌（然后与巴豆粉、百草霜、杏仁三味药物共同搅拌匀），研令细，用好蜡匮[6]和（用洁净的白蜡和药物混合），先将蜡六两溶化作汁（如何混合呢？先将白蜡六两溶化成液体），以重绵[7]滤去渣（用两层丝绵过滤去掉白蜡的粗渣），更以好酒一升于银、石器内煮蜡溶（更用好酒一升在银器或石器中煮蜡溶解），滚数沸倾出（滚数沸后，倾倒到另一容器中），候酒冷，其蜡自浮于上（其白蜡自然就会漂浮于酒上），取蜡称[8]用丸（取白蜡称好一定的量备用做丸）。春夏修合[9]（春夏气候温暖，制作药丸时），用清油[10]一两于铫[11]内熬令沫散香熟（先用清油一两于有柄煮锅内，熬令泡沫散尽，油的气味已经香熟），次下酒煮蜡四两同化作汁（再

[1] 心腹：脘腹。

[2] 中酒：醉酒。

[3] 并悉：全都。

[4] 羸：léi，瘦弱。

[5] 荏苒：rěn rǎn，辗转。

[6] 蜡匮：即保护丸药的蜡壳，本方系蜡和入作丸。

[7] 重绵：两层丝绵。

[8] 称：量定。

[9] 修合：指中药的采集、加工、配制过程。

[10] 清油：一般指平常用的花生油或者菜籽油，加热以后，还没炒过菜或者还没炸过东西的称清油。四川人称纯菜籽油也为清油。

[11] 铫：yáo，烧器，即有柄煮锅。

下酒煮好的白蜡四两一同溶化为液体），就锅内乘热拌和前项药末（就在锅内趁热拌和前面七味药末作为一料）。秋冬修合用清油一两五钱（秋冬气候寒冷，制作药丸时，用清油一两五钱），同煎煮熟（和酒煮白蜡共同煎熟成液体），作汁和匮药末成剂（液体内和入药末为一料），分作小铤子[1]（不论是春夏还是秋冬，药丸都分做成纺锤形的小锭子），以油单纸裹之（用单层薄薄的油纸包裹药锭子），旋丸[2]服耳（服用时可以再用手指捻转成丸服用）。

神应丸 治因一切冷物冷水及湩乳酪水[3]（神应丸治疗因一切冷物、冷水、马奶酒等物饮食过多损伤了脾胃），腹痛肠鸣，米谷不化（吃下去的米粮和蔬菜排出来仍然没有完全消化）。

丁香 木香以上各二钱 巴豆 杏仁 百草霜 干姜以上各五钱 黄蜡二两

上先将黄蜡，用好醋煮去渣秽（上述药物先将黄蜡，用好醋煮，然后用双重丝绵过滤后去掉杂质备用），将巴豆、杏仁同炒黑烟尽（再将巴豆、杏仁共同炒黑烟尽存性），研如泥，将黄蜡再上火（将黄蜡再上火加热），春夏入小油[4]五钱，秋冬入小油八钱，溶开入在杏仁、巴豆泥子内同搅（溶化沸开，趁热倾入在杏仁、巴豆泥内一同搅拌），旋下丁香、木香等药末（随即放入丁香、木香等药末），研匀搓作铤子（研匀，待稍凉后取药搓作条状小铤子），油纸裹了（用薄油纸包裹），旋丸用（服用时可用手指捻转为丸），每服三五十丸（每次服用三五十丸），温米饮送下，食前，日三服，大有神效（推荡冷积，效果很好）。

白术安胃散 治一切泻痢（白术安胃散治疗一切久泻久痢），无问脓血相杂（不管有否脓血相杂的红白脓子），里急[5]窘痛（腹中拘急疼痛），日夜无度（下痢次数多，日夜无度）。又治男子小肠气痛，及妇人脐下虚冷（以及妇人脐下感到虚冷），并产后

[1] 铤子：铤，dìng，同锭。纺锤形的锭子。

[2] 旋丸：用手指捻转作丸。

[3] 湩乳酪水：马奶酒。马奶酒性温，有祛寒、舒筋、活血、健胃等功效。

[4] 小油：芝麻油，香油。

[5] 里急：腹中拘急疼痛。

儿枕块痛[1]（并治疗产后身体瘀血凝滞，小腹出现硬块作痛，俗名儿枕痛），亦治产后虚弱（也治疗产后身体虚弱），寒热不止者（时寒时热，病情迁延日久不愈者）。

五味子　乌梅取肉炒干，以上各五钱　车前子　茯苓　白术以上各二两　米壳[2]三两，去掉顶蒂穰，醋煮一宿，炒干

上为末，每服五钱，水一盏半煎至一盏，去渣，空心温服（饭前温热服用）。

圣饼子　治泻痢赤白，脐腹撮痛[3]（脐腹周围如手指掐痛），久不愈者。

黄丹二钱　定粉[4]（铅粉）　舶上硫黄[5]（上等硫黄）　陀僧[6]以上各三钱　轻粉少许

上细锉为末，入白面四钱匕[7]，滴水和如指尖大（冷水滴入混合成如手指尖大小的团块），捻作饼子，阴干[8]（阴干，因为药丸中含有硫、汞不宜见火）。食前温浆水磨服之，大便黑色为效。

当归和血散　治肠澼[9]下血（当归和血散治疗痢疾大便出血），湿毒下血（或者因湿气蕴结大肠而出血）。

川芎四分　青皮　槐花　荆芥穗　熟地黄　白术以上各六分　当归身　升麻以上各一钱

上件为细末，每服二三钱，清米饮汤[10]调下（清米汤送服），食前。

诃梨勒丸　治休息痢[11]（诃梨勒丸治疗休息痢屡发屡止，久治不愈），昼夜无度（发作时，下痢昼夜无度），腥臭不可近（排出大便腥臭难闻，不可靠近），脐腹撮痛（肚脐处如手指掐着疼痛），诸药不效（一般治疗痢疾的药物都不见效果）。

诃子五钱，去核研（诃子五钱，去掉核再研）　椿根白皮一两　母丁香[12]三十个

上为细末（上述药物研为细末），醋面糊丸（醋

[1] 儿枕块痛：产后瘀血凝滞，小腹部可摸到硬块，有自觉痛及明显压痛。

[2] 米壳：罂粟壳。

[3] 撮痛：如手指掐痛。

[4] 定粉：铅粉。

[5] 舶上硫黄：这里指当时产自海外的硫黄。

[6] 陀僧：tuó sēng，铅的氧化物矿物，呈红色，属四方晶系，很重也很软，有油脂光泽。

[7] 匕：bǐ，古代的一种取食器具，长柄浅斗，形状像汤勺。

[8] 阴干：将东西放在透风而日光照不到的地方，使其慢慢地干。

[9] 肠澼：痢疾。

[10] 清米饮汤：几乎没有米粒的米汤。

[11] 休息痢：下痢屡发屡止，日久不愈。

[12] 母丁香：本品有公、母两种，花蕾为公丁香，气味较浓而力优；果实为母丁香，气味较淡而力薄。

煮面粉糊成丸子），如梧桐子大（如梧桐子大小），每服五十丸（每次服用五十丸），陈米[1]饭汤，入醋少许送下（入醋少许送服），五更[2]（在接近天亮的空腹时服用收效更好），三日三服效（连着三天服用三次就会有效）。

[1] 陈米：又称老米。积年的旧米。

[2] 五更：接近天亮的时候。

【入门导读】

本文很大程度上是有关冷酒、冷食、冷饮导致各种疾病的专篇。李东垣首先论述了饮冷酒过度导致脾胃阳气的损伤及其治疗方法，令人耳目一新，很值得临床遵循效仿。其次，他用了更大的篇幅论述了冷食伤和冷饮伤导致的痞证、胃痛、腹胀、腹痛、霍乱、痢疾等。所以，将本篇单纯称作“论饮酒过伤”似乎不能完全反映本篇的内涵。本篇大多药物偏于温燥收敛，有的还有一定的毒性甚至是剧毒，如干姜、肉豆蔻、丁香、小茴香、吴茱萸、益智仁、肉桂、川椒、巴豆霜、川乌、罂粟壳、诃子、椿根白皮、密陀僧、百草霜、雄黄、黄蜡、黄丹、铅粉、硫黄、轻粉等，在应用时要中病即止，不可过用久用。尤其是毒性药物，更要注意慎用。

一、冷酒伤的治疗

1. 葛花解酲汤

本方由人参、白术、茯苓、猪苓、泽泻、干姜、白蔻仁、青皮、陈皮、木香、砂仁、神曲、葛花组成。

本方由香砂四君子汤、五苓散、理中汤、异功散化裁而来。其中人参、白术、干姜温阳化酒湿；茯苓、猪苓、泽泻渗湿利湿，引酒湿从小便而去；砂仁、白蔻仁、木香、青皮、陈皮芳香醒脾、行气燥湿；神曲消食和胃，尤善消酒食陈腐之积；葛花解酒醒脾，其轻清发散之性，能使酒湿从表而解，故称为葛花解酲汤。本方的配伍特点是发汗与利水并行，以分消酒湿；消食理气和补气健脾同用，以邪正兼顾。

本方用于嗜饮冷酒损伤脾阳或饮酒寒化之证，症见头面眩晕、胸膈痞塞、心神烦乱、饮食减少、呕吐痰涎、小便不利、手足战摇、舌淡苔白厚润泽、脉沉迟无力等症。

如果伤酒后热化，湿热内盛而见面赤烦热、口渴饮冷等症，也可以用本方化裁。应当减去干姜、白豆蔻仁、砂仁等辛燥之品，酌情配伍黄芩、黄连、栀子、枳椇子、龙胆草、金钱草、茵陈等药物。

二、冷食伤的治疗

1. 枳术丸

本方由白术、炒枳实、荷叶组成。白术和炒枳实的比例是 2∶1。

方中白术为君，重在健脾益气，以助脾之运化；炒枳实为臣，破气化滞、消痞除满。白术用量重于炒枳实一倍，意在以补为主，寓消于补之中。更以荷叶烧饭为丸，取其能升清阳，以助白术健脾益胃之功。本方共奏健脾消食、行气导滞之功。正如李东垣所说："白术者，本意不取其食速化，又令人胃气强，不复伤也。"

本方主治脾胃虚弱、食积停滞的虚实夹杂证。症见厌食恶食、食少不化、脘腹胀满、舌淡红苔白厚、脉滑无力。现代临床用于治疗消化不良、胃下垂、胃肠神经官能症、慢性胃炎、胃柿石、脱肛等病证。

2. 橘皮枳术丸

本方由白术、炒枳实、橘皮、荷叶组成。

方中白术为君，重在健脾益气，以助脾之运化；炒枳实、陈皮为臣，破气理气、消痞除满。更以荷叶烧饭为丸，取其能升清阳，以助白术健脾益胃之功。本方白术、炒枳实、陈皮的比例为 2∶1∶1，该方较枳术丸的补养作用更强，消导作用减弱。

本方主治老人和小儿脾胃虚弱、食积停滞的虚实夹杂证。症见老人和小儿厌食恶食、食少不化、脘腹胀满痞闷、舌淡红苔白厚、脉滑无力。

本方与枳术丸的鉴别是，枳术丸用于青壮年，橘皮枳术丸用于老年和儿童。因为老年和儿童的脾胃相对于青壮年来说更为虚弱不足，所以用药更加要侧重于补养，减少破气伤胃的弊端。正如李东垣所说："夫内伤用药之大法，所贵服之强人胃气，令胃气益厚，虽猛食、多食、重食而不伤，此能用食药者也。此药久久益胃气，令不复致伤也。"

3. 半夏枳术丸

本方由白术、炒枳实、半夏、荷叶组成。白术、炒枳实、半夏的比例为 1∶1∶1。

方中白术健脾益气，炒枳实破气导滞，半夏降逆止呕。更以荷叶烧饭为丸，取其能升清阳，以助白术健脾益胃之功。

其中，半夏味辛，性温，归脾、胃、肺经。具有降逆止呕、燥湿化痰、消痞散结之功。用于痰多咳喘、痰饮眩悸、风痰眩晕、痰厥头痛、呕吐反胃、胸脘痞闷、梅核气等病证。《本经》称其“主伤寒寒热，心下坚，下气，咽喉肿痛，头眩，胸胀，咳逆肠鸣，止汗”;《本草纲目》称其“除腹胀，目不得瞑，白浊，梦遗，带下”;《别录》称其“消心腹胸膈痰热满结，咳嗽上气，心下急痛坚痞，时气呕逆，消痈肿，堕胎”。

本方治疗脾胃虚弱、食积停滞、胃气上逆的虚实夹杂证。症见厌食恶食、食少不化、脘腹胀满痞闷、呕吐呃逆、呕吐痰涎、舌淡红苔白厚、脉滑无力。

4. 木香干姜枳术丸

本方由白术、炒枳实、干姜、木香、荷叶组成。

方中白术健脾益气，炒枳实破气导滞，木香行气导滞，干姜温胃散寒。更以荷叶烧饭为丸，取其能升清阳，以助白术健脾益胃之功。全方共奏健脾益气、破气行气、温胃散寒之功。

其中，干姜，又名老姜片。性味辛热，入心、肺、脾、胃经。长于温脾胃之阳，为温暖中焦之要药。因其有温脾阳化寒饮作用，又可治寒饮犯肺之喘咳、痰多清稀、形寒背冷之症。

本方用于脾胃阳虚、寒积停滞的虚实夹杂证。症见脘腹胀满、胃脘冷痛、呕吐清稀、大便清稀、口不渴、四肢不温、纳呆、舌淡苔白润、脉沉迟无力等。

5. 木香人参生姜枳术丸

本方由白术、人参、干生姜、炒枳实、木香、陈皮组成。

方中白术、人参健脾益气，炒枳实破气导滞，木香、陈皮行气导滞，干生姜温胃散寒。更以荷叶烧饭为丸，取其能升清阳，以助白术健脾益胃之功。全方共奏健脾益气、消积导滞、破气行气之功。

本方用于脾胃气虚、食积停滞的虚实夹杂证。症见纳呆、脘腹胀满、胃脘冷痛、倦怠少气、舌淡苔白润、脉沉弱无力等。

本方要与木香干姜枳术丸进行鉴别。木香干姜枳术丸方中有干姜，侧重于脾阳虚。木香人参生姜枳术丸方中有人参，用的是生姜，侧重于脾气虚。

6. 和中丸

本方由白术、炙甘草、炒枳实、木香、槟榔、厚朴、陈皮、半夏、生姜组成。

方中白术、炙甘草健脾益气，炒枳实、槟榔破气导滞，木香、厚朴、陈皮行气导滞，生姜温胃散寒，半夏降逆化痰。更以荷叶烧饭为丸，取其能升清阳，以助白术健脾益胃之功。全方共奏健脾益气、破气导滞、行气导滞、降逆化痰之功。

本方用于脾胃虚弱、痰食停滞、胃脘气滞的虚实夹杂证。症见纳呆、呕吐痰涎、脘腹胀满、大便或溏或秘、舌淡苔白润、脉沉弱无力等。

7. 三棱消积丸

本方由炒小茴香、丁香、益智仁、生姜、陈皮、青皮、炒神曲、三棱、莪术、炒巴豆组成。

方中炒小茴香、丁香、益智仁、生姜散寒止痛，陈皮、青皮、炒神曲理气消导生冷食积，三棱、莪术活血消导生冷食积，炒巴豆泻下生冷食积。

本方用于寒积停滞胃脘的实证。症见脘腹胀满、憋闷冷痛、大便秘结、舌淡苔白、脉滑有力。

8. 备急丸

本方由大黄、干姜、巴豆霜组成。

方中巴豆霜辛热峻下，攻逐肠胃冷积，开通闭塞；干姜辛热，温中暖脾；大黄苦泄通降，一以制巴豆辛热之毒，一以协巴豆泄下通腑，且大黄之寒，得巴豆、干姜之热，则其性大减。故三药配用，共奏攻逐寒积之功。

本方主治寒积停滞胃脘的实证。症见心腹卒暴胀痛，痛如锥刺，本方治疗心腹间由各种疾病所导致的仓促疼痛，其疼痛如锥刺一样，气急口噤，大便不通。同时腹部胀满不舒服、呼吸迫促、坐卧不安，也可用本方治疗。

需要注意的是，如果所伤食物在上焦胸膈间，心中难受欲吐又吐不出来，翻来覆去地闷乱，宜用羽毛等物探吐以去其滞，因势利导。孕妇、年老体虚者，温暑热邪所致的暴急腹痛，均不能使用。

三棱消积丸和备急丸都治疗寒积停滞证。但三棱消积丸侧重于缓证，备急丸侧重于急证。

9. 神保丸

本方由胡椒、全蝎、木香、巴豆霜组成。

方中胡椒温中下气，消痰解毒。主治寒痰食积、脘腹冷痛、反胃、呕吐清水、泄泻、冷痢，并解食物毒。《本草求真》曰："胡椒比之蜀椒，其热更甚。凡因火衰寒入，痰食内滞，肠滑冷痢，及阴毒腹痛。胃寒吐水，牙齿浮热作痛者，治皆有效，以其寒气既除，而病自可愈也。但此上有除寒散邪之力。非同桂、附终有补火益元之妙。况走气动火，阴热气薄，最其所忌。"全蝎通络止痛。木香理气止痛。巴豆霜斩关夺将攻逐肠胃冷积。

本方主治寒积凝滞实证导致的各种疼痛。症见心膈痛、腹痛、血气疼痛、腰痛、胁下痛、咽喉堵塞、宿食不消，同时伴有大便不通。

如心膈间疼痛，用柿蒂、灯心草汤送下以降逆通气；如果腹痛，用柿蒂、煨姜煎汤送下以降逆开痰；如果血气痛，用炒姜醋汤送下；如果腰痛、胁下疼痛，都用小茴香酒送服；如果咽喉堵塞，用木香煎汤送下以降上焦气逆。

10. 雄黄圣饼子

本方由雄黄、巴豆霜、白面组成。

方中雄黄解饮食毒，燥湿祛痰。巴豆霜性热味辛，走而不守，攻逐胃肠冷积。

本方用于治疗中毒性寒积实证，症见心腹胀满痞闷不快、腹中绞痛、恶心呕吐、大便秘结、舌淡苔白厚腻、脉沉弦滑有力等。

11. 感应丸

本方由肉豆蔻、干姜、丁香、木香、杏仁、巴豆、百草霜、生姜组成。

方中肉豆蔻、丁香、干姜温胃散寒、逐冷消食；木香、杏仁理气和胃、润燥消积。巴豆性大热而燥，善破沉寒而夺门宣滞，寒积深锢，必以此攻。百草霜和中温散亦能消积治痢为佐也。生姜使药，味辛性温以助药性入脏腑经络也。全方共奏温胃散寒、消积止痢之功。湖南省中医药研究所《脾胃论注释》称："方中炮姜、公丁香温中暖胃以化冷积，积阻则气滞，用木香利三焦之气，巴豆粉逐肠胃冷积，与杏仁配伍并治胸中停水，肉豆蔻温中健胃，去皮不去油，则仍有滑肠作用，以减轻巴豆对肠道的刺激，百草霜消积止泻，又防止巴豆刺激肠壁引起的出血。"

本方主治新旧冷积所致的泻痢等证。症见胃脘坚硬痞满、连及两胁下胀满疼痛，或脘腹剧痛、心腹疼痛、噫宿腐气及霍乱吐泻，久利赤白，脓血相杂，米谷不消。或突然发病而上吐下泻；或大便次数频繁，里急后重但排出艰涩，久痢赤白，脓血相夹杂，米谷不消化，痢疾愈后反复发作。又治疗经常饮冷酒过度，脾胃受伤，呕吐痰涎，恶心喜唾口水，头目眩晕，胸膈痞塞满闷，四肢倦怠无力，不想进饮食。

本方又治疗妊娠期间受到冷食的损伤，或者产妇新产后受到冷食的损伤。如果胃肠间长期有寒冷积滞，吃热性药物不见疗效的，全都可以用本方治疗。又治疗久病形体瘦弱，辗转迁延经年累月不愈，逐渐导致虚弱，面色萎黄形体消瘦，饮食或多或少，大便或秘结不通或泄泻，不管是陈旧的积冷或新的积冷，都可用本方治疗。

12. 神应丸

本方由丁香、干姜、木香、杏仁、巴豆、百草霜、黄蜡组成。

方中丁香、干姜温胃散寒、逐冷消食；木香、杏仁理气和胃、润燥消积。巴豆性大热而燥，善破沉寒而夺门宣滞，寒积深锢，必以此攻。百草霜和中温散亦能消积治痢为佐也。全方共奏温胃散寒、消积止痢之功。

本方也主治新旧冷积所致的泻痢等证。症见脘腹胀痛、腹中雷鸣、完谷不化。

本方和感应丸组成大致相同，神应丸可能更加侧重于温补。肉豆蔻辛苦温，归脾胃大肠经，具有温中涩肠、行气消食之功。擅长治疗脾胃虚寒泄泻冷痢。《本草经疏》称："肉豆蔻，辛味能散能消，温气能和中通畅。其气芬芳，香气先入脾，脾主消化，温和而辛香，故开胃，胃喜暖故也。故为理脾开胃、消宿食、止泄泻之要药。"黄蜡，又称蜂蜡、蜜蜡，甘微温，具有温养脾胃、补中益气之功。《本经》称："主下痢脓血，补中，续绝伤，金疮，益气。"《本草纲目》称："蜜之气味俱厚，故养脾。蜡之气味俱薄，故养胃。厚者味甘而性缓质柔，故润脏腑。薄者味淡而性啬质坚，故止泄痢。张仲景治痢有调气饮，《千金方》治痢有胶蜡汤，其效甚捷，盖有见于此欤。"神应丸主治腹中雷鸣、完谷不化，故用黄蜡温养脾胃、补中益气，帮助消化。

湖南省中医药研究所《脾胃论注释》称："本方与上方感应丸组成的药味相同，但减去了肉豆蔻和药物用量不同，巴豆、杏仁的炮制方法也不同，方义仍然是温肠胃化冷积的温下法。"

13. 圣饼子

本方由黄丹、铅粉、陀僧、硫黄、轻粉组成。

方中黄丹、铅粉消积杀虫，陀僧、轻粉坠痰导滞，硫黄疏利大肠，治寒凝冷结。上药均治久积冷痢。其中，轻粉为氯化亚汞（Hg_2Cl_2），内服具有祛痰消积、逐水通便之功效。只宜用少许（内服每次0.1～0.2g，一日1～2次）。

本方主治中毒性寒积冷痢。但本方用了许多有毒药物，所以要慎用。

三、冷饮伤的治疗

1. 交泰丸

本方由人参、白术、茯苓、炮干姜、吴茱萸、肉桂、川椒、川乌、柴胡、苦楝子、厚朴、砂仁、紫菀、皂角、黄连、知母、巴豆霜组成。

方中人参、白术、茯苓健脾利水，炮干姜、吴茱萸、肉桂、川椒、川乌温胃化饮、散寒止痛兼有杀虫作用，柴胡、苦楝子、厚朴、砂仁行气止痛兼有杀虫作用，紫菀、皂角化痰导滞，巴豆霜泻下导滞，黄连、知母清热燥湿、清降阴火。全方共奏健脾利水、温胃化饮、散寒止痛、行气导滞、泻下导滞、化痰导滞、清热燥湿、清降阴火、杀虫止痛之功。

本方用于脾胃阳虚、痰饮停滞的虚实夹杂证。症见纳呆、呕吐痰涎、脘腹胀满甚至疼痛、胃脘冷痛、怠惰嗜卧、四肢不收、沉困懒倦、大便秘结、舌淡苔白黄润、脉沉迟无力等。

2. 蠲饮枳实丸

本方由陈皮、半夏、炒枳实、黑牵牛组成。

方中半夏辛温，燥湿除痰、和胃降逆；黑牵牛苦寒，消痰涤饮、泻水通便，可治疗痰饮积聚、水肿胀满、气逆喘咳、二便不通等；炒枳实、陈皮破气理气。湖南省中医药研究所主编的《脾胃论注释》说："方中枳实麸炒以减其攻破之性，治积滞内阻所致的痞满胀痛；半夏燥湿除痰、和胃降逆；陈皮芳香健胃、行气化痰；牵牛决三焦壅滞，其性滑利，有通便泻水的作用。为丸饭后服，以减轻药物的副作用。姜汤送服，既解半夏之毒，又制牵牛之寒。面粉和生姜均为保护胃气而设。"全方共奏逐饮消痰、导滞清膈、攻积通便之功。

如果呕吐，可加生姜和胃降逆；若气滞腹痛，可加厚朴、枳壳行气除满；若吐清水，可加吴茱萸温脾化饮；若脘闷不食，可加藿香、白豆蔻、砂仁、苍术开胃醒脾；若痰浊蒙蔽清阳、头晕目眩，可加白术、天麻健脾息风；若痰郁化热，烦闷口苦，可加黄连、竹茹、枇杷叶清热化痰。

本方主治痰饮停滞胃脘、大便不通之实证。症见呕吐物多为清水痰涎、胸脘满闷、不思饮食、头眩心悸、呕而肠鸣、大便不通、苔白腻、脉滑有力。

3. 白术安胃散

本方由白术、茯苓、车前子、五味子、乌梅、米壳组成。

方中白术健脾止泻，茯苓、车前子健脾利湿止泻，五味子、乌梅酸敛止泻，米壳温肠收敛止泻。全方共奏健脾涩肠、利湿止泻之功。

本方主治脾胃气虚、水饮内停导致的久泻久痢。症见泻痢频作，里急后重窘痛，日夜无度，不管有否脓血相杂。又治男子小肠气痛、妇人脐下虚冷、产后儿枕块痛、产后虚弱寒热不止。

湖南省中医药研究所《脾胃论注释》称："方中白术、茯苓、车前子，健脾胃，助消化，利小便；乌梅肉、五味子，养胃生津，增进食欲；罂粟壳分量较重，用醋煎透，加强收敛止泻作用。"

4. 当归和血散

本方由白术、升麻、熟地、当归、川芎、青皮、荆芥穗、槐花组成。

方中白术健脾摄血，升麻、荆芥穗升阳止血，熟地、当归、川芎养血活血，槐花凉血止血。全方通过健脾升阳、养血活血、凉血止血之功达到止血的目的。

本方主治脾胃虚弱、血液亏虚导致的痢疾下血、湿毒下血。

5. 诃梨勒丸

本方由诃子、母丁香、椿根白皮组成。

本方主治休息痢。休息痢多属胃肠湿热留恋日久，耗伤脾阳导致滑脱，故用诃子收敛固脱以治标。诃子味苦、酸、涩，性平。归肺、大肠经。具有涩肠止泻，敛肺止咳，降火利咽。用于久泻久痢、便血脱肛、肺虚喘咳、久嗽不止、咽痛音哑。《药品化义》说："诃子味苦而带酸涩，能降能收，兼得其善，盖金空则鸣，肺气为火邪郁遏，以致吼喘咳嗽，或至声哑，用此降火敛肺，则肺窍无壅塞，声音清亮矣。取其涩可去脱。若久泻久痢，则实邪去而元气脱，用此同健脾之药，固涩大肠，泻痢自止。"母丁香味辛微温，具有温补脾阳、温中散寒芳香化浊之功。椿根白皮苦涩凉，具有除热燥湿、涩肠止血之功。该药清除胃肠湿热，具有治本之功。朱丹溪说："椿根白皮，性凉而能涩血。凡湿热为病，泻痢、浊带、精滑、梦遗诸证，无不用之。有燥下湿及去肺胃陈痰之功，治泄泻有除湿实肠之力，但痢疾滞气未尽者，不可遽用。宜入丸散，亦可煎服，不见有害。予每用炒研糊丸，看病作汤使，名固肠丸也。”全方共奏温补脾胃、涩肠止泻、清利湿热之功。

脾胃损在调饮食适寒温

《十四难》曰：损其脾者（损伤了脾胃的人），调其饮食（应该注意调节饮食），适其寒温（应该注意更换衣服使其适应天气寒冷和温热的变化）。夫脾、胃、大肠、小肠、三焦、膀胱，仓廪[1]之本（是发挥受纳运化功能的根本之处），营之所居，名曰器[2]，能化糟粕转味而出入者也（能排泄水谷产生的糟粕，能转化五味为精微物质，这些精微物质在体内升降出入维持着机体的生理功能）。若饮食热无灼灼[3]（如果注意饮食，吃的东西不太热烫），寒无凄凄[4]（吃的东西也不太寒凉），寒温中适（食物寒温适度，避免太冷太热对胃的刺激），故气将持（所以脾胃之气就会保持不受损伤），乃不致[5]邪僻[6]（就不会导致疾病）。或饮食失节，寒温不适（吃了过于寒凉或过于热烫的食物），所生之病（所产生的脾胃病变），或溏泄无度，或心下痞闷，腹胁䐜胀[7]，口失滋味，四肢困倦，皆伤于脾胃所致而然也。肠胃为市[8]（肠胃好比市场一样，是一切食物杂聚之处），无物不受，无物不入，若风、寒、暑、湿、燥一气偏胜，亦能伤脾损胃（也能损伤脾胃，如大肠有寒则溏泄、湿胜则濡泄等），观证用药者（根据证候使用方药），宜详审焉（宜详细审察）。

[1] 仓廪：cāng lǐn，贮藏米谷的仓库。喻指受纳运化的功能。
[2] 器：脏腑器官。
[3] 灼灼：热烫貌。
[4] 凄凄：寒凉貌。
[5] 致：导致，产生。
[6] 邪僻：xié pì，乖谬不正。
[7] 䐜胀：胀满。
[8] 市：市场，聚集处。

脾胃右关所主其脉缓如得（脾胃所对应的脉象在右手的关脉，脾胃在生理情况下所表现出来的主要脉象是缓脉。如果诊得如下脉象则为病脉）：

弦脉　风邪所伤，甘草芍药汤、黄芪建中汤之类（如症见腹中挛急而痛、舌红少苔、脉弦细数无力的用芍药甘草汤缓解疼痛；如症见腹中挛急而痛、少气懒言、舌淡苔薄白润、脉弦细无力的用黄芪建中汤健补中阳），或甘酸之剂皆可用之（或者甘酸类药物都可应用，甘药如大枣、枸杞子、炙甘草等，酸的如乌梅、五味子、山萸肉等）。

洪脉 热邪所伤（说明脾胃为热邪所伤），三黄丸、泻黄散[1]、调胃承气汤[2]（如症见口舌生疮、心膈烦闷、大便秘结、小便赤涩、舌红苔厚腻、脉洪数，则用三黄丸、泻黄散、调胃承气汤清热泻火通便），或甘寒之剂皆可用之（或甘寒药物都可应用，如生石膏、麦冬、天冬、天花粉、芦根、滑石等）。

缓脉 本经太过（为脾胃本身邪气太过所致），湿邪所伤。平胃散[3]加白术、茯苓（如果症见恶心呕吐、脘腹胀满、大便稀溏、舌苔白厚润、脉缓无力，宜用平胃散加白术、茯苓健脾燥湿），五苓散[4]（如果症见口渴、小便不利，或渴欲饮水、水入则吐，宜用五苓散），或除湿渗淡之剂皆可用之（或其他的利水除湿的淡渗药物都可应用，如猪苓、车前子、滑石、竹叶等）。

涩脉 燥热所伤（脾胃为燥热所伤，导致气血亏虚），异功散[5]加当归（症见少气懒言、倦怠乏力、面色萎黄、爪甲色淡、舌淡脉沉细无力，宜用异功散加当归健脾养血），四君子汤[6]加熟地黄（或用四君子汤加熟地黄健脾养血），或甘温甘润之剂皆可用之（或其他甘温、甘润之剂都可用之，如枸杞子、黄精、何首乌等）。

沉细脉 寒邪所伤，益黄散[7]、养胃丸[8]、理中丸、理中汤[9]（症见脘腹冷痛、畏寒肢冷、舌淡苔白润、脉沉细紧无力，宜用益黄散、养胃丸、理中丸、理中汤治疗），如寒甚加附子（如果畏寒肢冷、脘腹冷痛明显者，可加炮附子），甘热之剂皆可用之（其他甘热药物如桂枝、肉桂、吴茱萸、小茴香等都可酌情选用）。

前项所定方药，乃常道也（都是治疗脾胃病的

[1] 泻黄散：又名泻脾散。由生石膏、生栀子、生甘草、藿香、防风组成。泻脾胃伏火，主治口疮口臭、口干口渴、恶寒发热、大便干燥、舌苔白厚或黄厚干燥、脉弦数有力等。见《小儿药证直诀》卷下。

[2] 调胃承气汤：由大黄、芒硝、炙甘草组成。具有缓下热结之功，主治阳明病胃肠燥热证。

[3] 平胃散：由苍术、厚朴、陈皮、甘草组成。具有燥湿运脾、行气和胃之功。主治湿滞脾胃证。

[4] 五苓散：由猪苓、茯苓、白术、泽泻、桂枝组成。具有利水渗湿、温阳化气之功。膀胱气化不利之蓄水证。方见《伤寒论》。

[5] 异功散：由人参、茯苓、白术、陈皮、甘草组成。具有健脾理气之功。方见《小儿药证直诀》卷下。

[6] 四君子汤：由人参、白术、茯苓、甘草组成。具有益气健脾之功。主治脾胃虚弱证。

[7] 益黄散：由陈皮、丁香、炮诃子、青皮、炙甘草组成。具有温中理气之功。主治脾胃虚寒证。方见《小儿药证直诀》卷下。

[8] 养胃丸：由丁香、砂仁、煨肉豆蔻、白豆蔻、生姜、炙甘草、炮附子、陈皮、炒神曲、炒麦芽组成。主治脾胃虚寒证。方见《丹台玉案》卷四。

[9] 理中丸、理中汤：由人参、干姜、白术、炙甘草组成。具有健脾、温中、散寒之功。主治脾胃虚寒证。方见《伤寒论》。

一般常法），如变则更之（如脉证有变化，则方药也要随着更改变化）。

胃风[1]**汤** 治大人小儿风冷乘虚入客肠胃（胃风汤治疗大人、小儿因风冷邪气乘正气亏虚侵入胃肠，导致脾胃虚弱），水谷不化，泄泻注下[2]（泄泻时急剧下迫），腹胁虚满[3]（腹部和胁肋因虚而胀满。其特点是虽然胀满，但按起来却很柔软），肠鸣㽲痛[4]（肠间有气体转动作响，腹中一阵阵急痛），及肠胃湿毒，下如豆汁（泻下的大便如豆酱汁一样），或下瘀血，日夜无度，并宜服之。

人参去芦[5] 白茯苓去皮 芎䓖[6] 桂[7]去粗皮 当归去苗 白芍药 白术以上各等分

上为粗散，每服二钱，以水一大盏，入粟米[8]数百余粒，同煎至七分（共同煎到十分之七），去渣，稍热服，空心食前[9]。小儿量力减之。

三黄丸 治丈夫妇人三焦积热（三黄丸治疗男子和妇女因外感、内伤导致的三焦积热），上焦有热，攻冲眼目赤肿，头项肿痛，口舌生疮；中焦有热，心膈烦躁，不美饮食（吃饭不香甜）；下焦有热，小便赤涩，大便秘结。五脏俱热（如果五脏俱有热，火毒内郁），即生痈疖疮痍[10]（就长痈疖疮痍）。及治五般痔疾[11]，粪门[12]肿痛，或下鲜血（或因肛门裂而出鲜血）。

黄连去芦 黄芩去芦 大黄以上各一两

上为细末，炼蜜为丸，如梧桐子大。每服三十丸，用熟水[13]吞下；如脏腑壅实（如果脏腑之间实热壅积太甚），加服丸数。小儿积热亦宜服之（如果是小儿积热导致的口疮、烦躁、便秘等也宜酌量服用）。

白术散[14] 治虚热而渴（白术散治疗脾胃虚弱、湿热内蕴、热邪伤津作渴）。

人参去芦 白术 木香 白茯苓去皮 藿香叶去土 甘草以上各一两 干葛二两

[1] 胃风：六腑风证之一。
[2] 注下：腹泻急剧。
[3] 虚满：因虚导致的胀满。
[4] 㽲痛：jiǎo tòng，腹中急痛。
[5] 芦：芦头。指根类药材近地面处残留的根茎凸起部分。
[6] 芎䓖：xiōng qióng，即川芎。
[7] 桂：指肉桂。
[8] 粟米：sù mǐ，小米。
[9] 食前：饭前。
[10] 疮痍：chuāng yí，疮疡。
[11] 痔疾：指牡痔、牝痔、肠痔、脉痔、血痔。
[12] 粪门：肛门。
[13] 熟水：百沸以上的开水。
[14] 白术散：即七味白术散。见《小儿药证直诀》，宋代著名儿科学家钱乙创制。

上件为粗末，每服三钱至五钱，水一盏，煎至五分（煎至半盏），温服。如饮水者多煎与之（如口渴较甚，饮水多的，多用药煎服），无时服（时时服用）；如不能食而渴，洁古先师倍加葛根（张元素先师于本方中倍加葛根以生津止渴）；如能食而渴（如果能食而口渴、汗出脉洪大的，白术散是不适宜的），白虎汤加人参服之（当用白虎汤加人参服之，清热益气生津）。

加减平胃散 治脾胃不和，不思饮食，心腹、胁肋胀满刺痛，口苦无味，胸满气短，呕哕恶心，噫气[1]吞酸[2]，面色萎黄，肌体瘦弱，怠惰嗜卧，体重节痛，常多自利[3]，或发霍乱，及五噎[4]八痞[5]，膈气[6]反胃[7]。

甘草锉炒，二两 厚朴去粗皮，姜制炒香 陈皮去白，以上各三两二钱 苍术去粗皮，米泔浸，五两

上为细末，每服二钱，水一盏，入生姜三片，干枣二枚，同煎至七分（共同煎到七分，也就是蒸发掉水十分之三），去渣温服；或去姜、枣，带热服，空心食前，入盐一捻[8]（或者煎药时放入盐一撮），沸汤点服亦得(一开锅时就算煎好了，然后趁热服用)。常服调气暖胃（本方经常服用可以起到调滞气、暖脾胃），化宿食[9]，消痰饮，辟[10]风寒冷湿四时非节之气。

如小便赤涩，加白茯苓、泽泻。

如米谷不化（如果饮食不消化），食饮多伤（这是由于饮食过多损伤脾胃导致的），加枳实（加枳实导其滞气）。

如胸中气不快（如果胸中气不舒畅），心下痞气（胃口痞闷不舒），加枳壳、木香（加枳壳、木香以宽胸理气）。

如脾胃困弱，不思饮食，加黄芪、人参（宜加黄芪、人参益气生津以扶正）。

[1] 噫气：又称嗳气，即打饱嗝。

[2] 吞酸：证名。胃内酸水上攻口腔、咽喉，不及吐出而下咽。

[3] 自利：长期大便腹泻不成形。也就是慢性腹泻。

[4] 五噎：指气噎、忧噎、食噎、劳噎、思噎。

[5] 八痞：①蒸痞，当心下坚痛，大如小杯；②蛇痞，如板起于胁下，抢心；③鱼痞，夹脐如手；④寒痞，绕脐腹雷鸣；⑤虫痞，当心如杯，不可动摇；⑥气痞，心下如盘；⑦血痞，生于寒热，腰背痛状如疟；⑧风痞，脓出腹痛。

[6] 膈气：胸膈气阻。

[7] 反胃：即胃反，朝食暮吐，暮食朝吐，名曰胃反。

[8] 捻：一撮。

[9] 宿食：指未消化的积食。

[10] 辟：pì，排除。

如心下痞闷，腹胀者，加厚朴（加重厚朴的用量），甘草减半。

如遇夏（如果遇到夏天气候炎热，出现口苦、口渴等症状），则加炒黄芩（则加酒炒黄芩以清热泻火）。

如遇雨水湿润时（如果遇到雨水过多，空气湿润时），加茯苓、泽泻（加茯苓、泽泻淡渗以利湿）。

如遇有痰涎（如果遇有咳嗽吐痰涎），加半夏、陈皮（加半夏、陈皮以顺气化痰）。

凡加时（凡加其他药物时），除苍术、厚朴外（除苍术、厚朴的分量不变外），依例加之（其余依例可以加量），如一服五钱，有痰加半夏五分。

如嗽，饮食减少，脉弦细，加当归、黄芪（为气血两虚，加当归、黄芪补气养血以治本）。

如脉洪大缓（如脉洪大兼有缓脉，此为兼有湿热），加黄芩、黄连（宜加黄芩、黄连以清热燥湿）。

如大便硬（如大便干硬，属于热结大肠），加大黄三钱，芒硝二钱，先嚼[1]麸炒桃仁烂，以药送下（用药汤送下，取其活血润肠，加快通幽导滞的作用）。

散滞气汤　治因郁气结中脘（散滞气汤，治疗因忧思气郁结于中脘、气滞不行），腹皮底微痛，心下痞满（胃脘内感到痞满），不思饮食，虽食不散（即使勉强进食，也难以及时消散），常常有痞气（常常觉得胃脘处有气堵塞）。

当归身二分　陈皮三分　柴胡四分　炙甘草一钱　半夏一钱五分　生姜五片　红花少许

上件锉如麻豆大，都作一服，水二盏，煎至一盏，去渣，稍热服，食前，忌湿面、酒（忌讳吃黏腻生硬的面食和喝酒）。

通幽汤　治幽门[2]不通上冲，吸门[3]不开，噎塞[4]（吞咽有梗阻的感觉），气不得上下（咽喉的气不能上下转动），治在幽门闭，大便难（治疗的重点在于治疗幽门闭塞，导致的大便艰难），此脾胃初

[1] 嚼：jiáo，用牙齿咬碎。

[2] 幽门：胃下口。

[3] 吸门：会厌。

[4] 噎塞：吞咽有梗阻的感觉谓之噎；胸膈阻塞，饮食不下谓之塞。

受热中（这是脾胃刚刚受到火热的侵袭，热邪耗伤了津液），多有此证，名之曰下脘不通。

桃仁泥（桃仁去皮尖捣如泥） 红花以上各一分 生地黄 熟地黄以上各五分 当归身 炙甘草 升麻以上各一钱

上㕮咀，都作一服，水二大盏，煎至一盏，去渣，稍热服之，食前。

润肠丸 治饮食劳倦（润肠丸治疗饮食劳倦损伤脾胃），大便秘涩（由于津液消耗过多，以致大便秘结，干结难出），或干燥闭塞不通（或者大便干燥至极，导致闭塞不通），全不思食，乃风结、血结，皆能闭塞也（风胜则干，血枯不润，皆能令大便闭塞），润燥、和血、疏风，自然通利也。

大黄去皮 当归梢 羌活以上各五钱 桃仁汤浸，去皮尖，一两 麻子仁去皮取仁，一两二钱五分

上除麻仁另研如泥外，捣罗为细末（其他药物捣细过罗为细末），炼蜜为丸，如梧桐子大，每服五十丸，空心用白汤送下。

导气除燥汤 治饮食劳倦（导气除燥汤治疗饮食不节、劳倦过度导致的湿热下注），而小便闭塞不通，乃血涩致气不通而窍涩也（这是湿热下注、血液郁滞、气机不通导致的小便艰涩）。

滑石炒黄 茯苓去皮，以上各二钱 知母细锉酒洗 泽泻以上各三钱 黄柏去皮，四钱，酒洗

上㕮咀，每服半两，水二盏，煎至一盏，去渣，稍热服，空心（空腹服用）。如急（如果病情紧急），不拘时候（不要拘泥于按时间服药，可以随时服用）。

丁香茱萸汤 治胃虚呕哕吐逆，膈咽不通。

干生姜 黄柏以上各二分 丁香 炙甘草 柴胡 橘皮 半夏以上各五分 升麻七分 吴茱萸 草豆蔻 黄芪 人参以上各一钱 当归身一钱五分 苍术二钱

上件锉如麻豆大，每服半两，水二盏，煎至

一盏，去渣，稍热服，食前，忌冷物。

草豆蔻丸 治脾胃虚而心火乘之，不能滋荣上焦元气（阴津消耗不能滋养上焦的元气），遇冬肾与膀胱之寒水旺时，子能令母实（肾子能令肺母充盛），致肺金大肠相辅而来克心乘脾胃大复其仇也（导致肺大肠辅助肾膀胱的寒水而来克制心火侵害脾胃，以报复脾胃的仇敌心火），胜必大复（当某一脏腑之气过盛时，必有其他脏腑之气给予克伐报复，以求得相互制约和平衡），故皮毛、血脉、分肉之间（所以，在脾胃虚弱、心火乘虚侵袭的情况下，皮毛、血脉、分肉之间没有元气的充养），元气已绝于外（元气已经很亏虚了，不能充养防护肌腠），又大寒、大燥二气并乘之，则苦恶风寒，耳鸣，及腰背相引胸中而痛，鼻息不通，不闻香臭，额寒脑痛，目时眩（眼前发黑，视物迷乱），目不欲开，腹中为寒水反乘（脾胃脘腹为肾与膀胱寒水所反侮），痰唾沃沫，食入反出，常痛（腹部经常疼痛），及心胃痛（以及胃口疼痛），胁下急缩（胁下拘急牵引收缩），有时而痛，腹不能努[1]，大便多泻而少秘（大便泻的时候多，便秘的时候少），下气不绝或肠鸣（腹内排气频繁不断，或者肠间鸣响），此脾胃虚之极也。胸中气乱（胸中气机逆乱），心烦不安（心中烦躁不安），而为霍乱之渐（这是霍乱的开始）。膈咽不通（胸膈痞闷，咽喉不通），噎塞（饮食有堵塞的感觉），极则有声（在病情严重的时候，就会产生声音），喘喝闭塞（哮喘有声，呼吸气道闭塞不通）。或日阳[2]中（或者晒晒太阳，则哮喘的症状缓解），或暖房内稍缓（或到温室取暖，则哮喘的症状缓解），口吸风寒则复作（但一接触寒冷空气，口吸冷风，则喘鸣复发）。四肢厥逆，身体沉重，不能转侧，头不可以回顾，小便溲而时躁（在排尿的时候心中不时有烦躁之感）。此药主秋冬寒凉（该方主治秋冬寒凉季节，

[1] 努：用力。

[2] 日阳：太阳。

脾胃虚弱又感受风寒湿邪气引起的种种病证），大复气[1]之药也（该方是由很强的祛风散寒除湿的药物组成的）。

泽泻一分，小便数减半（泽泻一分，小便频数时减少一半用量） 柴胡二分或四分，须详胁痛多少用 神曲 姜黄以上各四分 当归身 生甘草 熟甘草 青皮以上各六分 桃仁汤洗，去皮尖，七分 白僵蚕 吴茱萸汤洗去苦烈味，焙干（吴茱萸，用热汤洗去苦味和辛辣的烈味，焙干） 益智仁 黄芪 陈皮 人参以上各八分 半夏一钱，汤洗七次 草豆蔻仁一钱四分，面裹烧，面熟为度，去皮用仁 麦蘖面[2]炒黄，一钱五分

上件一十八味，同为细末，桃仁另研如泥，再同细末一处研匀，汤浸蒸饼为丸（用热汤浸过蒸成饼子，然后做成丸子），如梧桐子大，每服三五十丸，熟白汤送下（用煮开过的水送服），旋斟酌多少（根据病情斟酌用多少草豆蔻丸）。

神圣复气汤 治复气（神圣复气汤能够治疗风寒湿邪气的侵袭），乘冬足太阳寒气，足少阴肾水之旺（乘冬令足太阳膀胱寒气，乘足少阴肾水旺盛有外出之机的时候），子能令母实，手太阴肺实（手太阴肺气得到足太阳膀胱寒气和足少阴肾水资助充养），反来侮土（反过来侵侮脾土，加重病情），火木受邪（火克金，金克木，肺金充实，则金侮火，金乘木，导致心火和肝木都受到肺金的影响），腰背胸膈闭塞（临床表现为腰背闭塞疼痛，胸膈闭塞憋闷），疼痛善嚏，口中涎，目中泣，鼻中流浊涕不止，或如息肉[3]（或者鼻子内生息肉妨碍呼吸），不闻香臭，咳嗽痰沫，上热如火，下寒如冰，头作阵痛，目中流火，视物䀮䀮，耳鸣耳聋，头并口鼻或恶风寒，喜日阳（喜欢晒太阳），夜卧不安，常觉痰塞，膈咽不通，口失味，两胁缩急而痛，牙齿动摇不能嚼[4]物（牙齿松动不能咬碎食物），阴汗[5]（阴囊及其周围经常出

[1] 复气：报复之气，此指风寒湿之气。

[2] 麦蘖面：蘖，niè，生芽的米。麦蘖面，麦芽经精细加工的干燥粉末，含淀粉酶，淀粉转化力强。

[3] 息肉：鼻腔内的赘疣。

[4] 嚼：jiáo，用牙齿咬碎。

[5] 阴汗：指阴囊及周围部位经常汗多，且汗味多臊臭的病证。

腥臊之汗），前阴冷（阴囊部分冰冷），行步剞侧[1]（行步艰难倾斜欲倒），起居艰难，掌中寒，风痹麻木，小便数而昼多，夜频而欠（夜间尿频而短），气短喘喝，少气不足以息（少气不足以呼吸），卒遗失[2]无度（有时卒然大便不禁）。妇人白带（妇人白带清冷），阴户中大痛，牵心而痛（牵引到心腹疼痛），黧黑失色（面色暗黑失去正常的色泽），男子控睾[3]牵心腹阴阴[4]而痛（男子睾丸收缩牵引心腹隐隐作痛），面如赭色（面色如土褐色），食少，大小便不调，烦心霍乱，逆气里急而腹皮色白，后出余气（肛门经常排气），腹不能努[5]（腹部无力不能使出力气排便），或肠鸣，膝下筋急（膝下小腿腓肠肌拘挛收缩），肩胛大痛，此皆寒水来复火土之仇也（上述诸如此类的症状，都是寒水来报复心火和脾土之仇的反映）。

黑附子炮去皮脐[6]　干姜炮，为末，以上各三分　防风锉如豆大　郁李仁汤浸去皮尖，另研如泥　人参以上各五分　当归身酒洗，锉，六分　半夏汤泡七次　升麻锉，以上各七分　甘草锉　藁本以上各八分　柴胡锉如豆大　羌活锉如豆大，以上各一钱　白葵花三朵，去心，细剪入（白葵花，三朵，去掉芯，剪成细碎加入药物中）

上件药都一服（上述药物都算成一剂的药量），水五盏，煎至二盏，入（再加入下面药物）：

橘皮五分　草豆蔻仁面裹烧熟，去皮（草豆蔻仁，湿面裹草豆蔻，烧熟湿面后去皮留仁）　黄芪以上各一钱

上件入在内，再煎至一盏，再入下项药：

生地黄二分酒洗　黄柏酒浸　黄连酒浸　枳壳以上各三分

以上四味，预一日另用新水浸（预先一天另用新汲的井水浸泡），又以：

细辛二分　川芎细末　蔓荆子以上各三分

预一日用新水半大盏，分作二处浸此三味，并黄柏等煎正药作一大盏（并将以上黄柏等各次所煎的本方正药作一大杯），不去渣入此三浸者药，

[1] 剞侧：jī cè，倾斜。剞，雕刻用的曲刀，此处之弯曲。侧，向旁边倾斜或扭转。

[2] 失：通“屎”。

[3] 控睾：睾丸收缩。

[4] 阴阴：隐隐。

[5] 努：使出力气。

[6] 皮脐：表皮上凸突部分。

再上火煎至一大盏，去渣稍热服，空心（空腹饭前服用）。又能治啮颊、啮唇、啮舌，舌根强硬等证如神。忌肉汤（忌讳喝肥腻的肉汤恐助经中火邪），宜食肉（宜食用瘦肉来增强营养），不助经络中火邪也（瘦肉不会助经络中火邪）。大抵肾并膀胱经中有寒（一般属于肾与膀胱经中有寒邪），元气不足者，皆宜服之。

【入门导读】

本文根据《难经·十四难》“损其脾者，调其饮食，适其寒温”的理论，一方面论述了饮食劳倦对脾胃的损伤，另一方面论述了风寒暑湿燥邪对脾胃的损伤。这表明，内外因素皆可损伤脾胃，不能截然分开。

一、根据脉象辨析病因病机，确定治疗方药

李东垣以脾胃为中心，提出弦、洪、缓、涩、沉、细各种脉象，分析风、寒、热、湿、燥所伤，并列举相应的治疗方药，对我们今天治疗脾胃疾病仍然具有重要的指导价值。

右关见弦脉，说明脾胃为风邪所伤。如果风邪伤耗脾胃阴血，症见脘腹拘急疼痛、舌淡苔薄白干燥、脉弦细无力者，用芍药甘草汤以缓解疼痛，或用其他酸甘之类药物如大枣、枸杞子、乌梅、五味子、山萸肉等药物治疗；如果风邪耗伤脾胃阳气，症见腹中拘急疼痛、喜暖畏寒、形体消瘦、自汗、舌淡苔薄白润泽者，用黄芪建中汤补养脾胃阳气。黄芪建中汤由黄芪、桂枝、白芍、生姜、炙甘草、大枣、饴糖组成。方中以黄芪、大枣、甘草补脾益气，桂枝、生姜温阳散寒，白芍缓急止痛，饴糖补脾缓急。若泛酸者，可去饴糖，加吴茱萸、瓦楞子温胃制酸。泛吐清水较多者，可加干姜、陈皮、半夏、茯苓等以温胃化饮。

右关见洪脉，说明脾胃为热邪所伤。如果胃火亢盛，症见口舌生疮、心烦口渴、目赤肿痛、咽喉肿痛、牙龈出血、大便秘结、小便赤涩、舌红苔黄厚干燥、脉弦数有力者，则用三黄丸清热解毒、泻火通便。三黄丸由黄芩、黄连、大黄组成。方中大黄性味苦寒，泻火解毒，又能攻下通便，有釜底抽薪之意；黄芩、黄连善清热燥湿，直折火势而泻火解毒。三药协同，共奏泻火解毒、清热燥湿之效。

右关见缓脉，说明脾胃为湿邪所伤。如果湿滞脾胃，症见脘腹胀满、不思饮食、口淡无味、恶心呕吐、嗳气吞酸、便溏尿少、肢体沉重、怠惰嗜卧、舌苔白腻而厚、脉缓者，宜用平胃散加白术、茯苓以健脾燥湿行气。平胃散由苍术、厚朴、陈皮、甘草组成。苍术辛香苦温，入中焦能燥湿健脾。厚朴芳化苦燥，长于行气除满，且可化湿。与苍术相伍，行气以除湿，燥湿以运脾，使滞气得行，湿浊得去。陈皮理气和胃，燥湿醒脾，以助苍术、厚朴之力。甘草，调和诸药，且能益气健脾和中。恶心呕吐者，可加清半夏；不欲饮食者，可加藿香；口苦、苔转黄者，可加柴胡、黄芩。如果脾胃虚弱、水饮内停、水蓄膀胱，症见渴欲饮水、水入则吐、小便不利，或脐下动悸，吐涎沫而头目眩晕，或水肿、泄泻，舌苔白滑、脉缓者，用五苓散治疗。五苓散由猪苓、茯苓、白术、泽泻、桂枝组成。方中泽泻、茯苓、猪苓利水渗湿，白术、茯苓健脾运湿。桂枝温阳化气利水。诸药相伍，健脾利湿、温阳化气，使水湿之邪从小便而去。

右关见涩脉，脾胃为燥热所伤。燥热导致脾虚气滞，症见饮食减少、胸脘痞闷、食入作胀、大便溏薄、面色黄白不泽、神疲气短、四肢无力、身体羸瘦者，宜用异功散益气补中、理气健脾。异功散由人参、茯苓、白术、炙甘草、陈皮组成。人参、茯苓、白术、炙甘草健脾益气，陈皮理气消胀。本方在四君子汤的基础上加陈皮，意在行气化滞、醒脾助运，有补而不滞的优点。如果伴有血虚便干，可加当归、熟地益血滋阴润肠；如果燥热明显者，可加桑叶、杏仁、浙贝母、沙参、淡豆豉、生栀子、芦根、枇杷叶等。

右关见沉细脉，脾胃为寒邪所伤。胃实寒症见脘腹冷痛、腹胀腹泻、恶心呕吐、纳谷不化、口淡不渴、口泛清水，舌淡苔白润、脉沉细紧有力者，宜益黄散（丁香、煨诃子肉、青皮、陈皮、炙甘草）；胃虚寒症见不思饮食、翻胃呕吐，宜用养胃丸（丁香、砂仁、煨肉豆蔻、白豆蔻、生姜、炙甘草、炮附子、陈皮、炒神曲、炒麦芽）；胃虚寒症见脘腹绵绵作痛、喜温喜按、呕吐清水、大便稀溏、舌淡苔白润、脉沉迟细无力，宜理中汤或丸（人参、干姜、白术、炙甘草）；如寒甚脾肾阳虚，宜辨证加入附子或参、术、苓、草等甘温之剂。

需要注意的是，切脉只是四诊之一，不可拘执。临床需要四诊合参，才能做出全面的、正确的诊断。

二、制定胃风汤等十一方以弥补上述方药的不足

李东垣说："前项所定方药，乃常道也，如变则更之。"也就是说要根

据病证灵活应用方药，不可机械地套用成方。在此思想的指导下，李东垣创制了胃风汤等十一方以弥补上述方剂的不足。这些方剂总的特点不出调理脾胃的范畴。如胃风汤为六腑风证之一，风冷乘虚客于肠胃，水谷不化，泻而腹痛，治宜健脾和肝，不治风而风自息；如实火积于三焦，五脏病热，宜“三黄丸”清肠胃作釜底抽薪之图；泻利迁延，虚热不退，不能食而口渴，则用钱氏白术散健脾胃、生津液，则泻止热退而津固食进；如呕吐、泄泻、腹满、体重，为湿伤脾胃，宜加减平胃散以燥脾胃之湿；如因忧思气结，伤及肝脾，胸胁痞痛，不思饮食，则用逍遥散化裁之散滞气汤，疏肝解郁以调治脾胃；如幽门闭、大便难，气上下不通，由于脾胃的热结，治在润肠通幽；如便秘结在大肠，不投承气峻攻，以免损伤脾胃，而考虑到风结、血结，主用润肠丸润燥、和血、疏风，则大便自然通利；如饮食劳倦伤脾，致血涩气阻而小便不利，东垣不用八正散，以免苦寒再伤脾胃，而选用了导气除燥汤，实源于仲景猪苓汤方意，以黄柏、知母易阿胶、猪苓，不失滋阴利尿的作用；如胃虚寒呕，用丁香茱萸汤以温中散寒，仍与补中益气配伍，着重注意一个“虚”字。

1. 胃风汤

本方由人参、白术、茯苓、当归、白芍、川芎、肉桂各等分组成。方中人参、白术、茯苓健脾祛湿以培其根本，当归、白芍、川芎养血活血以缓解腹中的痉挛绞痛，肉桂温胃散寒。血活风自灭，当归、白芍、川芎三药相伍，不仅有养血活血作用，尚有祛风作用。

治大人、小儿因风邪冷气乘体质虚弱侵入损伤脾胃，导致脾胃虚寒，表现为完谷不化、暴注下迫、腹胁胀满却按之柔软、肠鸣腹痛等。又治疗肠胃湿毒滞留，表现为泻下的粪便如豆酱汁一样，或杂有瘀血，腹内急迫，欲解大便又解不出，肛门气坠，日夜无度，或下瘀血，日夜无度。

2. 三黄丸

本方由黄连、黄芩、大黄各等分组成。本方适用于男子和妇女外感、内伤所致的三焦积热证。上焦有热症见眼睛红肿、头项肿痛、口舌生疮；中焦有热，症见心膈烦躁、饮食不香；下焦有热，症见小便赤涩、大便秘结。如五脏俱热、火毒内郁，症见痈、疮、疖，也可见各种痔疮、肛门肿痛、肛裂出血。也适用于小儿积热、口疮、烦躁、便秘等证。

方中三黄均味苦性寒，黄芩清热重在泻上焦之火，黄连清热重在泻中焦之火，大黄泻热通便重在泻下焦之火。

3. 白术散

本方由人参、白术、茯苓、甘草、木香、藿香、葛根组成。本方适用于脾胃虚弱、湿热内蕴、湿热伤津证。症见不能食而口渴、腹胀、口臭、大便黏腻不爽、舌淡红苔白厚腻干燥、脉濡弱。李东垣称本方治疗“虚热而渴”，此虚热并非阴虚火旺证，乃是脾胃虚弱、湿热内蕴证。其渴，乃是湿热伤耗津液所致。

方中党参、白术、茯苓、甘草健脾益气，木香行气祛湿醒脾，藿香芳香化湿醒脾，葛根甘寒直走阳明胃肠，解肌热而生津止渴。舌苔黄厚腻者，可酌情配伍黄芩、黄连等；恶心、呕吐者酌情配伍清半夏、枇杷叶、苏叶等；口干口渴严重者，酌情配伍知母、天花粉、元参、女贞子等。

本方需要与白虎加人参汤见口渴者相鉴别。白虎加人参汤用于阳明经证，症见能食而大渴引饮、大汗出、脉洪大。

4. 加减平胃散

本方由苍术、厚朴、陈皮、甘草、生姜、大枣组成。本方适用于寒湿或水饮内蕴、脾胃不和证。症见面色萎黄、形体消瘦、不思饮食、口淡无味、恶心呕吐、嗳气吞酸、五噎八痞、膈气反胃、胸满气短、脘腹胁肋胀痛、怠惰嗜卧、体重节痛、常多自利等，也可用于治疗或上吐下泻、挥霍缭乱的霍乱证。

方中苍术燥湿健脾、芳香化浊、发汗除湿，用为君药；厚朴温中燥湿，有宽肠理气之功，用为臣药；湿阻气滞不行，佐陈皮以利其气；诸药温燥，故用甘草、大枣、生姜和中保护胃气，为使药。

本方名为平胃，意即消除脾胃寒湿之意。具有调滞气、暖脾胃，因而能化宿食、消痰饮、除风寒冷湿四时不正之气所致的各种疾患。李东垣对此方给予了高度评价，因此他说：“常服调气暖胃，化宿食，消痰饮，辟风寒冷湿四时非节之气。”

如小便赤涩，属于湿热下注，加茯苓、泽泻以利小便；如米谷不化，是由于饮食过多引起的，加枳实以导其滞；如胸中气不快，心下痞闷不舒，加枳壳、木香以利气；如脾胃虚弱，不想吃东西，应着眼于脾胃虚弱，宜加黄芪、人参益气生津以扶正；如心下痞闷腹胀者，加重厚朴的用量，甘草减少一半；如遇到夏天气候炎热，出现口苦、口渴，加酒炒黄芩以清热泻火；如遇雨水过多、空气湿润时，加茯苓、泽泻淡渗利湿；如遇有咳嗽吐痰涎，加半夏、陈皮以顺气化痰。李东垣指出，凡加其他药物时，除苍术、厚朴的分量不变外，其余根据具体病情加减药物，如有痰加清半夏，如咳嗽、饮食减少、脉弦细，为气血两虚，加黄芪、当归补气养血以治本；如脉洪大缓，属湿已化热，宜加黄芩、黄连清热燥湿；如大便硬，属热结大肠，加大黄、芒硝开结通秘。可以先嚼服麸炒的桃仁，用药汤送下，取其活血润肠，加快通幽导滞的作用。

5. 散滞气汤

本方由柴胡、陈皮、半夏、生姜、当归、红花、炙甘草组成。

适用于肝气犯胃、痰瘀阻胃证。因为忧思导致肝气郁结，肝气进而犯胃，胃气郁滞。气郁则痰停，气阻则血瘀。胃气郁结日久，进而导致痰停血瘀。临床表现为胃脘痞满、按压腹部轻微疼痛、不思饮食。即使勉强进食，也难及时消化，常常觉得胸腹饱闷不舒。

方中柴胡、陈皮疏肝解郁，生姜、半夏和胃化痰；当归、红花活血止痛，炙甘草缓中补虚。

6. 通幽汤

本方由桃仁、红花、生地、熟地、当归、炙甘草、升麻组成。

具有养血活血润燥之功，用于治疗大便秘结、幽门梗阻、饮食吞咽哽塞者。因为血液亏虚、血液瘀阻、大肠失润，导致大便干燥难解，甚或幽门梗阻不通，纳入胃中的食物不能下达，反而引起胃气上逆，会厌闭塞不开，咽喉的气不上下通畅，病人吞咽会感到有梗阻的感觉。这种吞咽梗阻症状，不是上焦肺气闭塞所致，而是由于下焦大肠和幽门梗阻所致，所以单纯治疗上焦是无益的，应注意治疗幽门闭塞而产生的大便艰难。该病也可由于脾胃受到“热中”病的影响，阴火上冲耗伤津液所致，称之为“下脘不通”。

方中生地、熟地、当归、桃仁养血润燥、润肠通便、缓急止痛，桃仁、当归配伍红花在养血润燥的同时，具有活血通络、润肠通便、缓急止痛的作用。大队润降药中，加一味升麻降中有升，清升浊降，反而有利于大便的排泄。大队润降药中加一味炙甘草，使甘守津还。

7. 润肠丸

本方由桃仁、当归、麻子仁、大黄、羌活组成。

用于治疗长期大便干涩难解，或结如羊矢，甚或干燥闭塞不通、饮食不进。其病因可以是因为感受风邪所致，风邪耗伤津液导致的大便干涩难解的，称之为“风结”；如果是饮食劳倦损伤脾胃，血液亏虚不能润肠者，称之为“血结”。治疗方法当为养血润燥、泻下通便。如果是因为感受风邪导致的，则同时需要疏风止痒。

方中重用当归、桃仁、麻子仁养血润燥通便，大黄泻下通便，羌活气雄能疏风止痒。炼蜜为丸，有助于润燥通便。全方养血、通便、疏风，更适用于“风结”。若血结者，可去羌活。

8. 导气除燥汤

本方由酒洗知母、酒洗黄柏、炒滑石、茯苓、泽泻组成。

具有清热利湿之功，用于湿热蕴结膀胱导致的小便闭塞不通。由于饮食不时，劳倦过度，导致湿热蕴结膀胱，气血不得流通所致。

方中黄柏清热燥湿，炒滑石、茯苓、泽泻淡渗利湿。湿热润结日久，伤耗津液。津液亏虚，则小便更难出矣。故用知母滋养津液。全方养阴生津、苦寒燥湿、利尿通淋。其中，滑石为石药中的润药，利膀胱之涩结，下达膀胱润滑尿道。

方中并无调气药物，而冠以导气二字，在于清热利湿之后气机调畅而小便闭塞自通，故曰导气。

9. 丁香茱萸汤

本方由橘皮、半夏、苍术、丁香、吴茱萸、草豆蔻、干姜、柴胡、升麻、黄芪、当归、人参、炙甘草、黄柏组成。

具有补中益气、温胃散寒之功，用于治疗胃气虚寒所导致呕哕吐逆、胸膈和咽喉似有物阻塞不通。

方中陈皮、半夏、苍术、草豆蔻燥湿化饮、和胃降逆止呕，干姜、吴茱萸温胃散寒。“邪之所凑，其气必虚”，用柴胡、升麻、黄芪、当归、人参、炙甘草补中益气，以治受病之本源。其补中益气药物，不用白术是为了避免其壅滞气机。少加黄柏泻阴火、除湿热，则标本相得而无偏亢的憋端。

10. 草豆蔻丸

本方由草豆蔻仁、吴茱萸、益智仁、姜黄、陈皮、半夏、泽泻、神曲、麦芽、青皮、白僵蚕、桃仁、人参、黄芪、当归、柴胡、生甘草、炙甘草组成。

方中草豆蔻味辛性温，治脾胃因寒湿郁滞所引起的呕吐脘痛为主；吴茱萸辛苦性热，治脾胃虚寒、浊阴上逆所致的头痛、胃脘痛及呕吐涎沫为辅；片姜黄辛苦性温，行气止痛；益智仁辛温，温脾止泻，善摄涎唾。以上四味是“寒者热之”的正治法。再用柴胡升清，青皮开郁，陈皮理气，桃仁活血，僵蚕祛风，半夏除痰，神曲、麦芽消食，泽泻利水，围绕主、辅药各施其能。更用参、芪益气，当归养血，生、炙甘草缓中补虚，借以协调诸药，才能收到良好的效果。

本方适用于脾胃虚寒、痰饮内停、瘀血阻滞、食积停滞之证。脾胃虚寒，故见畏寒、腹泻、腹内排气频繁、肠间鸣响、四肢逆冷、小便时身体寒噤；痰饮内停，故见头晕眼花、两眼不想睁开、耳鸣、食入反出、挥霍缭乱、胸中气闷、心烦不安、胸膈痞闷、鼻息不通、不闻香臭、咽喉不通、痰唾沃沫、有噎塞感觉、咳喘痰鸣遇冷加重、身体沉重、不能转侧，甚至颈项强直不能回顾；瘀血阻滞，故见腰背引痛、胸中痛、额寒脑痛、胃脘痛甚至胁下牵引而痛等。

该病是因为饥饱劳累损伤脾胃，脾胃虚损导致元气亏虚。在这种情况下，心火乘虚更加耗伤元气，最终导致脾胃虚寒证。脾胃虚寒，痰饮内生，停留于胃肠，流注于心、肺、咽喉、胸中、胁下、脑、腰背、四肢、肌肉、颈项等，则出现种种顽症怪症。脾胃虚损、元气不足，则导致瘀血阻滞于腰背、胸中、头部、胃脘、胁下等处，则出现该处的疼痛等病症。上述病证，如果遇到了冬天，肾与膀胱寒水节气旺盛时，肾水子能令母肺实，燥金的肺与寒水的肾相互结合克制心火，心火被克制了，单纯留下了脾胃虚寒的病证，正如《内经》所说的“大胜必大复”。脾胃虚寒，元气亏虚，皮毛、血脉、分肉卫气不固，又有冬天大寒大燥二气的乘虚侵袭，则上述病证会更加严重。草豆蔻丸更加适合秋冬寒冷之时的脾胃虚寒、痰饮内停、瘀血阻络、食积内停证。正如李东垣说：“此药主秋冬寒凉，大复气之药也。”

11. 神圣复气汤

基本方剂：黑附子、炮干姜、甘草、羌活、防风、藁本、升麻、柴胡、郁李仁、白葵花、人参、当归、半夏。

中间加药煎：橘皮、草豆蔻、黄芪。

中间加浸药煎：生地黄、酒黄柏、酒黄连、枳壳。此四味药物预先一日用新汲井水浸，然后将药液和药物共同与上药煎煮，这类似于后下的意思，目的是使生地黄、酒黄柏、酒黄连、枳壳四味药物具有更好的轻清上浮之性，与羌活、防风、藁本等药物共凑疏散上焦风热的功效。

最后加浸药煎：细辛、川芎、蔓荆子。此三味药物预先一日用新汲井水浸，然后将药液和药物共同与前述所有药物及药液煎煮，目的同上。

方中附子、干姜、草豆蔻、甘草温补脾肾；羌活、防风、藁本、细辛、川芎、蔓荆子、柴胡、升麻升发清阳，散寒除湿；生地、黄连、黄柏清热除湿养阴，潜降阴火；半夏、枳壳、橘皮、郁李仁、白葵花降胃导浊；人参、黄芪、当归补气养血。

神圣复气汤具有温阳散寒、清热除湿、升发清阳之功，适用于脾肾阳虚、湿热内蕴、阴火上冲、清阳不升之证。本方的煎煮方法很有特点，通过后下分次煎煮法，使厚薄异其味，轻重异其性，达到药剂的协调作用。本方又治疗咬颊、咬唇、咬舌及舌根强硬等风痰阻络之证。忌食肉汤恐助经中火邪，宜食瘦肉以增强营养。

该病是因为饥饱劳累损伤脾胃，脾胃虚损日久导致脾肾阳虚、寒湿内生、元气亏虚。脾肾阳虚、寒湿下注，导致下焦肝肾之相火郁结形成阴火。阴火上冲，与中下焦的寒湿搏结又转化为湿热。湿热阻遏，清阳不升，则又导致诸多病证。最终形成了脾肾阳虚、湿热内阻、清阳不升的上热下寒证。脾肾阳虚，表现为头并口鼻或恶风寒，喜日阳，前阴冷，步履不正，起居艰难，掌中寒、牙齿动摇不能嚼物，小便数而昼多、夜频而欠，气短喘喝、少气不足以息、卒遗失无度；湿热内阻、阴火上冲、清阳不升，表现为腰背胸膈闭塞、疼痛善嚏，口中涎，目中泣，鼻中流浊涕不止或如息肉、不闻香臭，咳嗽痰沫，头作阵痛，目中流火、视物䀮䀮，耳鸣耳聋，常觉痰塞、膈咽不通，口失味，阴汗，夜卧不安，肩胛大痛、两胁缩急而痛、风痹麻木。妇人可见白带、阴户中大痛、牵心而痛、黧黑失色；男子可见睾丸收缩牵心腹隐隐作痛、面如赭色、食少、大小便不调、烦心霍乱、逆气里急而腹皮色白、后出余气、腹不能努，或肠鸣、膝下筋急、肩胛大痛等。

三、对胜复理论的评价

李东垣在本论中论及了胜复在疾病发病中的作用。《内经》说："大胜必大复。"他根据胜复理论，制定了草豆蔻丸、圣神复气汤。观其论证错综复杂，用药复杂，实际是运用了五行相生相克和《素问·至真要大论》“治诸胜复，寒者热之，热者寒之”“抑者散之，燥者润之”“衰者补之，各安其气”的原理。上述二方具备了这些法则，如草豆蔻、吴茱萸、炮附子、干姜之类，是属于“寒者热之”的正治法；黄连、黄柏之类，是属于“寒者寒之”的从治法；羌活、防风、升麻、柴胡之类，是属于“抑者散之”之法；当归、生地、桃仁之类，是属于“燥者润之”之法；人参、黄芪、甘草之类，是属于“衰者补之”之法。治疗太阳寒水复气，总的原则是治以咸热，佐以甘辛，以苦坚之。据理定法，依法定方，因方选药，药似庞杂，其实条理井然，临证化裁，贵在变通。胜复之说，为阐释病因病机提供了新的途径。但因为拘泥于“五运六气”和五行相生相克学说，有其机械主义的一面，读者当吸取其精华，剔除其糟粕。

脾胃将理[1]法

[1] 将理：调理休养。

白粥、粳米、绿豆、小豆、盐豉[2]之类（脾胃的调理休养方法，首先要注意调理饮食，如白粥、粳米、绿豆、赤小豆、盐豉之类），皆淡渗利小便，且小便数不可更利（小便次数多的人，就不可服用上述食品再利小便），况大泻阳气（况且这些利小便食品用得多了能严重损伤阳气），反得[3]行阴道[4]（反而利小便损伤津液），切[5]禁湿面（也一定要禁吃难以消化的湿面防止损伤脾胃和助湿气），如食之觉快勿禁（但是如果吃湿面觉得舒适，那就不一定要去禁止它）。

[2] 盐豉：即豆豉。用黄豆煮熟霉制而成，常用以调味。

[3] 反得：反而。

[4] 行阴道：利小便。

[5] 切：一定要。

药中不可服泽泻、猪苓、茯苓、灯心、琥珀、通草、木通、滑石之类（在没有停湿蓄水的情况下，处方中不可用泽泻、猪苓、茯苓、灯芯、琥珀、通草、木通、滑石之类药物），皆行阴道而泻阳道[6]也（因为这些药物都利小便伤津液而泻阳气），如渴，如小便不利，或闭塞不通则服（如因水停不化导致的口渴、小便不利、小便闭塞不通，这些都可以服用），得利勿再服（得小便通利后则止，不要再服用了，防止伤津损阳）。

[6] 泻阳道：泻阳气。

忌大咸（脾胃病忌讳大咸食品），助火邪而泻肾水真阴（因为过咸助火热邪气而耗伤肾水真阴），及大辛味，蒜、韭、五辣[7]、醋、大料物、官桂、干姜之类（以及忌讳服用大辛辣味如蒜、韭、五辣、醋、大料物、官桂、干姜之类）。

[7] 五辣：此处可能指生姜、洋葱、辣椒、胡椒、花椒等物。

若服升沉之药[8]（如果服用较强的具有升散作用的发汗药物，或者较强的具有沉降作用的泻下药物），先一日将理（应该提前一天调理脾胃），次日腹空服（第二天空腹服药），服毕更宜将理十日（服药完毕后更宜调理脾胃十天），先三日尤甚（特别是服药三

[8] 升沉之药：指升散和沉降之药。

天后更要注意调理脾胃），不然[1]则反害也（否则反而损害脾胃，病也不能及时治愈）。

夫诸病四时用药之法，不问[2]所病（不管所患什么病），或温或凉（或用温药，或用凉药），或热或寒（或用热药，或用寒药，都应根据时节气候加味），如春时有疾（如春天有病多伴有风热邪气），于所用药内加清凉风药（宜在主治方药中加入适量的清凉散风药物如荆芥、防风、桑叶、菊花、薄荷之属），夏月有疾加大寒之药（夏天有病多伴有热邪，宜在主治方药中加入适量的大寒药物如黄芩、黄连、生石膏、知母之属），秋月有疾加温气药（秋天有病多伴有寒燥邪气，宜在主治方药中加入适量的温润气分药物如杏仁、苏叶、桔梗、前胡之属），冬月有疾加大热药（冬天有病多伴有寒邪，宜在主治方药中加入适量的大热药物如炮附子、干姜、肉桂、吴茱萸之属），是不绝生化之源也（以适应四时季节温热凉寒和升降浮沉的规律，也就是不绝生化的源泉）。钱仲阳[3]医小儿深得此理（宋代钱乙治疗小儿疾病，深深地懂得这个道理）。《内经》：必先岁气[4]（必先审查一年四时气候节气的太过或不及），毋伐天和[5]（用药不要违反四时节气的自然规律），是为至治[6]（这是最好的治疗方法）。又曰：无违时（不要违反四时气候的自然规律），无伐化[7]（又不要伤伐人体的生化之气）。又曰：无伐生生之气（不要伤伐人体的生生之气）。皆此常道也（这都是一般的用药法则和道理）。用药之法，若反其常道，而变生异证，则当从权施治（在这种情况下，就应当权宜变通，给予灵活的施治方法）。假令病患饮酒或过食寒（假如病人嗜好饮酒或过度服用寒凉食物），或过食热（或过度服用辛热的食物），皆可以增病（都可以造成阴阳偏胜使疾病加剧）。如此则以权衡应变治之（如果是这样的话，则也要用灵活应变的治疗方法）。权变之药（但是灵活权变的药物），岂可常用之（不可作为经常服用的药物）。

[1] 不然：否则。

[2] 不问：不管，无论。

[3] 钱仲阳：钱乙，字仲阳，宋代著名儿科学家。著有《小儿药证直诀》。

[4] 岁气：一年的气候。

[5] 天和：四时节气的自然规律。

[6] 至治：最好的治理。

[7] 化：生化之气。

【入门导读】

李东垣在《内经》“无违时，无伐化”理论的指导下，根据自己的临床经验探讨了调护脾胃的方法。

一、防止食物损伤胃气

1. 不宜常服淡渗利小便的食物

白粥、粳米、赤小豆、盐豉等食物，都是淡渗利小便的食物。淡渗利湿的食物吃多了也能损伤津液和阳气。尤其是平时小便次数多的人，更要少吃淡渗利小便的食物。

2. 不宜常服湿面和助湿的食物

面食具有生湿助痰的弊端，不宜久食、过食。肥甘厚味类、油炸类、甜食类食物如海鲜、牛羊肉、肥猪肉、牛奶、蛋黄、鱼子、花生、瓜子、巧克力、油条、油炸的膨化零食、西式甜点、蛋糕等都有助湿生痰的弊端。

3. 不宜过食大咸、大辛的食物

大咸的食物包括咸腌制食品（如各种咸菜）、海产品（如紫菜、海蛰、海带、海参等）、酱及其酱制品（酱油、酱肉等）等。这些食物能走血，助火邪而耗伤肾水真阴。辛辣食物包括葱、蒜、韭菜、生姜、酒、辣椒、花椒、胡椒、桂皮、八角、小茴香、芥末。这些食物能助火生湿生痰，能耗伤津液。

二、防止药物损伤胃气

1. 不宜过用淡渗利湿的药物

在没有停湿蓄水的情况下，处方中不可用泽泻、猪苓、茯苓、灯芯、琥珀、通草、滑石之类的药物。因为这些药物具有淡渗利水的功能，易伤津液而损阳气。

如果因为水停不化、口渴、小便不利或小便闭塞不通，则要服用这类药物，得小便通利则止，不必再服。

2. 不宜过用辛散发汗的药物

辛温发散的药物如麻黄、桂枝、羌活、独活等。过用这些药物容易导致发汗过多，耗伤阴津和阳气。

3. 不宜过用苦寒沉降的药物

苦寒沉降的药物如黄连、黄柏、黄芩、大黄、龙胆草等。过用这些药

物容易损伤阳气，败坏胃气。

三、根据四时节令用药保护胃气

《素问·五常政大论》中就提出了“必先岁气，毋伐天和”的治疗原则。四时的变化规律与天地万物的生化是不能违背的，只有顺天时加减药物，才合乎规律，才有利于身体的健康和疾病的防治。

李东垣的法时用药思想源于《内经》，与《内经》是一脉相承的。“无违时，无伐化”是其法时用药的基本思想。药时相权、随时加减，是其法时用药的基本法则。洞察天地阴阳生杀之理与药物的升降浮沉之性，在实践中灵活运用，对于临证制方是大有裨益的。他在《脾胃论·用药宜禁论》中曾说：“夫四时阴阳者，与万物浮沉于生长之门，逆其根，伐其本，坏其真矣……故冬不用白虎，夏不用青龙，春夏不服桂枝，秋冬不服麻黄，不失气宜。如春夏而下，秋冬而汗，是失天信，伐天和也。”

本文中李东垣说：“夫诸病四时用药之法，不问所病，或温或凉，或热或寒，如春时有疾，于所用药内加清凉风药；夏月有疾，加大寒之药；秋月有疾，加温气药；冬月有疾，加大热之药，是不绝生化之源也。”也就是说，在不同季节要分别佐助寒、热、温、凉不同药性的药物，则可有益于人体之化源。生生之气常在，必有利于机体的康复。如春天有病多风邪，可以考虑在主治方中加入适量的清凉风药如荆芥、防风、桑叶、菊花、薄荷等；夏天有病多热邪，可以考虑在主治方中加入适量的寒药如黄芩、黄连、生石膏、知母等；秋天有病多燥邪，凉燥可以考虑加入适量的温润药物如杏仁、苏叶、桔梗、前胡等；温燥可以考虑加入适量的凉润药物如沙参、麦冬、天花粉、桑叶、枇杷叶、芦根等；冬天有病多寒邪，可以考虑适量加入热药如附子、干姜、桂枝等。需要注意的是，四时用药不是机械刻板的，不能盲目地用药，也要遵循辨证论治的原则。

摄　养[1]

[1] 摄养：shè yǎng，养生，调养。

忌浴当风[2]（忌讳洗澡的时候直接对着风吹），汗当风（忌讳出汗的直接对着风吹）。须以手摩[3]汗孔合（就必须用手掌摩擦使汗孔闭合），方许[4]见风，必无中风、中寒之疾（这样就不会有感受风邪和感受寒邪的疾病）。

[2] 当风：正对着风。
[3] 摩：摩擦。
[4] 方许：才允许。

遇卒[5]风暴寒（如果突然遇到气候刮风变冷），衣服不能御[6]者（衣服穿得太少不能防护暴风骤寒的时候），则宜争努[7]周身之气以当[8]之（则宜尽量加强活动调动全身元气来抵御外邪，这样做是很有效的），气弱不能御者病（如果形衰气弱的人这样做，因为正气不足难以抵御外邪，仍然会要生病）。

[5] 卒：cù，突然。
[6] 御：抵御。
[7] 争努：尽量地使出力气。
[8] 当：抵挡、抵御。

如衣薄而气短（如果衣服单薄，身体感到寒冷而呼吸气短），则添衣（应该即时添加衣服），于[9]无风处居止[10]（去没有风寒的地方居住停留）。气尚短（如果呼吸还是短促），则以沸汤一碗熏其口鼻（就用开水一碗熏蒸其口鼻），即不短也（呼吸就不会短促了）。

[9] 于：去，到。
[10] 居止：居住，停留。

如衣厚于不通风处居止（如果穿着很厚的衣服，到空气不流通的地方居住停留），而气短（而发生呼吸短促），则宜减衣（则应该减少衣服），摩汗孔合（摩擦汗孔使其闭合），于漫风[11]处居止（到空气流通的房间居住停留）。

[11] 漫风：通风。

如久居高屋（如果长久居住在高大寒冷的房屋内，影响肺气的宣发肃降），或天寒阴湿所遏（或者天气寒冷，阴湿太盛，阻碍肺气的宣发肃降），令气短者（使人呼吸短促），亦如前法[12]熏之（也宜用开水熏其口鼻给予处理）。

[12] 前法：指用开水一碗熏蒸其口鼻。

如居周密小室[13]（如果居住在密闭无缝不通风的

[13] 小室：小屋。

小屋子里），或大热[1]而处[2]寒凉（或者天气炎热而居住在过于阴凉的地方），气短（都能影响肺气的宣降而导致呼吸短促），则出就[3]风日（就应该从屋子里出来呼吸呼吸新鲜空气和晒晒太阳）。凡气短皆宜食滋味[4]汤饮（凡是呼吸短促的人，皆应该吃点有营养的汤水），令胃调和（让胃气充盛和谐调畅）。

或[5]大热能食而渴（假使夏天气候炎热，能食而口渴），喜寒饮（喜欢喝寒凉的冷饮），当从权以饮之（应当根据个人情况来适量饮用），然不可耽嗜[6]（但不可过于嗜好，以免造成寒冷损伤脾胃）。如冬寒喜热物（如果冬天气候寒冷，喜爱热的饮食），亦依时暂食（也应该根据时令暂时给予热食以助温暖，但不可过于嗜好，以免温热助火伤害脾胃）。

夜不安寝[7]（如果夜卧不能安睡），衾[8]厚热壅故也（可能是因为被子过厚热气壅遏导致的），当急去之（应当赶紧减少被子），仍[9]拭[10]汗（仍然擦干汗液）。或薄而不安（倘若被服过薄而夜卧不安），即加之（就增加被子来保温），睡自稳也（睡觉自然能够安稳）。饥而睡不安（如果由于饥饿以致睡眠不安），则宜少食（则应该给少量饮食），饱而睡不安（如果过饱而睡眠不安），则少[11]行坐（则应该起床适当走走或坐坐以帮助消化）。

遇天气更改[12]（如果遇到天气变化），风寒阴晦（出现风雨、寒冷、隐晦的天气），宜预避之（应该预先做好准备，避免风寒雨湿侵袭机体）。大抵宜温暖（大概说来，护理调养宜保温暖），避风寒（避免风寒侵袭），省[13]语（少说废话），少[14]劳役为上[15]（减少过分劳累，这都是养生的上策和好方法）。

[1] 大热：天气炎热。
[2] 处：居住。
[3] 出就：出来靠近。
[4] 滋味：美味，有营养的。
[5] 或：倘若，假使。表示假设。
[6] 耽嗜：dān shì，过于嗜好。
[7] 安寝：qǐn，安睡。
[8] 衾：qīn，被子。
[9] 仍：依然，照旧。
[10] 拭：shì，擦除。
[11] 少：稍稍。
[12] 更改：变化。
[13] 省：节省。
[14] 少：减少。
[15] 为上：为最好的策略。

【入门导读】

养生的方法，是未病先防的措施。不能机械地套用，而要根据具体情况灵活地加以处理。不同的天气变化、居住条件、穿衣饮食导致的身体不适，要早预防和早治疗。

如洗澡出汗的时候，不要正对着风；假如洗澡汗出正对着风的话，就必须用手掌摩擦使汗孔闭合。如果通过手掌摩擦，汗孔都已经闭合了，才允许见风，这时就不容易发生伤风、中寒的外感疾病。

如果遇到突然的气候变化，衣服穿得太少，不能抵御暴风骤寒的时候，则宜加强活动调动全身之气来抵御外邪。如果形衰气弱者，是不能抵御外邪的，容易发生疾病。

如果衣服穿少了，身体感到寒冷而呼吸短促，就及时添加衣服，到没有风和温暖的地方居住。如果呼吸还是短促，就用一碗开水的热气熏蒸其口鼻促进气血流通，呼吸短促的现象就会缓解的。

如果穿着很厚的衣服，居住在空气不流通的房间内，也容易发生呼吸短促，则应该减少衣服，摩擦汗孔使其闭合，到空气流通处居住。

如果久住高大寒冷潮湿的房屋，或天气寒湿，导致肌表为寒湿所困遏、肺气不得宣降，使人呼吸短促，也宜用开水熏口鼻的办法处理。

如果居住在不通风的小房间内，或天气炎热而住在过于阴凉的地方，都能导致呼吸短促，则应该出来呼吸呼吸新鲜空气和晒晒太阳。凡属呼吸短促的患者，皆应该吃点有营养的汤水，使胃气充盛和谐畅达。

如果夏季天气炎热，能食而口渴，喜欢喝寒凉的饮料，应当采用变通的方法适量斟酌给予，以解上焦的烦热。但不可过于嗜好，以免造成寒冷损伤脾胃的阳气。如果冬天气候寒冷，喜爱热的饮食，也宜采用变通的方法暂时给予温胃散寒。但不可过于嗜好，以免火热内生、伤耗阴津和损伤脾胃。

夜卧不安，如果是因被子过厚致热气壅遏，应当赶紧减少被子，依旧要擦干汗液；如果被子过薄而夜卧不安，就应该增加被子来保暖，自然能够入睡。如果由于饥饿以致睡眠不安，就应该给少量饮食；过饱而睡眠不安，则应该起床适当走走或坐坐以帮助消化。

如果遇到气候变化，出现风雨、寒冷、阴晦的天气，宜预先做好准备，躲避风雨的侵袭。一般说来，保温暖，避风寒，少说废话，少劳累，这些都是养生的好策略和好方法。

远　欲[1]

名[2]与身[3]孰亲[4]（名声与身体健康，您更看重那个呢？），身与货[5]孰多（身体健康与钱财，您更愿意那个多呢）？以隋侯之珠[6]（如果只重视名和利，那就好比用古代隋侯所藏名贵的珍珠），弹[7]千仞[8]之雀（弹射很远的鸟雀），世必笑之（世人必然会讥笑他这是愚蠢的行为），何取之轻而弃之重耶（为什么获取轻贱不值钱的鸟雀而丢弃贵重的珍珠呢？为什么所得极微而损失很大呢）？残躯[9]六十有五（我这个衰弱的身体已经六十五岁了），耳目半失于视听（耳朵和眼睛有一半失去了听力和视力），百脉沸腾而烦心（全身百脉像热汤沸腾一样的躁动，心里很烦），身如众派[10]漂流（身体各个部分好比躺在水上漂流，轻飘飘的没有根柢），瞑目[11]则魂如浪去（一闭上眼睛就神魂不定，就像浪花一般地流逝），神气衰于前日（精气神比以前衰弱了），饮食减于曩时[12]（饮食比以前减少了），但应人事[13]（只要应酬日常事物），病皆弥甚[14]，以己之所有（用自己的全部精力去应酬不必要的日常事物），岂止[15]隋候之珠哉（何止是“隋侯之珠”一样的因小失大呀）？安于淡薄[16]，少思寡欲，省语以养气，不妄作劳以养形，虚心以维神，寿夭[17]得失安之于数[18]（寿限和得失，安心地听从命运的安排），得丧[19]既轻（患得患失的心理负担减轻了），血气自然谐和，邪无所容（血气和谐条畅，正气充盛，身体自然也就不会容纳邪气），病安增剧？苟[20]能持[21]此[22]（如果能坚持这种预防疾病的养生方法），亦庶几[23]于道（大概或许就会合乎自然规律），可谓得其真趣[24]矣（可谓是得到了生命的真谛）。

[1] 远欲：远离各种非分的欲望。

[2] 名：名声。

[3] 身：身体健康。

[4] 亲：亲近，看重。

[5] 货：钱财。

[6] 隋侯之珠：古代隋侯所藏的名贵珍珠。“隋珠弹雀”，比喻做事不知衡量轻重，因而得不偿失。见《庄子·让王》。

[7] 弹：弹射，投射。

[8] 千仞：八千尺，很远。八尺为一仞。

[9] 残躯：衰弱的身躯，作者自己称呼。

[10] 众派：各自。

[11] 瞑目：闭上眼睛。

[12] 曩时：nǎng shí，往时，以前。

[13] 人事：日常事物。

[14] 弥甚：更加严重。

[15] 岂止：何止，不仅。

[16] 淡薄：饮食淡薄。

[17] 寿夭：shòu yāo，寿限。

[18] 数：命运，天命。

[19] 得丧：患得患失的心理负担。

[20] 苟：如果。

[21] 持：坚持。

[22] 此：预防疾病的养生方法。

[23] 庶几：shùjī，或许，也许。

[24] 真趣：zhēn qù，真正的意趣，旨趣。

【入门导读】

李东垣在著《脾胃论》时，体弱多病，耳聋目花，心烦气躁，饮食减少，神气消退。正如他说："残躯六十有五，耳目半失于视听，百脉沸腾而烦心，身如众派漂流，瞑目则魂如浪去，神气衰于前日，饮食减于曩时，但应人事，病皆弥甚，以己之所有，岂止隋侯之珠哉？"所以，他通过总结自己日渐衰老的身体状态的教训，来告诫人们通过远离各种非分的欲望保持自己的身体健康。

如何保持身体的健康呢？方法是安于饮食淡薄以养脾气，减少思虑和欲望以养心气和肾气，少说废话以养元气和肺气，不过于劳累以养形体，虚心宁静以维护精神。如能坚持这种预防疾病的思想，血气自然会调和，正气存内，病邪无隙可乘，疾病就不会发生和增剧，才合于自然规律，就得到了生命的真趣。

省言箴[1]

气乃神之祖（气是神的本源，可以转化为神），精乃气之子（气也是精的本源，可以转化为精），气者精神之根蒂[2]也（气是精神的根本啊）。大矣哉[3]（元气太重要了啊）！积气以成精（保养气而使人体产生充盛的精），积精以全神（保养精而使人体产生旺盛的神），必清必静（要想保养精气神，必须保持清静之心），御[4]之以道[5]（按照一定的规律加以防护保养），可以为天人[6]矣（这样才可以成为一个真正懂得养生的人呀）。有道者能之（只有懂得养生规律的人才能够通过清心寡欲来维护气的消耗），予何人哉（我算什么样的人啊），切宜[7]省言[8]而已（务必应该通过少说废话来减少气的消耗）。

[1] 省言箴：箴，zhēn，规谏。省言箴就是规劝人少说废话。

[2] 根蒂：gēn dì，根本。

[3] 大矣哉：矣哉是“啊”的意思。大矣哉就是元气太重要了啊。

[4] 御：防护保养。

[5] 道：规律。

[6] 天人：洞悉宇宙人生本原的人，神仙。

[7] 切宜：切，务必之意；宜，应该之意。务必应该。

[8] 省言：少说废话。

【入门导读】

精气神是人身三宝。其中，最重要的环节是气。因为气可以生神，气可以生精。故气是精神产生的根本，是精神联系的枢纽，是维持生命的根本。所以，作为一个洞悉人生本原的人，通过虚心清静来维护控制气的消耗。

李东垣晚年应诊繁忙，既劳心耗神，又言语过多耗气。要想做到彻底的清心静气并非易事，所以他只有通过提醒自己少说废话来保养元气。更重要的是，他通过规谏自己来规劝人们要重视保养元气，防病祛病，延年益寿。李东垣把“摄养”“远欲”“省言”三大防病养生的经验附于《脾胃论》书末，反映了李东垣重视养生的学术思想。

我们在日常生活中一定要慎起居、适寒温，防止外邪侵袭。例如平时洗澡或出汗时不要对着风，以防风邪侵袭；天气寒冷时要及时添加衣服；天热的时候，要记得多饮凉开水，不要等口渴了再喝水等等。养生应从生活中的细节入手，细节决定健康。

名利和身体哪个对我们更重要呢？金钱和身体哪个又对我们重要呢？显然，身体对我们是最重要的，否则有再多的名利和金钱，没有健康的身体，又有什么用呢？人有欲望本无可厚非，但是要所节制。在现代社会，越来越多的人重名图利，不择手段地去追逐财富，结果欲望太多太重，无形中给自己增加了压力，更有甚者将自己引向了歧途。因此，养生不仅仅要养好身，还要养好心，这就要求我们远名利、远物欲，不要为其所羁绊。

古人认为，天之三宝是日、月、星，地之三宝是水、火、风，人之三宝是精、气、神。我们养生养什么？用老百姓的话说其实养的就是一个精气神。《脾胃论》中说："气乃神之祖，精乃气之子，气者，精神之根蒂也。"要养好精、气、神，就要求我们平时少说废话，即话说多了会耗伤我们的精、气、神。古人养生，强调安心静坐，少语寡言，养神存精，以享天年，也就是这个道理。

附篇

李东垣“阴火论”学术思想探讨

李东垣是“补土派”的创始人，在他所著《脾胃论》《内外伤辨惑论》《兰室秘藏》《医学发明》4部著作中，有40多处提到“阴火”。但他对阴火的概念交代得不够确切，有时指心火，有时指肾火，有时又指脾火、胃火、肝火、肺火、经脉之火、五志之火、实火、虚火、相火、下焦包络之火、七情之火等。上述这些繁杂不同的说法，造成了后世学者对其“阴火论”学术思想认识的不同。正确理解李东垣“阴火论”学术思想，对全面准确把握和深入研究李东垣整个脾胃论学术思想，对提高内伤脾胃病的临床诊治水平，起着至关重要的作用。

一、阴火的本质

在生理情况下，相火寄藏于下焦肝肾二部，作为少火具有充养温煦全身的作用。在某些异常因素作用下，下焦肝肾中的相火可以转化成病理之相火、亢盛之相火。如朱丹溪指出心火妄动则可以诱发相火妄动，他说：“主闭藏者，肾也；司疏泄者，肝也。二脏皆有相火，而其系上属于心。心，君火也，为物所感则心动，心动则相火亦动”。[1]

李东垣所称之阴火就是在某些异常因素作用下寄藏于下焦肝肾的相火转化成的病理之相火、亢盛之相火。简单地说，阴火就是下焦肝肾中的病理之相火、亢盛之相火。李东垣之所以将其命名为阴火，原因有二：①从部位来讲，阴火产生于下焦肝肾，属阴；②从功能来讲，因为阴火为病理之相火、亢盛之相火，性属耗气伤阴之壮火，与充养温煦之少火相对，属阴。

肝肾二脏通过表里经和同名经与胆、心包络、三焦、膀胱、心、小肠等脏腑联系密切。因此，在生理情况下，相火虽然寄藏于肝肾二部，但却游行于全身上下内外，而发挥着推动、维持和延续人体生命活动的重要作用。在病理情况下，肝肾中的相火转化为阴火，阴火则上冲下达、内走外窜充斥于全身。因为阴火来源于下焦肝肾之相火，所以李东垣将阴火又称之为肝火、肾火、下焦包络之火、相火。阴火若走窜于心中，则将其称之为心火；若走窜于肺中，则将其称之为肺火；若走窜于脾胃，则将其称之为脾火、胃火；若走窜于经络，则将其称之为经脉之火；若走窜于五脏六腑，影响五志七情，则将其称之为五志之火、七情之火；阴火为下焦肝肾中病理之相火、亢盛之相火，性属实，故称之为实火、壮火。可见，李东垣所谓的肝火、肾火、心火、脾火、胃火、肺火、经脉之火、五志之火、实火、相火、下焦包络之火、七情之火等，其实质皆为阴火上冲下达、内走外窜充斥于全身不同部位的具体表现罢了。尽管其具体部位和表现形式不同，但其本质则一，皆为阴火。如果试图单纯用某一具体部位之火来等同替代阴火，恐会犯以偏概全的错误。如李东垣说："心火者，阴火也，起于下焦，其系于心，心不主令，相火代之；相火，下焦包络之火……脾胃气虚，则下流于肾，阴火得以乘其土位。"[2]

李东垣将阴火称为虚火最令人费解。阴火为下焦肝肾中病理之相火、亢盛之相火、耗气伤阴之壮火。也正因为阴火为耗气伤阴之壮火，最易导致气虚、津虚、阴虚、血虚等虚证，故李东垣又将阴火称之为虚火。李东垣说："火之与气，势不两立，故《内经》曰：壮火食气，气食少火，少火生气，壮火散气。"[3]但必须要注意，不能因为李东垣称阴火为虚火，就误认为阴火性质属虚。也正因为阴火为耗气伤阴之壮火，所以李东垣又将阴火称为贼火、元气之贼。他说："相火，下焦包络之火，元气之贼也。火与元气不两立，一胜则一负。"[2]朱丹溪遵从李东垣之说，也将妄动之相火称为元气之贼，他说："相火之气，《经》以火言之，盖表其暴悍酷烈，有甚于君火者也，故曰相火元气之贼。"[1]

二、阴火的病因病机

饮食不节、劳倦过度、精神刺激 3 种病理因素是导致阴火产生的始动因素。李东垣说："夫饮食不节则胃病，胃病则气短、精神少而生大热，有时而显火上行，独燎其面。《黄帝针经》云：'面热者足阳明病。'胃既病，则脾无所禀受。脾为死阴，不主时也，故亦从而病焉"[2]，"形体劳役则脾病，脾病则怠惰嗜卧，四肢不收，大便泄泻。脾既病，则其胃不能独行津液，故亦从而病焉"[2]，"凡怒、忿、悲、思、恐、惧，皆损元气。夫阴火之炽盛，由心生凝滞，七情不安故也"[2]。其中，精神因素在发病中占主导作用，如他说："饮食失节，及劳役形质，阴火乘于坤土之中……皆先由喜、怒、悲、忧、恐为五贼所伤，而后胃气不行，劳役饮食不节继之，则元气乃伤。"[2]

上述3种因素常常交互为患、相互影响、综合作用，更容易导致阴火的产生。

脾胃居中焦，是精气升降运动的枢纽，升则上输于心肺，降则下归于肝肾。脾胃健运，脾升胃降，清升浊降，气机调和，五脏六腑功能正常。在饮食不节、劳倦过度、精神刺激等病理因素的作用下，逐渐导致脾胃虚弱，脾胃虚弱不能运化水谷，水谷变生湿浊。湿浊有趋下和重着之性，更兼以脾胃虚弱不能升提中气，则湿浊由中焦脾胃侵袭下焦肝肾。湿浊下流于下焦肝肾，闭塞下焦肝肾之气机，导致肝肾相火不得流通而转变为病理之相火、亢盛之相火、耗气伤阴之壮火，即标志着阴火的形成。阴火炽盛沸腾，影响五脏六腑及四肢九窍，发生种种病证。李东垣说："是热也，非表伤寒邪，皮毛间发热也，乃肾间受脾胃下流之湿气，闭塞其下，致阴火上冲。"[4]

概而言之，饮食不节、劳倦过度、精神刺激等病理因素损伤脾胃，清阳不升是阴火产生的始动因素，而湿浊下趋、闭塞肝肾气机则是阴火产生的直接因素。脾胃虚弱、清阳不升、湿浊下注、相火郁闭是阴火产生的病机。因为先有脾胃虚弱、清阳不升，继而产生了阴火，所以李东垣将该病机高度概括为气火失调证或内伤热中证，如他说："饮食、劳倦、喜怒不节，始病热中。"[2]

三、阴火的诊断

阴火可上冲下达、内走外窜游溢充斥全身。但阴火位于下焦肝肾，其为害则以上冲外窜为主，李东垣将其简称为阴火上冲证，具体表现为面热如火燎、目赤面红、四肢烦热、肌热、遍身壮热、身热而烦、蒸蒸而热、浑身躁热、手心热甚于手背、骨髓中热等。他说："乃肾间受脾胃下流之湿气，闭塞其下，致阴火上冲，作蒸蒸而躁热，上彻头顶，旁彻皮毛，浑身躁热，作须待袒衣露居，近寒凉处即已，或热极而汗出亦解。"[4]

阴火最易耗气伤阴，表现为元气和阴津大伤证，具体表现为精神困顿、怠惰嗜卧、四肢不收、四肢困怠、肢体沉重、气高而喘、烦渴不止、口唇干裂等，其中尤以四肢困怠、气高而喘、皮肤不任风寒、口渴不止为审证要点。他说："脾胃一伤，五乱互作，其始病遍身壮热，头痛目眩，肢体沉重，四肢不收，怠惰嗜卧，为热所伤，元气不能运用，故四肢困怠如此"[2]，"故脾证始得，则气高而喘，身热而烦，其脉洪大而头痛，或渴不止，其皮肤不任风寒而生寒热，盖阴火上冲则气高，喘而烦热，为头痛，为渴，而脉洪"[2]。

阴火的诊断必须结合脾胃虚弱、清阳不升、湿浊下注证综合判断方可确诊。脾胃虚弱、清阳不升证主要见面色萎黄或晦暗、声低气短、头晕目眩、纳差乏味、腹胀便溏、内脏下垂等。湿浊下注证主要见胃脘痞闷、腰骶酸沉疼痛、阴囊潮湿、下肢关节肿痛、小腿沉重、带下黄稠、舌中根黄厚细腻、脉濡软等。

四、阴火的治疗

李东垣《脾胃论》的第一张处方是补脾胃泻阴火升阳汤，见于“脾胃盛衰论”篇中。而“脾胃盛衰论”类似李东垣《脾胃论》的总论，又是该篇中唯一的一张方剂，并明确指出“后之处方者，当从此法加时令药”[2]。可见，阴火的治疗当从补脾胃、泻阴火、升清阳这三个基本方面入手灵活应用。

1. 补脾胃

补益脾胃，即著名的甘温除热法，为治本之法。只有脾胃健运，才能从根本上制约阴火的产生，也就是说阴火自然敛戢潜藏，乃不治而治之法。健脾益气的药物主要有人参、白术、茯苓、甘草、黄芪、当归，代表方剂如补中益气汤。

2. 升清阳

升清阳有两方面作用：一是助脾胃升发清阳，促进脾胃的健运，因此可以潜藏阴火；二是风能胜湿，有助于祛除湿邪，湿邪去则肝肾相火得以流通，阴火自然不生。可见，升清阳一举两得，既治本又治标，为潜降阴火的关键环节，不可或缺。升发清阳的药物有柴胡、升麻、葛根、羌活、独活、防风、防己、藁本、蔓荆子、白芷、川芎、细辛等，著名方剂如升阳除湿汤。

3. 泻阴火

泻阴火不是简单的清热泻火。湿浊下趋、闭塞肝肾气机是阴火产生的直接因素，故祛除湿浊才是泻阴火最为直接的方法，也就是说祛除湿浊就是泻阴火。祛除湿浊除了应用升发清阳的风药外，主要采用苦寒燥湿、苦温燥湿、淡渗利湿三法，药物有知母、黄柏、龙胆草、黄芩、黄连、苍术、半夏、厚朴、茯苓、猪苓、泽泻、木通、车前子、滑石等。在三法中，李东垣更偏重于苦寒燥湿法，因为该类药物既可苦寒燥湿又可清热泻火，更有利于泻降阴火，代表方剂如补脾胃泻阴火升阳汤。

4. 随证加减

若阴火窜入心中，导致心中烦乱者，可选用朱砂、黄连、木通、滑石、竹叶等；阴火窜入肺中，导致咳喘者，可选用黄芩、桔梗、桑白皮、麦冬、五味子、款冬花、佛耳草、人参、生甘草等；阴火窜入肝中，导致胸胁痛和转筋者，可选用芍药甘草汤和诸风药等；阴火窜入肾中耗伤肾阴，导致行步不正和脚膝痿弱者，可选用知母、酒黄柏、生地、木瓜等；阴火窜入肾中耗伤肾阳，导致骨乏和睾丸冷痛者，可选用炮附子、干姜、肉桂、川乌等；阴火窜入胃中，导致发热燥渴脉洪大者，可选用生石膏、知母、寒水石、升麻、葛根、丹皮等；若脾胃气滞见腹胀纳呆者，可选用青皮、陈皮、枳实、枳壳、厚朴、砂仁、木香、槟榔、三棱、莪术、神曲等；若心下痞者，可选用半夏、黄连、黄芩、白芍、生姜等；若大便干燥者，可选用生地、当归、桃仁、麻子仁、郁李仁、皂角仁、大黄、升麻、羌活等；若泻痢者，可选用白术、茯苓、车前子、五味子、乌梅、诃子、罂粟壳、槐花、椿根白皮等；若汗出较多者，可选用五味子、乌梅、麻黄根等；若胃寒见多唾或吐白沫者，可选用白豆蔻、草豆蔻、益智仁、藿香、丁香、小茴香、桂枝、干姜、吴茱萸等；若伴有瘀血者，可选用红花、苏木、姜黄等。

古代医家谈阴火主要有两人，一个是李东垣，一个是李时珍。李时珍是从药物分类角度谈阴火的，而李东垣是从临床角度谈阴火的。李东垣的阴火论是其在中焦脾胃内伤基础上结合下焦肝肾相火病变的高度升华概括，是其创新性的真知灼见，是其大量临床实践的心血结晶。不仅对临床具有重要的指导意义，而且对元代丹溪学派的相火论和滋阴学说、明代温补学派的肾命学说具有重要的启发意义。

参考文献

[1] 朱丹溪．格致余论 [M]. 北京：中国医药科技出版社，2011.
[2] 李东垣．脾胃论 [M]. 北京：中国医药科技出版社，2011.
[3] 李东垣．兰室秘藏 [M]. 北京：中国医药科技出版社，2011：24.
[4] 李东垣．内外伤辨惑论 [M]. 北京：中国医药科技出版社，2011.6

（本文见《北京中医药大学学报》，2015，38（4）：225-227　张再康　张紫微　冯瑞雪）